DANIEL KIEFFER

Les Secrets d'une Eternelle Jeunesse

Comment se régénérer pour bien vieillir

Heureux anniversaire
à notre petite belle soeur -
Nous t'embrassons
décembre 2011 -
Claude et Anton.

LMV ÉDITIONS

L'auteur

Universitaire de 1968 à 1977 (langues étrangères, psychologie et sciences de l'éducation), Daniel Kieffer est le fondateur du Collège européen de naturopathie traditionnelle holistique® (Cenatho) et le créateur de cet enseignement original. Outre des praticiens de santé naturopathes à vocation professionnelle ou non, ce collège forme également des sophrologues, des praticiens en techniques manuelles et des conseillers en boutique de bio-nutrition.

Pendant longtemps chargé de formation à la Croix-Rouge française et à l'École européenne d'ostéopathie de Maidstone (G.-B.), il enseigne aujourd'hui au Collège ostéopathique de France, à l'Institut de biokinergie, à l'Institut supérieur de psychologie de Paris-8 et à l'École d'enseignement supérieur de naturopathie du Québec.

Président de la FENAHMAN, fédération représentative de la profession auprès des patients et des pouvoirs publics, il est membre du Registre des praticiens de santé naturopathes de France et l'un des experts pour la naturopathie nommés auprès des intergroupes santé du Parlement européen.

Formateur, consultant et psychothérapeute, il anime depuis 1976 des conférences, ateliers et stages afin de populariser le plus largement possible l'enseignement de santé naturelle et holistique auquel il consacre sa vie.

L'auteur expérimente sur lui-même presque toutes les médecines dites « douces » et complète ses formations naturopathiques par des études de psychothérapie, aromathérapie, musicothérapie, iridologie, techniques manuelles et biothérapies.

Publications

- *Encyclopédie de revitalisation naturelle*, éditions Sully, Vannes, 2003, 470 p.
- *Naturopathie, la santé pour toujours*, éditions Jacques Grancher, 1990, Paris, 280 p.
- *L'Homme empoisonné. Cures végétales pour purifier son corps et son esprit*, éditions Jacques Grancher, Paris, 1994, 302 p.
- *Guide personnel des bilans de santé. Encyclopédie des tests morphologiques, énergétiques, psychologiques et biologiques de terrain*, éditions Jacques Grancher, Paris, 1996, 764 p.
- *Vers l'idéal nutritionnel*, co-rédigé avec Xavier Mauroy, André Dautzemberg et Claire Jouannet, compte d'auteur (épuisé), 750 p.
- *Traité de biothérapie & dermatologie naturopathique*, co-rédigé avec Christian Brun, compte d'auteur.
- *Historique de la naturopathie, vitalisme et humorisme*, co-rédigé avec Christian Brun, 2 tomes, 350 p., compte d'auteur.
- *Verbalchimie*, recueil de poésie, Saint-Germain-des-Prés, 1979 (épuisé).
- Planches murales pédagogiques : *Cure de désintoxication*, *Cure de revitalisation*, *Associations alimentaires*, *Bilan de santé naturopathique*, *Origine des maladies*, compte d'auteur.
- Cassettes audio de conférences publiques sur la naturopathie. Plus de 100 titres, compte d'auteur.

ISBN : 2 – 908554 – 99 – 2

DR pour les illustrations des pages 32, 33, 35, 38, 39, 40, 42, 44, 45, 52, 55, 62, 91, 127.

Conception graphique & réalisation :
Sophie Auriol & Hélène Baron, Ambodexter, Bordeaux

Je dédie ce livre à la mémoire de Lydia Sébastien

que l'enthousiasme et le génie de sa méthode

ont su garder jeune tout au long de sa vie.

Puissent ces lignes lui rendre hommage

et contribuer à dynamiser son œuvre

au service de la santé du plus grand nombre.

Avertissement

L'auteur comme l'éditeur ne sauraient être tenus pour responsables des conséquences éventuelles d'une maladroite automédication ou d'une mauvaise compréhension des conseils contenus dans ce livre.

La législation française attribue au seul docteur en médecine le droit de diagnostic et de traitement des maladies. Les éléments contenus dans cet ouvrage doivent donc, le cas échéant, s'inscrire en parfait respect et complément des protocoles thérapeutiques médicaux en cours.

L'auteur tient à préciser qu'il n'entretient aucune relation de privilège commercial à l'égard des marques citées dans cet ouvrage. Le choix des produits présentés et l'enthousiasme avec lequel sont rédigés certains commentaires ne tiennent qu'à son expérience professionnelle ou à la rigueur scientifique des documents consultés.

Ses activités de praticien de santé, d'enseignant, de conférencier ou d'auteur demeurent donc totalement indépendantes de quelque forme de pression que ce soit.

Il en est de même pour les exercices ou appareils présentés dans cet ouvrage.

En France, le statut administratif des compléments nutritionnels est très complexe et évolutif. Il est clair que bien des aliments, consommés gastronomiquement ou sous forme de concentrés ou d'extraits (jus, comprimés, gélules...) offrent des qualités hygiéno-thérapeutiques traditionnellement connues, sans pour autant devenir des « médicaments » mais peut-être plutôt des « alicaments ».

Aussi, si des passages de ce livre développent d'éventuelles qualités thérapeutiques, c'est qu'ils font soit référence à la tradition populaire, soit à des textes d'archives scientifiques, propriété des laboratoires, et réservés à la recherche ou à une consultation professionnelle.

Table des matières

Préface

Docteur Daniel Delbecq,
diplômé en gériatrie, gérontologie et acupuncture

À partir de quel âge consulter un gériatre ou un gérontologue ? et comment ? et pourquoi ? et qui ?...

L'avancée en âge s'accompagne de modifications des fonctions, positivement et négativement, inégalement selon les organes et les êtres. Ces évolutions doivent être connues, prévenues et traitées afin de gérer au mieux sa santé, cette bonne santé, souhaitée en priorité lors des vœux de la Saint-Sylvestre, qui est véritablement un trésor. De toutes parts fleurissent pour elle des conseils et des traitements..., mais qu'il est difficile de faire un choix parmi ces propositions souvent contradictoires !

Fruit d'une recherche de 30 années, dont plus de 25 de consultations, ce nouvel ouvrage fait le tri, propose et explique clairement bien des choses. Son auteur, Daniel Kieffer, consacre aussi une part importante de ses énergies à la formation de futurs praticiens de santé, et ce manuel illustre une fois encore ses qualités de pédagogue.
Par cette lecture, vous apprendrez à connaître ce qui retarde le vieillissement, ce qui l'accélère et ce qui peut souvent le réparer. Vous comprendrez que la santé se différencie de la chance ou du hasard, mais qu'elle est aussi un choix de vie, un cheminement qu'on va parcourir pour soi, pour sa famille ou ceux avec lesquels on partage ses repas, mais aussi bien pour la société et pour la planète.

C'est ainsi le choix du bien-être et du bonheur, voire très souvent aussi celui de la longévité. Vous saurez alors que, si la prévention du vieillissement commence dès le berceau, il est toujours temps de se prendre en charge, *à tous les âges de l'existence.*

L'approche globale *(holistique) de l'humain, si chère à Daniel Kieffer, se décline tout au long de ces pages dans un souci de cohérence : celui de* repenser notre hygiène de vie *avec bon sens, pour épargner, entretenir ou optimiser notre énergie vitale, gage de bonne forme* et de régénérescence. *Dans cette perspective, les exercices physiques ont aujourd'hui confirmé leur grand intérêt, tout autant que la frugalité alimentaire, la respiration, la surveillance du surpoids ou la bonne gestion du stress ; autant d'occasions de se réconcilier avec la qualité de vie.*

Si j'admire et reconnais l'extraordinaire compétence ainsi que le merveilleux talent de l'auteur, je confirme aussi la place spécifique des bons naturopathes dans notre paysage sanitaire : dans le cadre d'une action pluridisciplinaire, ces praticiens « éducateurs de santé » sont en effet devenus indispensables pour nous rappeler comment profiter au mieux de la vie et lui donner un sens responsable au quotidien.

Hommage à Lydia Sébastien
(1901-1995)

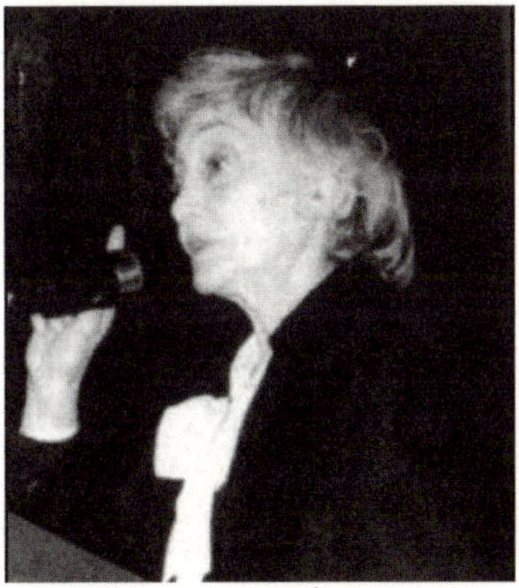

PARMI LES RENCONTRES qui marquèrent mon existence, celle de Lydia Sébastien demeure, en dépit des années, l'une des plus originales et des plus émouvantes.
C'est en 1978 et 1979 que j'assistais aux leçons hebdomadaires qu'elle organisait dans son petit appartement parisien de la rue de Cambronne.
Sur les conseils de mes maîtres en naturopathie, j'avais fait connaissance, durant mes études, des quelques inventeurs de génie dont se souviennent probablement les praticiens de ma génération, par exemple monsieur Jacquier, inventeur du fameux « Bol d'air », ou monsieur Xanti, célèbre pour sa cure intestinale.
Lydia Sébastien était de cette même race de novateurs passionnés, de visionnaires inspirés. L'adorable vieille dame au regard pétillant et au délicieux accent russe était pour nous un rêve de petite grand-mère ! Dure d'oreille mais encore alerte autant que vive d'esprit, elle animait ses soirées tel un chef d'orchestre, et nous étions quelques-uns à venir boire ses paroles et nous initier studieusement à ses enseignements. Après avoir partagé le thé qu'elle servait avec un charme aussi touchant que suranné et aristocratique, elle plongeait avec ferveur dans l'un de ses sujets favoris : l'artériosclérose, le cancer, le rajeunissement, la régénérescence oculaire, le rhumatisme, l'allergie ou la décalcification[1]... Le dénominateur commun à tous ces troubles, selon elle ? Une insuffisance circulatoire assurément, puisque, comme pour tous les hygiénistes depuis Hippocrate, notre bonne santé est indissociable de la qualité de « nos humeurs », c'est-à-dire de notre sang, de notre lymphe et de nos liquides interstitiels qui représentent le « milieu intérieur » décrit admirablement par Claude Bernard. Ce milieu liquide, trop souvent surchargé de déchets toxiques et trop mal drainé par nos organes-filtres, les émonctoires, n'assure plus

1 Lydia Sébastien, *La balancelle Sébastien, fin de l'athérosclérose*, 1988, p. 35-36.

alors ses fonctions biologiques essentielles : véhiculer les nutriments et l'oxygène jusqu'à nos cellules et débarrasser le « marécage intercellulaire » des résidus métaboliques produits en permanence. De ce (trop ?) simple fait, toutes les fonctions s'affaiblissent peu à peu, puis les organes fragilisés cèdent à la lésion.
Suivait la pratique collective de ses fameux *exercices qui rajeunissent*, menés à la baguette ! Durant un bon quart d'heure, nous levions alternativement les bras, clignions des yeux, tournions la tête, émettions des sons et respirions généreusement… Ceux et celles qui le souhaitaient pouvaient enfin faire l'expérience de la merveilleuse *balancelle*, que madame Sébastien présentait avec autant de respect que de fierté, voire un soupçon de mystère, comme on l'aurait fait d'un trésor ou d'un enfant surdoué, révélé à nos regards admiratifs… Cette balancelle[1] et cette méthode d'exercices étaient bien ses enfants chéris, le fruit de 94 années d'une vie enthousiaste et riche de recherches, d'expériences, d'efforts investis au service de la santé naturelle la plus authentique.

1 Premier prototype réalisé en 1975.
2 Du grec *holos* : tout, entier.

Un quart de siècle plus tard, je relis avec émotion la dédicace que la grande dame m'avait accordée, et je me réjouis de tout cœur de pouvoir par le présent ouvrage participer à la réalisation de son rêve.
In memoriam, puisse le renouveau de la balancelle associé à la mise en pratique des nombreux conseils de naturopathie holistique[2] présentés ici, participer à la prévention active de si nombreuses maladies de civilisation qui affectent chaque année un peu plus nos contemporains.
Puissent ces *trésors cachés en évidence* compléter aussi bien les traitements médicaux allopathiques ou homéopathiques, grâce aux mille et un bienfaits qu'ils apportent au *terrain*, c'est-à-dire au cœur même des processus régulateurs et défensifs de notre physiologie, pour le réveil de notre *médecin intérieur*.

Un esprit passionné, fier et rebelle

Lydia Sébastien mena une existence atypique d'autodidacte passionnée. Préférant les livres de Grimm, Andersen, et Jules Verne à ceux de Tolstoï ou Tchekhov, elle voulut quitter le lycée et alla jusqu'à se rendre sourde pour rester à la maison avec ses livres, peindre et danser : en plein hiver, se mettre de la neige bien sale dans les oreilles ne pardonne pas. Otite chronique, puis mastoïdite, puis surdité partielle… Examinée par d'innombrables médecins aussi impuissants à la guérir qu'à lui expliquer clairement la physiologie, elle développa très tôt un très acide et intarissable sens critique vis-à-vis de l'allopathie. Seul le Dr von Stein sut la comprendre et lui donna accès à de nombreux livres de médecine. Mais cette sympathie fut de courte durée car, hélas, il fut, parce que Allemand, fusillé durant la seconde guerre mondiale.

La misère, le froid, la famine sévissaient alors à Moscou et obligèrent la famille à fuir dans le sud, puis à s'exiler en Roumanie. Privée de danse (car incapable d'entendre la musique), la jeune Lydia se consacra à la peinture des écharpes puis des icônes. Elle restaurait même des tableaux anciens jusqu'au jour où elle perdit la vue d'un œil... Réfugiée dans les Charentes, elle avait usé et abusé de travail minutieux, sous une mauvaise lampe, et sa rétine gauche s'était décollée. Sourde, presque aveugle, et croyant souffrir d'une tumeur au cerveau, elle décida d'en finir puis se fit opérer. L'intervention réussit mais lui laissa une vision dédoublée l'empêchant de peindre. C'est dans ce contexte qu'elle décida de se soigner par elle-même : plongée dans les livres d'ophtalmologie et de biologie, elle fut fascinée par les travaux du grand Virchow et d'autres savants[1].

Avec son sens étonnant de la synthèse et préférant toujours le bon sens à la « *complexité fumeuse des pathologistes sophistiqués* », elle mit en pratique, d'une façon très studieuse, des exercices utilisant la lumière (clignements rythmés des yeux), les sons (chants bouche fermée faisant vibrer les organes intracrâniens), et surtout les mouvements de tête et de bras permettant d'activer la circulation, donc de nettoyer, régénérer, « rajeunir » les organes lésés. Peu de temps après, elle avait recouvré une vue correcte et améliorée considérablement son audition.

Ce succès l'encouragea à poursuivre toute sa vie durant ses admirables recherches au service d'autrui.

Lydia Sébastien resta pédagogue, artiste et thérapeute jusqu'à sa mort en 1995, animée de cet esprit passionné, fier et rebelle caractéristique des trop rares visionnaires de génie.

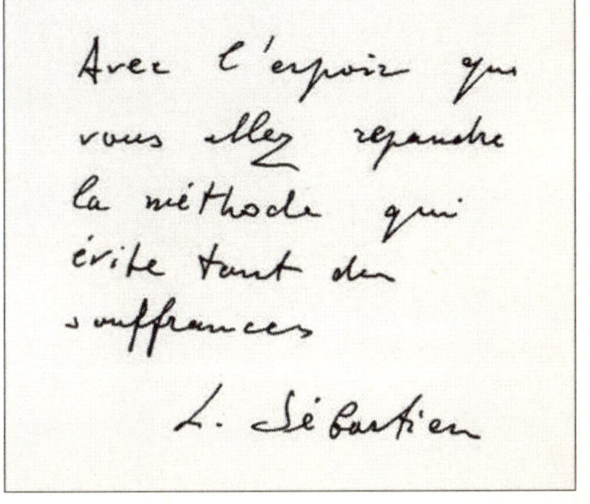
Avec l'espoir que
vous allez répandre
la méthode qui
évite tant de
souffrances

L. Sébastien

1 Setchénov (maître de Virchow), Bates, de Larebeyrette, Salmanoff, Kneipp, Carrel, Tissot, Binet, Geffroy...

Objectif : avancer en âge en bonne santé

Chapitre 1

Y a-t-il vraiment une recette pour retarder les effets du vieillissement ? Comment avancer en âge dans la dignité et la vitalité du corps et de l'esprit ? Est-il possible d'échapper à ce « *naufrage qu'est la vieillesse* » qu'évoquait, avec gravité, Charles de Gaulle ?

Bien des propositions de réponses s'accumulent depuis des millénaires, et les chiffres semblent bien confirmer que, peu à peu, l'humanité voit reculer l'âge moyen de la mort. L'étude des cimetières de la Grèce classique ou de la Chine antique montre ainsi qu'on y décédait entre 18 et 22 ans. Au siècle de Louis XIV, l'espérance de vie était de 25 ans ; en 1853, de 43 ans ; en 1891, de 48 ans ; en 1910, l'âge moyen passa à 50 ans, puis à 70 ans dans les années 50[1]. En ce début de 3e millénaire, il est courant de vivre au moins jusqu'à 80 ans, et les centenaires ne sont plus des exceptions : moins de 100, en France, voici un siècle, on en comptait 200 en 1950, 6840 en 1998, et l'Insee en prévoit 150 000 pour 2050. La science promet même, à moyen terme, une longévité moyenne de 120, 130, voire 150 ans. Mais le mythe des cellules immortelles auquel croyait Carrel, s'il nourrit certainement en nos inconscients le refus de toute forme de mort – refus propre à l'espèce humaine –, ne doit pas nous égarer vers des croyances erronées qui confondraient *quantité* et *qualité* de vie : « *La vieillesse est un grand âge, et la sénilité ne doit pas l'accompagner* », répétait Lydia Sébastien, bien consciente de ce paradoxe.

1 Les femmes ont toujours vécu 4 à 5 ans de plus que les hommes.

Se préoccuper de la vie plutôt que de la mort

Les spectaculaires progrès de l'hygiène, de la nutrition et des conditions de vie sont à l'origine essentielle de l'avancée dans le grand âge depuis un siècle, facteurs à placer en amont des progrès de la médecine. Pour exemple, la baisse de la mortalité infantile est édifiante et influence très positivement les chiffres des statisticiens. (Même s'il meurt aujourd'hui un enfant toutes les quatre secondes dans les pays en voie de développement...) À l'inverse, les hécatombes liées aux deux grandes guerres de la première moitié du XXe siècle ont pesé très lourd dans la balance de la mortalité des adultes et dans l'effondrement des naissances.

En France, en 1990, on comptait 240 000 personnes dans la tranche d'âge de 90 à 100 ans. Elles seront près de 2 000 000 en 2050..., et plus de la moitié des filles naissant aujourd'hui seront très certainement centenaires. Mais ne nous leurrons pas, l'accroissement spectaculairement rapide de la longévité occidentale n'est certainement pas la conséquence des campagnes vaccinalistes, ni de la surconsommation de médications symptomatiques et allopathiques : à trop médicaliser la lutte contre la mort, on risque en effet de se fermer dangereusement aux messages de la vie.

De plus, ne confondons pas, comme le souligne le professeur Canardeau[1], durée de vie moyenne (espérance de vie) et durée de vie maximale moyenne : « *...cette dernière se calcule en relevant parmi les 500 000 Français qui décèdent chaque année, l'âge des plus vieux d'entre eux. Contrairement à l'espérance de vie, cet âge n'a pas bougé d'un iota depuis... 100 ans (il est d'environ 105 ans), mais ça on s'en vante moins. Tout se complique encore si l'on raisonne en "espérance de vie qualité", c'est-à-dire l'espérance de vie sans handicap : avec ce concept récemment pris en compte par l'OMS, on s'aperçoit que seulement 50 % des gains en espérance de vie sont des années en bonne santé. (...) comme les maladies de civilisation, diabète, maladies cardiovasculaires et cancers, seront prises en charge médicalement, on va se retrouver avec une population âgée de plus en plus nombreuse, mais en moins bonne santé !* »

À bien y réfléchir, combien d'entre nous choisiraient :

- une très longue vie maintenue à force de greffes, de médicaments iatrogènes, d'interventions chirurgicales répétées et d'assistanat marginalisant à coup sûr du monde des actifs...,
- ou une vie plus courte, mais assumée dans la pleine possession de ses moyens physiologiques et mentaux, et s'épanouissant dans un cadre familial et socioculturel harmonieux ?

1 in *Le Canard enchaîné*, 10/10/03

Une troisième option, prétendant concilier santé *holistique* (globale) et longévité, serait-elle nécessairement utopique ?
Gageons que l'intégration effective du « chaînon manquant » qu'est la naturopathie dans le système de santé publique offrirait un partenariat étonnamment efficace en termes de prévention tout autant que d'accompagnement hygiénique et thérapeutique des 4e, 5e et 6e âges…
Si *le bonheur est la conscience de croître*, notre option s'oriente inconditionnellement vers un chemin de vie le plus long possible, certes, mais surtout le plus riche et fertile possible pour soi comme pour autrui.
Il s'agit ainsi bien plus de se préoccuper de la vie que de la mort, donc plus de la santé que de la maladie. Laissons cette dernière aux médecins (allopathes) puisque leurs diagnostics et leurs soins sont irremplaçables dans l'urgence et la maladie lésionnelle, mais réhabilitons de plein droit l'exercice des naturopathes, véritables « praticiens de santé », à vocation hygiéniste, authentiques « généralistes de la santé » et non de la maladie.
La définition la plus simple de notre art, confirmée en 2003 par la Fédération française de naturopathie (FENAHMAN) et l'association des professionnels (OMNES) est la suivante :

> **« La naturopathie est l'ensemble des pratiques issues de la tradition occidentale visant à préserver et à optimiser la santé globale de l'individu, ainsi qu'à aider l'organisme à se régénérer de lui-même, par des moyens naturels. »**

Dans cette approche, cet ouvrage se voudra à la fois fidèle aux enseignements des fondateurs (hygiénistes nord-américains et européens, ayant tous œuvré dans les pas d'Hippocrate), mais aussi attentif aux fabuleux progrès scientifiques et techniques, apportés dans les domaines des neurosciences, de l'immunologie, de l'endocrinologie, de la psychosomatique… Par exemple, depuis les années 70, et sous l'impulsion du professeur Jean Charon notamment, des centaines de chercheurs se sont penchés sur les « sciences de la vie au service de la vie », conscients qu'il ne s'agit plus de baisser les bras face à l'*entropie* (forces conduisant à la fin d'un système biologique, donc à la mort) mais plutôt de s'interroger sur les moyens d'accompagner la *néguentropie* (forces régénératrices propres à l'humain).

Des « modes d'emploi du quotidien »

Tel est l'objectif de la naturopathie et de ce modeste livre : populariser toujours plus de messages de vie saine et simple, et oser proposer à qui voudra bien l'entendre et l'intégrer des « modes d'emploi du quotidien » capables de revivifier, redynamiser, revitaliser l'organisme sur tous ses plans d'existence.

Ainsi, apprendre ou réapprendre à se bien nourrir, à éliminer, à respirer, à gérer le stress ou à se mouvoir ne sera peut-être qu'alibi pour mieux « rajeunir », c'est-à-dire pour se réconcilier (*« en paix, en force et en joie »* comme le répétait Lanza del Vasto) avec les éléments naturels, avec les autres et avec tout l'univers.

C'est dans cette perspective que les exercices ou les nutriments présentés ici, les appareils comme la balancelle, tout autant que les nombreux soins à apporter à son système circulatoire, concourent à communiquer des clés de bon sens dont l'efficacité se démontre mieux par la pratique que par de longues formules.

Primum non nocere, l'essentiel étant de « ne pas nuire », notre parcours sur Terre y gagnera probablement en intensité et en qualité de vie holistique, propre à exprimer les fruits d'une santé libérée de tout artifice, celle qu'il convient de confier en priorité aux bons soins de notre *médecin intérieur*.

Une invite au retour à l'évidence, afin que le plus grand nombre puisse mettre en pratique dès aujourd'hui l'autogestion de sa santé et avance dans l'hiver à force de printemps.

POURQUOI VIEILLISSONS-NOUS ? QU'EST-CE QUE VIEILLIR ?

CHAPITRE 2

On entend aujourd'hui par *vieillissement* « la baisse des capacités d'adaptation de l'organisme aux conditions et exigences variables de l'environnement[1] ». Mais, si vieillir est le propre de tous les vivants, nul individu n'est exactement comparable à un autre : nous avançons en âge différemment et à un rythme différent. Même le déclin des neurones cérébraux, considéré longtemps comme alarmant et systématique dès 40 ans, s'avère varier considérablement chez les sujets « psychologiquement actifs » vis-à-vis des « passifs », sous-entraînés. Le vieillissement n'est donc pas synonyme de sénescence incontournable. Arthur Rubinstein, par exemple, jouait comme un virtuose à 90 ans, mais avouait jouer moins de morceaux différents, et les répéter plus souvent.

Le vieillissement n'est pas non plus toujours associé à la maladie : telle ostéoporose ne rimera pas forcément avec fracture du col du fémur, pas plus que tel adénome de la prostate ne dégénérera à coup sûr en cancer. L'acuité visuelle décroît dès l'âge de 10 ans, et celle de l'audition dès l'âge adulte. Toutefois, ces sens ne sont pas programmés génétiquement pour gérer les agressions répétées des baladeurs ou des sonorisations des dancings poussant les décibels à la limite du supportable, ni à certains médicaments (streptomycine, quinine…) ou au travail sur écrans cathodiques.

1 Cf. bibliographie D38.

Plusieurs théories sont à ce jour proposées par les biologistes pour expliquer le vieillissement. En voici quelques-unes[1], classiquement classées en causes endogènes (cellulaires et génétiques) et en causes exogènes (liées au comportement et à l'environnement) :

- La théorie des erreurs de *réplication génétique* (Leslie Orgel) selon laquelle la biosynthèse des protéines souffrirait, avec le temps, d'erreurs de transcription, un peu à l'image des copies manuscrites successives d'un document original.
- La théorie de la *polymérisation des tissus conjonctifs* (Bjorksten) pour laquelle les organes tendraient à se scléroser (affection dégénérative progressive du collagène, de l'élastine, des protéoglycanes et des glycoprotéines).
- La théorie de la *substance amyloïde* (Virchow), sorte de « glue » interstitielle formée de mucopolysaccharides et de lipides accumulés avec l'âge et les erreurs nutritionnelles. Cette théorie rejoint les connaissances modernes sur les *molécules de Maillard*, toxiques lipo-aminés nés des plats cuisinés présentant une réaction de brunissement aromatique (croûte du pain, croissants, plats en sauce au four, plats sautés, fromages cuits…) ainsi que les travaux sur les *plaques séniles* encombrant le cerveau des malades de Alzheimer.
- La théorie de l'oxydation par les *radicaux libres*[2] qui attaquent toutes les cellules à différents niveaux (membranes, mitochondrie, ribosomes, noyau…) et qui, décuplant les réactions oxygénées, induisent des flambées métaboliques (usure, « rouille » tissulaire) extrêmement délétères.
- La théorie de la *suralimentation*, évoquée par les anciens tout comme par les ascètes du yoga ou les moines Shao Lin, et démontrée notamment par les travaux de Roy Walford[3] : une nutrition équilibrée en nutriments mais légèrement inférieure aux besoins métaboliques, si elle induit bien entendu une perte de poids et une sensation de faim difficile à apprivoiser, assure en fait un gain étonnant de longévité et un regain immunitaire considérable[4]. Les expériences de *Biosphère II* sont encore poursuivies à ce jour avec succès par des équipes de volontaires.
- La théorie de l'*horloge biologique*, montrant que, si les multiplications cellulaires sont limitées génétiquement[5], c'est que chaque chromosome possède en son extrémité un précieux et très fragile *télomère* assurant sa stabilité et faisant office de « compteur ». Ces télomères sont une cible privilégiée des radicaux libres qui les raccourcissent et *avancent* en quelque sorte la date de fin de vie programmée des chromosomes.

1 Avec nos remerciements à notre confrère Xavier Mauroy, naturopathe chargé de cours de gérontologie au Cenatho.

2 Cf. bibliographie D1.

3 *La vie la plus longue, un régime de longue vie*, éditions Robert Laffont.

4 Pour simplifier : diminuer de 30 % la ration quotidienne de Monsieur Tout-le-Monde promet jusqu'à 20 % de vie supplémentaire et une santé à toute épreuve.

5 Contrairement à ce que pensait Carrel, il existe un phénomène d'apoptose ou « mort programmée » (limite de Haiflick).

- La théorie de la *lipofuscine*[1], pigment oxydatif visible dans les « taches de vieillesse » cutanées (faites surtout de cholestérol estérifié) mais, plus insidieux encore, au sein des cellules profondes ou cérébrales qu'il peut encombrer jusqu'à 75 % avant de les étouffer…[2] Des *neurofibrilles* anormales altèrent aussi les tissus nerveux[3].
- La théorie *hormonale*, observant la diminution progressive de substances indispensables au bon fonctionnement de l'organisme à mesure qu'on avance en âge (hormones thyroïdiennes, surrénaliennes, sexuelles…) et surtout utiles au cerveau (dopamine, GABA, sérotonine, noradrénaline, acétylcholine, prégnénolone, ADH, DHEA…).

Notons aussi que toutes les cellules ne se renouvellent pas à la même vitesse. L'avancée en âge ne touche donc pas de la même façon tous les organes :

- Ne peuvent pas se renouveler les cellules nerveuses[4], les cellules musculaires striées et les cellules des fibres du cristallin. On perd ainsi 10 à 20 % de sa masse cérébrale entre 20 et 90 ans, et on doit faire le deuil de 100 000 neurones par jour après 30 ans[5].
- Ne se renouvellent que peu (sous stimulation spécifique) ou pas, les cellules du cartilage, l'endothélium vasculaire, les cellules rénales, les fibroblastes du conjonctif…[6]

Pavlov, bien avant les pères de la naturopathie, affirmait que l'homme était conçu pour vivre en santé jusqu'à 120 ans. C'est aussi l'avis éclairé des physiologistes et vétérinaires qui connaissent encore la fameuse *loi de Buffon* postulant que « tous les mammifères ont une durée de vie moyenne équivalent à 5 fois la durée de croissance de leurs os longs ». Cette dernière, chez les humains s'achevant à 25, voire 30 ans, le calcul est aisé…

Mais, au-delà de ces théories, toutes porteuses d'une bonne part de vérité biologique, est-il concevable de dégager un fil rouge, un dénominateur commun ?

Le dénominateur commun caché en évidence : humorisme néo-hippocratique et bon sens naturopathique

Ce sont essentiellement les praticiens « humoristes », depuis Hippocrate jusqu'aux hygiénistes et naturopathes contemporains, qui possèdent une vision capable de prendre assez de recul et d'offrir suffisamment de synthèse pour s'élever au-dessus des différentes opinions en matière de vieillissement. La *science des humeurs* étudie en effet les causes profondes mais polyvalentes des troubles de santé. En résumant à l'extrême

1 Ou lipofuscine (GB), hémofuscine, pigment lipochrome, pigment stéroïde, chromolipide.

2 Plus il y a de lipofuscine et moins la substance de Nissl, utile à produire des enzymes et à renouveler les membranes cellulaires, est active.

3 Épais filaments protéiques (filarine ou bêta-turbuline) se développant surtout au cours de maladies telles que sclérose latérale amniotrophique, Alzheimer, mongolisme ou Parkinson.

4 On a noté toutefois, chez des individus jeunes, quelques très exceptionnels cas de régénérescence de neurones à la suite de traumatisme neurologique.

5 Le grand nombre de ramifications, les dendrites, étant assuré, on ne perd pas nécessairement ses facultés cérébrales d'une façon proportionnelle (perte de 50 % des neurones du cortex à 90 ans…).

6 Se divisent très souvent mais ne sont pas différenciées au départ les cellules sanguines, celles de la couche basale de l'épiderme, de l'épithélium intestinal et de la cornée.

cette position, comprenons que toutes les cellules de l'organisme obéissent aux mêmes règles de l'homéostasie, celles-ci étant véhiculées par les différents liquides corporels : sang et lymphe pour ceux qui circulent, liquide interstitiel et cytoplasme pour les non-canalisés.

De l'intégrité de ces liquides dépendra donc la qualité et la quantité des informations transportées à nos 10^{13} cellules, sachant que 3 simples mots-clés permettent d'expliquer les très complexes et nombreuses modalités du métabolisme : SURCHARGES + CARENCES + FLUIDITÉ.

En d'autres termes, quelles que soient les théories proposées sur le vieillissement, c'est toujours le même « bain » humoral qui assure à la fois la nutrition des cellules humaines et l'indispensable drainage de leurs déchets métaboliques. Les surcharges, les carences et la perte de la fluidité des courants circulants sont des facteurs incontournables qui conditionnent le milieu vital. Peuvent être ainsi indifféremment affectés : l'ADN (et les réplications génétiques), les tissus conjonctifs (et leur polymérisation), la régulation des substances de vieillissement (substances amyloïdes, molécules de Maillard, excès de radicaux libres, surcharges nutritionnelles, lipofuscine...) de même que tous les processus régulateurs (hormones, télomères des chromosomes...).

SURCHARGES, CARENCES, VISCOSITÉ ET STASES

Que sont les surcharges ?

Les surcharges regroupent toutes les substances toxiques (toxiques = exogènes, venant de l'extérieur[1]) et toxiniques (toxines = venant de l'intérieur[2]) plus ou moins indésirables au bon fonctionnement de l'organisme.

- Hippocrate les considérait comme des *« phlegmes qu'il convient de drainer, car encrassant le sang, la lymphe, la bile et l'atrabile* [ou bile noire] *»*, d'où ses 4 constitutions morphologiques prédisposées : sanguin, lymphatique, bilieux et atrabilaire, notre « nerveux » des caractérologies modernes.
- La médecine ayur-védique (de l'Inde) évoque les surcharges pathologiques des 3 humeurs : vent et mouvement (*Vata*), énergie (*Pitta*) et inertie (*Kapha*).
- Au Tibet, on enseigne d'une façon assez similaire les déséquilibres humoraux dus à l'air (vent), à l'eau (phlegme) et au feu (bile).
- La médecine chinoise, même si ses théories donnent une plus grande place à l'énergétique, considère aussi les surcharges et carences *Ki* ou en *sang*, en *yin* et en *yang*, en l'une des *5 saveurs* ou des *5 éléments*.

1 *Exemples :* métaux lourds, nicotine, goudrons, alcool, additifs, engrais de synthèse, médicaments, pollutions diverses...

2 *Exemples :* urée, acide urique et divers acides organiques, cholestérol, lipofuscine.

- Virchow parlait de *substance amyloïde* née des excès croisés d'apports protidiques, lipidiques et glucidiques et « engluant » le milieu extra-cellulaire.
- Tilden traquait la *toxémie*, comme le font, depuis, tous les hygiénistes nord-américains.
- Pierre-Valentin Marchesseau[1] incriminait les *« colles »* (substances insolubles d'origine glucidique et lipidique, saturant la lymphe et s'extériorisant sous forme de crachats ou mucus) et les *« cristaux »* (substances acides et sels résiduels solubles dans le sang, se manifestant par les inflammations et tout le tableau de l'arthritisme).
- De Larebeyrette regroupait ces phénomènes sous les noms d'*hémoglyase* et de *lymphoglyase Hyper-Alpha-2*[2].
- Notre ami Robert Masson préfère parler aujourd'hui plus simplement de *surcharges humoro-cellulaires*.
- Quant à nous, nous proposons depuis plus de 25 ans les termes de *mucose toxique* (pour les dérivés des métabolismes lipidiques et glucidiques) et d'*acidose toxique* pour les autres[3].

Normalement éliminées ou neutralisées par les émonctoires (foie, reins, poumons, intestins et peau), ces surcharges, selon leur nature, tendent à :
- modifier la viscosité des humeurs ;
- se déposer dans les vaisseaux ou les articulations ;
- être spontanément éliminées par diverses voies (muqueuses respiratoires, ORL, gynécologiques) ;
- être stockées localement (lipomes, calculs...), voire d'une façon diffuse (adipose, surcharges pondérales).

Elles sont aussi à l'origine des phénomènes inflammatoires (toutes les maladies dont le nom se termine par le suffixe *ite*) ; elles creusent le lit des infections (terrain favorable aux microbes, virus, champignons...) et sont également impliquées dans la genèse des pathologies lésionnelles et dégénératives.

Que sont les carences ?

Si, dans nos sociétés d'abondance et de consommation, les carences caloriques et glucidiques sont rares, il n'est pas exceptionnel d'observer des apports insuffisants[4] (sub-carences) en :
- acides aminés (cas de certains régimes trop stricts, trop dissociés ou végétaliens) ;
- lipides de qualité (acides gras essentiels oméga 3 et 6 des huiles vierges de première pression à froid ou des oléagineux, des poissons des mers froides) ;
- vitamines (A, E, C, D, B6, B9, B12...) ;

1 Si la naturopathie a vu le jour en 1902 aux États-Unis grâce au charisme de Benedict Lust, le père historique de la naturopathie française demeure Pierre-Valentin Marchesseau (1911-1994) qui fit la synthèse de nombreux enseignements hygiénistes nord-américains (Scheel, White, Dewey, Kellog, Brandt, Jensen, Lindlhar, Mac Fadden, Trall, Shelton, Graham, Jennings, Taylor, Alcott, Walter...) et européens (Carton, Durville, Desbonnet, Salmanoff, Khune, Kneipp, Rouet, Jarvis, Lief, Rancoule, Hébert, Bertholet, Triat...).

2 *Hémoglyase Hyper-Alpha-2*, Éditions de médecine pratique, Colombes.

3 Cf. bibliographie D2.

4 Célèbres *Rapports du Val de Marne* de 1994 ou *Suvimax* de 2003.

- minéraux (magnésium, fer, soufre, silicium, calcium...) ;
- oligo-éléments (sélénium, zinc, manganèse, cuivre, lithium, indium[1]...) ;
- enzymes (ces précieux catalyseurs disparaissent à la cuisson et à la conserve) ;
- en fibres (aliments trop raffinés) ;
- très fréquemment aussi, en eau.

Ces carences ou sub-carences fragilisent l'organisme à plus ou moins long terme et perturbent le métabolisme à différents niveaux (perte de poids, fonte musculaire parfois irréversibles, ostéoporose, fatigue chronique, dystonie neurovégétative, allergie...), toutes les fonctions pouvant être altérées (digestives, hépatiques, immunitaires, neuro-psychiques...).

Rappelons que si, voici 2 ou 3 générations, les *cures de désintoxication* étaient presque toujours prioritaires en naturopathie (drainages, diètes...), les facteurs de carence[2] sont aujourd'hui réellement décuplés et obligent à mettre en place des *cures de revitalisation* en priorité (cure anti-carences).

Quid de la fluidité ?

Il s'agit de la libre circulation des humeurs (sang, lymphe et plasma interstitiel) afin que soient correctement véhiculés les nutriments (oxygène, acides aminés, acides gras, glucose, vitamines...) vers les cellules, mais aussi du drainage optimal des déchets métaboliques des cellules vers les émonctoires. Nous détaillons plus loin les diverses causes qui font entrave à cette libre circulation, sachant que *la santé est un état d'harmonie dynamique, fruit de la libre circulation de la vie sur tous les plans de l'être.*

Le bon sens partagé par les médecines traditionnelles du monde entier conclut ainsi aux mêmes évidences :

- **Il est prioritaire de n'accumuler ni surcharges ni carences.**
- **La bonne circulation, la fluidité et l'absence de stases humorales assurent une nutrition optimale des tissus et leur bon drainage des déchets pathogènes.**
- **Ces facteurs sont à la source de l'expression idéale de la vitalité[3] au service de l'entretien de la santé et de son adaptabilité (homéostasie) mais aussi lors des phénomènes d'autoguérison.**

1 *Indium, l'oligo-élément manquant*, Dr Robert Lyon, Eden Park Press, Hongrie. Distribué par Dominique André, L'Arbre de vie, 14 rue du 18-Juin-1940, 36 360 Luçay-le-Mâle, 02 54 40 47 92.

2 Alimentation dénaturée (par les traitements de synthèse – depuis les sols jusqu'à l'assiette –, les conservations par la chaleur ou les rayonnements ionisants, les cuissons excessives ou systématiques, le raffinage) + pollutions diverses (terre, eau, air, électromagnétisme...) + stress (rythme de vie, alternance travail et repos, émotions intériorisées, conflits...).

3 Dans toutes les traditions, la force vitale est la clé de processus guérisseurs intrinsèques : *prâna* en Inde, *Gall'ma* au Tibet, *Chi* en Chine, *Ki* au Japon, *Pneuma* pour Hippocrate, *Hay* pour les Amérindiens du Nord, *Kâ* ou *Bâ* en Égypte, *Silä* pour les Inuits, *Mana* en Polynésie, *Saha El Hayat* en Afrique du Nord, *Rouah* pour les Hébreux, *Arché* pour Paracelce... Chez les modernes, c'est le *principe*

Qu'est-ce qui tend à épaissir le sang et la lymphe ?

Trois éléments sont particulièrement bien connus pour être impliqués dans la modification de la viscosité sanguine :

Le stress

Surtout brutal, il épaissit en quelques minutes le sang et favorise l'agrégation des plaquettes donc les thromboses. Il modifie aussi péjorativement l'équilibre des lipides du sang[1]. Ce facteur est étudié en cardiologie, mais, si le stress est bien un facteur de plus sur la liste des clés favorisant l'infarctus, on est encore bien loin des cours de sophrologie, de zen ou de yoga intégrés dans les programmes de prophylaxie des maladies cardiovasculaires.

La déshydratation

Il semble évident que, faute d'apports hydriques réguliers, les masses liquides corporelles tendent à diminuer de volume puisqu'elles sont en permanence éliminées par les urines, les selles, la sudation et l'expiration pulmonaire. Cela est particulièrement dangereux par temps très chaud, en cas d'activités intenses, de diarrhée et d'abus de sauna ou hammam. Les populations les plus sensibles sont les jeunes enfants et les vieillards. Une bonne raison de plus pour s'hydrater souvent (1 verre par heure serait parfait) avec des eaux très pures, des tisanes, bouillons ou jus de légumes ou de fruits dilués. La consommation importante de fruits et de légumes (80 à 97 % d'eau) peut être considérée aussi comme apport de liquides quotidiens.

Les aliments muco-producteurs[2]

D'autres facteurs nutritionnels sont impliqués et bien étudiés en naturopathie : les aliments producteurs de mucus. Il s'agit essentiellement des lipides qui, consommés excessivement ou de mauvaise qualité, encombrent de leurs molécules la lymphe et le sang[3].
Les hydrates de carbone (surtout sucres ordinaires et farineux raffinés et/ou à gluten) dont la consommation dépasse les besoins énergétiques (calories dépensées) sont aussi automatiquement convertis en lipides de médiocre qualité qui seront stockés (surpoids, athérosclérose, lipomes…) ou éliminés. Ces lipides sont impliqués de toute évidence dans les dyslipémies devenant pathologiques (excès de cholestérol et de triglycérides sanguins impliqués dans les plaques d'athérome) mais aussi dans tous les catarrhes (écoulements ORL, mucosités broncho-pulmonaires…). Les spectaculaires travaux hospitaliers du Dr Riou ont beaucoup fait avancer les connaissances empiriques en la matière[4].

directeur de Claude Bernard, le *corps fluidique* ou *odique* des magnétiseurs, le *corps éthérique* des médecins anthroposophes, l'*orgone* de Reich, le *corps vital* de Marchesseau, le *champ de métrique* d'Einstein, *Lebenskraft* des heilpraktikers, l'*énergie tachyonique* de Tesla, le *champ morphique* ou *morphogénétique* des physiciens et médecins quantiques…

1 Le stress psychologique modifie les lipides sériques et la viscosité sanguine, *JAMA*, vol. 20, n° 325, 13 juin 1995, p. 21-24.

2 Sujet développé dans *L'homme empoisonné*, éditions Jacques Grancher.

3 1/3 des corps gras ingérés sont captés par la voie sanguine et dirigés vers le foie, et 2/3 par la voie lymphatique des chilifères et dirigés par le canal lymphatique vers le cœur droit puis les poumons pour y être oxydés.

4 *Lipides alimentaires et pathologies pulmonaires*, Dr Riou, éditions Maloine, 1975.

PAR ORDRE DE TOXICITÉ DÉCROISSANTE DES LIPIDES :

- crème fraîche ++++
- beurre et saindoux ++++
- charcuteries et sauces faites avec des graisses animales ++++
- lait de vache +++
- fromages (surtout gras) et laitages +++
- margarines ordinaires +++
- huiles végétales raffinées ++
- poissons gras, huiles vierges de première pression à froid et oléagineux +

DANS LA FAMILLE DES HYDRATES DE CARBONE :

- sucre (saccharose) raffiné ++++
- dérivés sucrés (confiseries, sucreries, sodas...) ++++
- farines blanches (raffinées) et dérivés (pain blanc, pâtisseries...) ++++
- céréales à gluten : blé, seigle, orge, avoine, kamut, épeautre, triticale +++
- céréales complètes, même biologiques (si consommées en excès ou mal métabolisées) ++
- sucres de qualité (miel, sirop d'orge, de blé, de dattes, d'agave, de pommes..., si consommés en excès ou mal métabolisés) ++
- fruits frais[1] ou cuits +

Il est utile de noter que la *viscosité du sang* a été longuement étudiée par le professeur Louis Claude Vincent, père de la bioélectronique[2] en termes de résistivité électrique. L'un des premiers paramètres biologiques à témoigner d'une dérive du terrain vers le secteur des maladies de civilisation est en effet la chute de la résistivité sanguine et l'élévation de la résistivité urinaire : la première indique un « encrassement » du sang qui perd de sa fluidité, surchargé en métabolites et déchets ; la seconde indique une insuffisance rénale (toujours banalisée à ce stade), les urines devenant trop claires. Plus ces écarts se creusent, et plus les risques de thrombose grandissent notamment[3].

Le tableau suivant rassemble les sources les plus communes des deux formes de surcharges humoro-cellulaires étudiées en naturopathie moderne.

LE MOUVEMENT, C'EST LA VIE !

L'exercice (l'activité physique, le mouvement en général) est une clé incontournable de l'hygiène préventive comme de la thérapeutique curative. Sa polyvalence est extraordinaire. Pourquoi ?

Voici quelques éléments de réponse chers aux praticiens de santé naturopathes, conscients de la dimension holistique de leur art.

Au plan physiologique

1 *Attention :* si les fruits frais sont peu ou pas muco-producteurs du fait de leurs apports de glucides et lipides, ils peuvent entretenir des écoulements clairs (liquides, non purulents) et des inflammations à cause de leur possible acidité mal dégradée chez les sujets très arthritiques ou affaiblis (typologies plutôt frileuses, anxio-dépressives, rhumatisantes, pâles...). On leur préférera dans ce cas les légumes et jus de légumes, alcalinisants.

2 Cf. bibliographie F5.

3 En parallèle, on note que le pH du sang tend vers l'alcalose, celui des urines vers l'acidose. De plus, l'oxydation sanguine grandit (RH2), marquant le vieillissement des cellules métabolisant de moins en moins bien l'oxygène.

Sources de la mucose toxique (excès ou mauvais métabolismes)	Sources de l'acidose toxique (excès ou mauvais métabolismes)
Laitages et lipides : • Crème ++++ • Beurre ++++ • Fromages +++ • Graisses animales +++ • Huiles raffinées ++ • Tous lipides excédentaires même de qualité +++ ***Hydrates de carbones :*** • Sucres raffinés ++++ • Dérivés ++++ (sucreries, sirops...) • Céréales glutineuses et blanchies ++++ • Céréales glutineuses complètes ++++ • Autres céréales +++ ***Tout excès calorique, même de qualité*** ++++ Certaines productions nées des ***fermento-putrescences intestinales*** +	***Stress ++++*** ***Fruits acides ++++*** (orange, citron, pamplemousse, baies, ananas, fruit de la passion... et tous fruits consommés non matures) ***Légumes et verdures acides ++++*** (oseille, rhubarbe, épinards, vert des blettes, cresson..., surtout cuits) ***Laitages acides ++*** (yaourts, kéfirs, koumis, fromages frais non égouttés) ***Condiments acides +++*** (vinaigres, cornichons, ketchup...) ***Protéines concentrées ++*** (viandes, abats, gibier, charcuterie, triperie, crustacés, légumineuses...) ***Sucres et dérivés +++*** (surtout raffinés) ***Boissons acides +++*** (vins blancs, champagnes, cidre, bière, sodas...) Certaines productions nées des ***fermento-putrescences intestinales +*** ***Certains médicaments +*** (acide ascorbique, aspirine, acide phosphorique...)

- L'exercice physique assure un parfait *brassage humoral.*
- Il s'oppose aux *stases* et *dépôts locaux.*
- Il active physiologiquement tous les *émonctoires* (transit intestinal, sudation, ventilation pulmonaire, diurèse, filtrage hépatique...), mieux que toutes les autres techniques imaginables (massages, plantes, bains...).
- Il mobilise harmonieusement la *circulation* du sang artériel, veineux et lymphatique.
- Il régule le fragile *équilibre acido-basique* (désacidifie les tissus et acidifie le sang).
- Il favorise la densité osseuse (anti-ostéoporose).
- Il optimise la *souplesse* musculaire et la mobilité articulaire.
- Il procure un précieux *massage* des organes profonds (jeu du dia-

phragme, fonction « éponge » des muscles sur les vaisseaux...).

Au plan énergétique, l'exercice oxygène, dynamise, défatigue même les sédentaires et les intellectuels, nourrit les échanges subtils avec les éléments (terre, eau, air, soleil...), libère des ions positifs toxiques (électricité statique), rétablit le corps dans l'axe cosmo-tellurique...

Au plan émotionnel, il apporte plaisir (« érotisation du moi[1] »), relaxation, canalisation et « désenkystement » des émotions sous pression. Excellent antidépresseur, il euphorise (endorphines), défoule ou sublime des frustrations accumulées, ravive l'émulation et le sens ludique de l'*enfant intérieur*.

Au plan mental (intellectuel), il développe (selon les activités) concentration, endurance, dépassement de soi, stratégie, conscience du schéma corporel, anticipation, discipline, détermination, mémorisation, croissance et maturation psychologique personnelle et inter-personnelle...

Au plan spirituel, on peut évoquer le développement du sens esthétique (conscience du beau, du geste juste), l'accès privilégié au sentiment de joie inconditionnelle (différente du plaisir sensoriel limité), à la conscience d'être *un* avec la nature, à la transcendance de la personnalité, la gratitude (le *merci* spontané à la vie), l'humilité, au recentrage *ici et maintenant*, au sens de la gratuité, à la réconciliation « corps-âme-esprit »...

« La joie est en tout, il suffit de savoir l'extraire. » Confucius

Au plan socioculturel, enfin, l'exercice est une clé de partage, d'adaptation et d'intégration, d'appartenance à un groupe, de pédagogie, d'émulation, de pacification inter-ethnique, voire de fraternité...

Si, depuis plus d'un siècle, les naturopathes considèrent le mouvement comme l'une des techniques majeures de leur art, associée à la diététique / nutrition et à la psychologie (relaxation, gestion du stress, développement personnel...), il est presque comique de constater que les médecins cautionnent enfin l'exercice en termes de bénéfices pour la santé ! En fait, les études scientifiques s'accumulent depuis peu pour souligner l'évidence, bien connue des empiriques, et affirmer haut et clair qu'il est bon de bouger pour prévenir l'athérosclérose, la dépression, l'ostéoporose, l'obésité, le diabète, l'hypercholestérolémie, certains rhumatismes, les maladies de cœur et l'hypertension artérielle, les troubles digestifs, hormonaux, neurovégétatifs, etc.[2]

> **« Le mouvement comme tel peut remplacer n'importe quel autre moyen, mais tous les moyens médicaux du monde ne peuvent pas remplacer l'action des mouvements[3]. »**

1 Accueillir du plaisir dans toutes les parties de son corps permet de mieux l'habiter et de le renforcer face aux diverses agressions.

2 Excellente synthèse publiée dans notre journal *Objectif Notre Santé* n° 25. Cf. ons@ons-asso.org ou tél. : 01 44 53 94 9 36.

3 Dr Tissot, cité in *La science de l'information*, A. Souchotine, Poliisdat, Moscou.

LE SYSTÈME CIRCULATOIRE
GÉNÉRALITÉS

CHAPITRE 3

Pour mieux comprendre la méthode, il est nécessaire de connaître un peu d'anatomie et de physiologie.
Si l'anatomie de l'organisme humain décrit l'apparence et les structures des organes un à un (étude de la cellule, de l'os, du foie, de la peau, du cœur...), c'est le propre de la physiologie d'étudier les fonctions, système par système. Or, cette approche systémique conduit rapidement à admettre l'interdépendance des systèmes entre eux, telle une incontournable vision holistique du vivant.
Si l'on s'accorde en effet à considérer les systèmes nerveux, endocrinien et immunitaire comme les 3 grandes fonctions impliquées dans la régulation de tous les autres systèmes, il revient au système circulatoire toute la primauté puisque sans lui, aucune cellule, qu'elle soit nerveuse, glandulaire ou immuno-compétente, ne serait nourrie. Plus encore, sans la perfection du système circulatoire, pas de communication entre les cellules, entre les organes et entre les fonctions ; pas d'*homéostasie*[1] non plus ni même de *vie incarnée* possible, puisque cette dernière ne peut s'exprimer que si un substrat liquide est apte à l'accueillir dans de très étroites limites : pas d'eau, pas de vie.

1 Ensemble des processus régulateurs biologiques d'un système (vivant) ; équilibre dynamique propre à une espèce (par exemple, maintien du pH, de l'oxydoréduction, de la glycémie, de la température corporelle, etc.).

Le sang, un véritable « tissu liquide »

Très simplement, il s'agit d'un système de « tuyauteries, pompes et écluses » conçues pour véhiculer le sang (5,5 litres chez l'adulte), riche en oxygène et en nutriments, dans tous les tissus, puis de drainer le sang chargé de gaz carbonique et de déchets métaboliques.

Celui-ci est un véritable « tissu liquide » constitué de plasma (90 % d'eau jaunâtre et 10 % de matières nutritives et de déchets transportés[1]) ainsi que d'éléments dits *figurés*, plus simplement des globules (rouges et blancs) et des plaquettes.

La couleur rouge du sang est celle de l'hémoglobine, pigment contenu dans les globules rouges (érythrocytes).

- La fonction essentielle des globules rouges est le transport de l'oxygène.
- Celle des globules blancs[2] est de participer aux défenses contre les agresseurs microbiens.
- Quant à celle des plaquettes, elle est liée à la coagulation (hémostase).

Depuis la pompe musculaire cardiaque et grâce à l'aide conjuguée des « cœurs périphériques » (présentés plus loin), le sang est propulsé d'une façon rythmique, tout d'abord dans les gros troncs artériels, puis dans les plus petites artérioles et enfin dans les très fins capillaires artériels qui irriguent l'intimité de tous les tissus. De ces mêmes tissus naissent des capillaires veineux, devenant veinules puis veines, ces dernières parvenant au cœur et aux poumons pour y ré-oxygéner le sang.

1 Protéines, sucres, graisses, vitamines, minéraux, hormones, gaz, urée…

2 Neutrophiles, éosinophiles, basophiles, lymphocytes et monocytes.

3 Mais on connaît les cœurs très lents de certains sportifs (apnéistes notamment) ou yogis battant entre 5 et 10 fois par minute ; au plus intense de l'effort, le cœur peut atteindre les 190 pulsations par minute (sommet des cols de montagne chez les coureurs du Tour de France par exemple).

4 Tissu nodal : nœud sinusal, nœud septal, faisceau de His, réseau de Purkinje ; fibres sympathiques.

Le cœur, les artères, les capillaires et les veines

Le cœur

Gros comme le poing, le muscle cardiaque, ou myocarde, est situé en pleine poitrine, derrière le sternum. Il pulse le sang dans les artères à raison de 72 fois par minute en moyenne[3]. Le cœur possède sa propre circulation (les coronaires), son innervation quasi autonome[4] (véritable pacemaker), ses veines et même ses lymphatiques. On y trouve 4 compartiments : 2 oreillettes, où arrive le sang, et 2 ventricules, beaucoup plus musclés, d'où le sang repart : du ventricule droit vers les poumons, via l'artère pulmonaire, pour y être oxygéné (« petite circulation » qui reviendra immédiatement à l'oreillette gauche), et du ventricule gauche vers tous les organes, via l'aorte (« grande circulation »). Or cette dernière ne reçoit que les 85 ml de sang contenus dans le ventricule, et même sous une pression considérable et en tenant compte de la répétition rythmée du phénomène, il n'est pas concevable, en termes de physique, que l'irrigation de tout l'organisme ne soit assurée que par la seule pompe cardiaque[1].

1 Nous verrons l'importance du diaphragme, des artérioles pré-capillaires, des valvules, des muscles et de la gravité.

Le diamètre et la finesse des différents vaisseaux sanguins évoquent leur fragilité

	Diamètre de la lumière	Épaisseur de la paroi
aorte	> 2,5 cm	2 mm
artères	0,4 cm	1 mm
artérioles	10 à 50 µ	20 µ
capillaires	5 à 10 µ	1 µ
veinules	10 à 50 µ	2 µ
veines	0,5 mm	0,5 mm
veine cave	3 cm	1,5 mm
petits lymphatiques	10 à 50 µ	2 µ

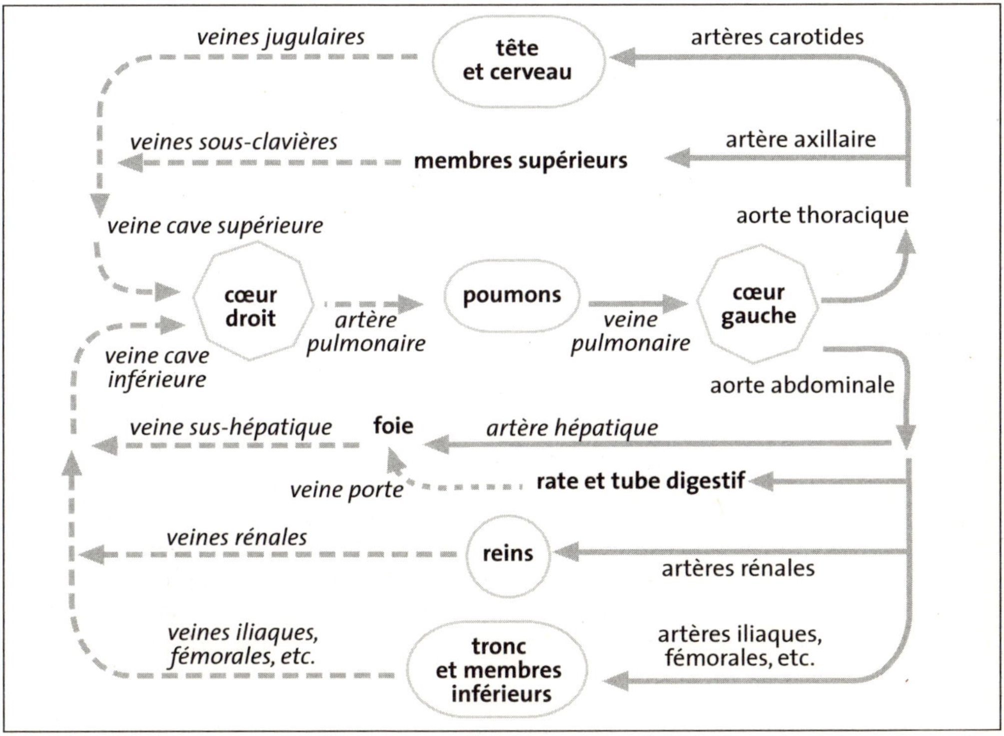

1 •

Schéma général de la circulation chez l'adulte (en gras, les voies artérielles ; en pointillés, les voies veineuses).

Les artères et les artérioles

Elles conduisent le sang depuis le cœur vers la périphérie. L'aorte (40 à 25 mm de diamètre) se ramifie en de nombreuses autres artères puis artérioles, de plus en plus fines à mesure qu'on s'éloigne du cœur.

Pour « accompagner » les pulsations du sang venant du cœur, les artères offrent des qualités d'élasticité et de musculature spécifique :

- Leur 1re tunique profonde (endothélium, l'*intima*) est mince et *souple*.
- Leur 2e tunique (moyenne ou média) est musculo-élastique, *très riche en fibres musculaires lisses* et en conjonctif.
- Leur 3e tunique (conjonctive externe, superficielle ou adventice) les entoure lâchement d'un réseau de nerfs sympathiques et de lymphatiques, *tels des plexus réglant la vasomotricité par contraction ou dilatation du calibre*.

Or, plus on se rapproche des capillaires artériels (les plus fins), moins la puissante onde pulsatile partie du cœur peut être maintenue.

En réponse à ce problème complexe de « plomberie » et de « mécanique des fluides », la nature a prévu :

- **de doter les gros troncs artériels de tuniques moyennes où domine l'élasticité, ce qui permet leur dilatation à chaque jet de sang (les systoles du cœur) et leur retour au diamètre d'origine immédiatement le flux passé (les diastoles du cœur) ;**
- **de développer la musculature lisse desdites tuniques essentiellement dans la portion plus avancée du réseau, celle des artérioles pré-capillaires, et même d'accorder à cette musculature[1] une capacité pulsatile, rythmée à raison de 10 contractions par minute[2]. Tels de véritables petits pacemakers, ces artérioles pulsatiles sont donc capables de véhiculer le sang artériel là où les vaisseaux sont les plus étroits, les plus menacés d'encrassement et les plus éloignés de la pompe cardiaque.**

1 Ces muscles sont innervés par des voies adrénergiques constrictives, plus rarement par des fibres cholinergiques dilatatrices.

2 On constate ici une correspondance avec le rythme respiratoire primaire, ce qui est prodigieux.

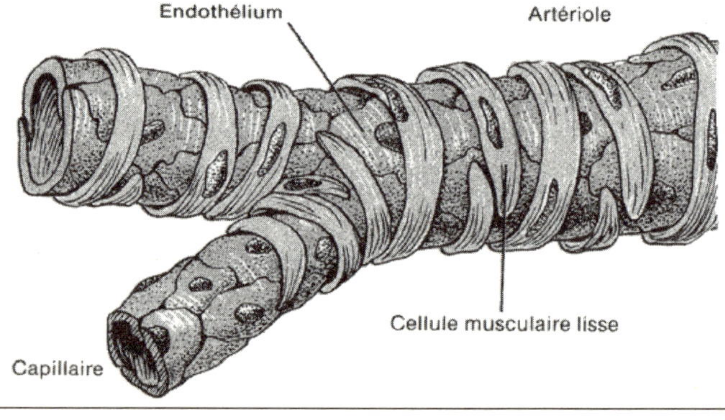

2 •

Les artérioles et leurs muscles circulaires.

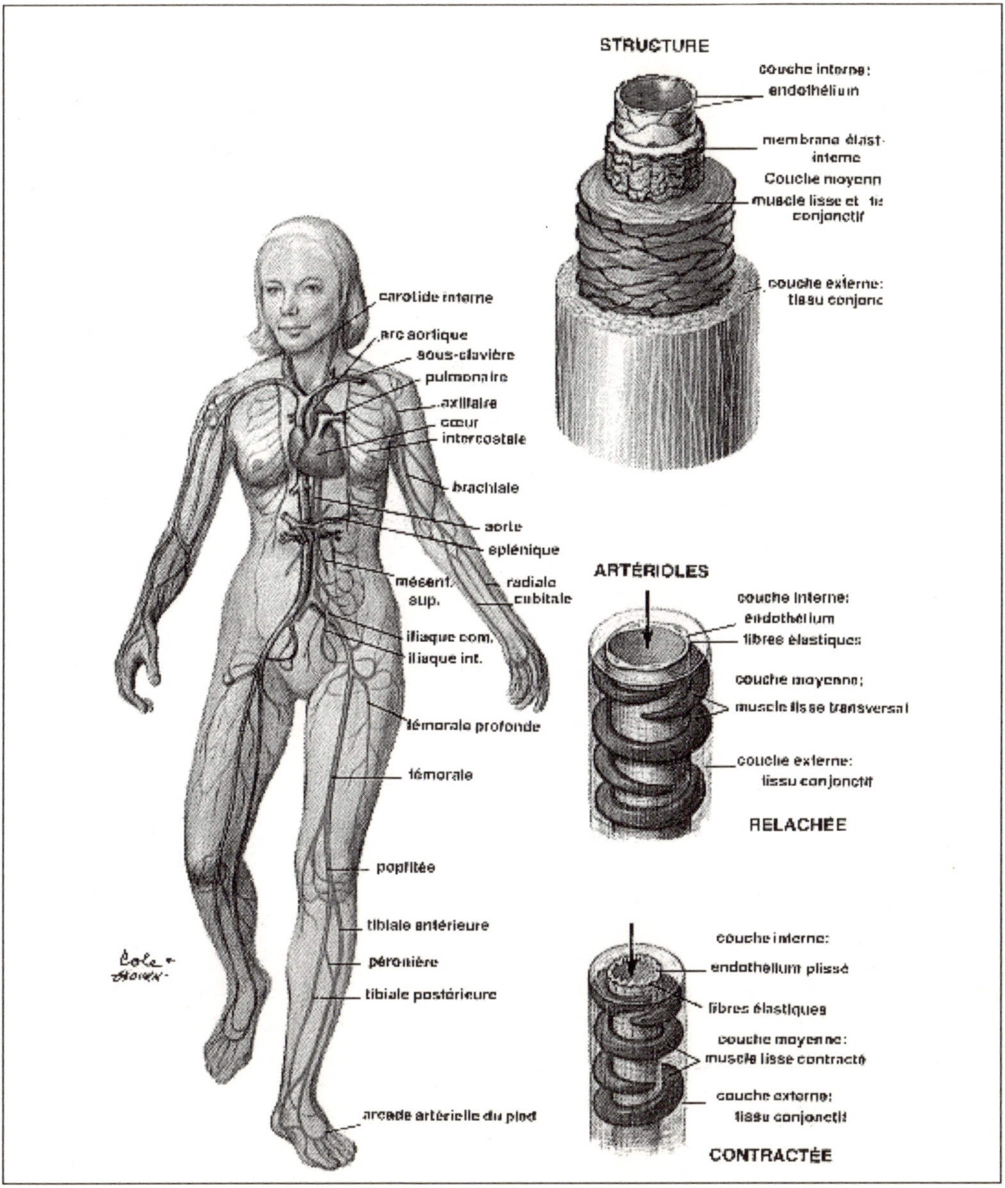

3 •

Artères et artérioles : structure et importance des muscles lisses[1].

1 *Anatomie et physiologie humaine*, C. M. Dienhart, éditions HRW Ltée, Montréal, Québec.

Il est étonnant de constater combien d'ouvrages d'anatomie-physiologie ne jugent pas utile de décrire ces merveilleux systèmes. Lydia Sébastien, en chercheuse rigoureuse, avait heureusement pris connaissance des bons livres et avait su tirer les conclusions qui s'imposent pour redynamiser ces muscles[1]. Hélas, négliger ces simples notions conduit surtout la médecine d'aujourd'hui à ne savoir répondre aux maladies vasculaires que par des médicaments ou des actes chirurgicaux. Or un traitement efficace de la sclérose (qui attaque surtout l'élasticité des vaisseaux) et de l'athérome (qui en affecte le calibre) ne peut se résumer à la prise de remèdes, même naturels, si ceux-ci ne s'accompagnent pas d'une compétente pédagogie sanitaire[2] et d'une rééducation circulatoire. Cette rééducation doit bien entendu inclure des conseils individualisés d'hygiène de vie et des exercices tels que ceux qui sont présentés dans cet ouvrage. Mais l'efficacité thérapeutique des exercices suppose une pratique quotidienne très astreignante (qui peut pratiquer plusieurs heures par jour le ki-gong ou le yoga, par exemple ?), c'est pourquoi la balancelle est une solution idéale.

Dans ce contexte où l'hygiène de vie naturopathique et les exercices balancés sont intégrés, il est raisonnable d'introduire quelques biothérapies (plantes, huiles essentielles, enzymothérapie, antioxydants…). Bien choisies, ces dernières agissent alors bien plus efficacement sur un *terrain* remis en cause en profondeur.

Les capillaires

Au repos, les 5,5 litres de sang effectuent un cycle complet en 1 minute environ. Au plus intense d'une activité physique, ce temps peut être réduit à 10 secondes. Le sang veineux, dans les plus gros vaisseaux, ne circule au repos qu'à raison de 10 cm/seconde, soit moins du quart de la vitesse du sang artériel aortique.

Quant aux capillaires, ils sont courts, mais le sang y circule très lentement : environ 0,07 cm/seconde. Ainsi, entre l'extrémité artérielle et l'extrémité veineuse d'un capillaire, le temps de transit du sang est, au repos, de 1 à 2 secondes.

Fins comme des cheveux (d'où leur nom), les capillaires assurent la « micro-circulation » au plus profond de tous les tissus, c'est-à-dire au plus près des cellules de chaque organe. Celles-ci reçoivent l'O_2 et les nutriments des portions de capillaires artériels (sang dit jadis « rouge ») et abandonnent leur CO_2 et leurs déchets métaboliques, via le liquide interstitiel, aux portions de capillaires veineux (sang dit « bleu »).

Les artérioles se divisent en vaisseaux plus petits, à paroi musculaire contractile, appelés souvent *méta-artérioles*, qui alimentent les capillaires[3].

1 Pavlov les appelait « les petits robinets artériels ».

2 Les praticiens de santé naturopathes sont avant tout des « éducateurs de santé ».

3 Dans un « lit de capillaires », la méta-artériole communique directement avec une veinule par un canal dit préférentiel, et les branches annexées (anastomosées en réseau) sont les « vrais capillaires ». Rappelons que les lumières des capillaires sont gainées, du côté artériel, par un film endo-endothélial de fibrine, en contact direct avec le sang.

Ces artérioles possèdent les précieux « sphincters pré-capillaires », innervés par des fibres vasoconstrictrices (comme les artérioles proprement dites). Quand ces sphincters sont relâchés, le diamètre (lumière) des capillaires est normalement de 5 à 6 μ, juste suffisant pour permettre aux globules rouges de s'y glisser... à la file indienne.

Il existe aussi, notamment aux mains, de courts canaux qui relient les artérioles aux veinules, court-circuitant les capillaires : on les nomme anastomoses artério-veineuses ou *shunts*. Les parois de ces canaux sont plus épaisses, musculaires et abondamment innervées de fibres orthosympathiques (vasoconstrictrices) propres à assurer une sorte de « doublure » du travail des artérioles, pour une maintenance circulatoire optimale. Toutefois, en cas de stress, les stimuli trop intenses ou répétés de ce même système orthosympathique (adrénaline) œuvrent d'une manière paradoxale, et l'« hyperorthosympathicotonie » qui en résulte conduit à aggraver le phénomène bien connu des « mains glacées », tant la vasoconstriction est installée.

La finesse et la fragilité des vaisseaux capillaires en font une cible privilégiée pour les dépôts lipidiques peroxydés (corps gras vieillis par l'attaque des radicaux libres), la lipofuscine (pigment cellulaire oxydatif lié au vieillissement), voire la sclérose par l'attaque de médicaments, d'alcool, de tabac, ou encore par le cumul d'acides organiques mal drainés et/ou tamponnés in situ par quelque base calcique. L'affinité naturelle de la paroi interne des capillaires avec les plaquettes, pour utile qu'elle soit en cas de blessure, facilite aussi grandement l'occlusion de ces vaisseaux microscopiques[1].

1 Stases des tissus cellulitiques, œdèmes, capillarites et pétéchies...

2 *Anatomie et physiologie humaine*, C. M. Dienhart.

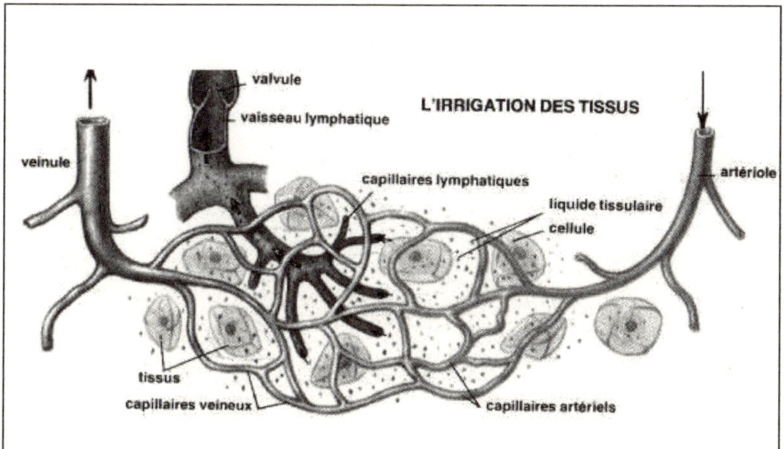

4 •

Dans l'intimité des tissus : capillaires artériels, veineux et lymphatiques[2].

Capillaires actifs et capillaires inactifs : du danger de la sédentarité

Dans les tissus au repos, la plupart des capillaires sont fermés, et le sang circule ainsi a minima et, pour sa plus grande partie, à travers les « canaux préférentiels[1] », des artérioles aux veinules.

La densité capillaire moyenne, dans un muscle, est de 2000 à 3000 vaisseaux par mm^2. Le diamètre des capillaires est ajusté par le sphincter pré-capillaire, anneau de myocytes dont la fonction est essentielle au cours d'un exercice physique puisqu'il ajuste le débit du capillaire aux besoins momentanés du tissu. La moindre contraction des cellules musculaires lisses du système veineux entraîne une vasodilatation et un afflux de sang au plus profond du muscle en action.

Dans les tissus en activité, les méta-artérioles et les sphincters précapillaires se dilatent ainsi sur un rythme d'environ 10 fois par minute : la pression intra-capillaire s'élève, et le sang circule librement à travers tous les capillaires du tissu concerné. Ces précieuses fonctions sont sous la dépendance de métabolites vasodilatatrices libérées durant l'effort. Les changements posturaux, tels que les balancements, stimulent également ces réactions, forçant les vaisseaux à s'adapter en permanence.

Quand, faute d'activité, on tend vers « la pression critique de fermeture »

La physiologie nous enseigne que même si la pression n'est pas nulle dans les capillaires, une baisse critique de cette pression engendre rapidement des *stases* (stagnations, « effet marécage ») dans les tissus. Il faut en effet un minimum de pression pour forcer les globules rouges à traverser des capillaires dont le diamètre est légèrement plus petit que le leur, et, lorsque la pression des tissus entourant les capillaires devient plus forte que dans ces derniers, les vaisseaux se collabent (s'inhibent) ; c'est le cas des tissus inactifs, et particulièrement chez les malades grabataires produisant des escarres[2].

S'il n'y a que 5 % du sang dans les capillaires, ce pourcentage est le plus important du volume sanguin puisque c'est en traversant les fines parois des capillaires systémiques que l'oxygène (O_2) et les éléments nutritifs passent dans le liquide interstitiel (marécage de lymphe baignant les cellules), et que le gaz carbonique (CO_2) et les déchets métaboliques entrent dans le courant sanguin[3].

Ralentir ou inhiber cette micro-circulation capillaire induit à plus ou moins long terme :

- **une mauvaise nutrition des tissus ;**

1 Méta-artérioles et anastomoses artério-veineuses *shuntant* les capillaires.

2 Dans ces tissus rendus passifs, la pression s'abaisse dans les capillaires à cause de la contraction des sphincters pré-capillaires et des méta-artérioles. On appelle « pression critique de fermeture » la pression à laquelle le débit cesse et les capillaires sont collabés.

3 La paroi des capillaires est caractéristique en ce qu'elle possède des sortes de « pores » par lesquels peuvent transiter les molécules plus petites que les protéines (exception pour les capillaires du foie), les échanges avec le milieu interstitiel extracellulaire étant sous la commande des diverses variations des pressions locales.

• une stagnation des divers déchets produits localement ;
• un appauvrissement des fonctions de l'organe concerné, voire sa sclérose ;
• une fragilisation face aux microbes et virus ;
• des désordres homéostatiques ouvrant aux mutations tumorales.

Le froid et la sédentarité (comme tous les facteurs ennemis de la circulation) réduisent ou altèrent une large partie du précieux réseau capillaire, dans tout l'organisme ou dans une région particulièrement agressée (peau chez les pêcheurs en mer et les travailleurs en hauts-fourneaux ou les souffleurs de verre ; foie chez les alcooliques et les grands médiqués ; cerveau et extrémités chez les grands sédentaires...).
Il revient au grand Salmanoff d'avoir étudié toute sa vie durant la physiologie des capillaires et d'en avoir démontré la primauté et la polyvalence[1]. Père incontesté des bains chauds thérapeutiques, sa « capillothérapie » faisait la preuve que le réseau des plus fins vaisseaux, s'il souffrait régulièrement du froid, du stress, du manque d'exercice et d'une mauvaise hygiène nutritionnelle, pouvait aussi se régénérer sous l'action de l'hydrothérapie chaude : des capillographies[2] montrent d'une façon tout à fait spectaculaire comment les capillaires peuvent « pousser », à la manière des racines d'une plante observées derrière une vitre. Ces mêmes développements de capillaires ont été, depuis, souvent démontrés à la suite de drainages lymphatiques (Dr Vodder).
Il est temps de faire mieux connaître ces travaux et d'enseigner combien la nature, lorsqu'on veut bien se responsabiliser et dire oui aux lois très sages de la biologie, est capable d'organiser des processus de régénérescence donc de « rajeunissement organique », chaque fois que la vitalité est suffisante et que les lésions ne sont pas irréversibles bien entendu.

Au repos, le volume du sang est réparti pour environ :
- 55 % dans les veines systémiques (grande circulation),
- 12 % dans les cavités du cœur,
- 18 % dans la circulation pulmonaire,
- 2 % dans l'aorte,
- 8 % dans les artères,
- 1 % dans les artérioles,
- seulement 5 % dans les capillaires, alors que leur longueur totale est de 100 000 km, que leur surface dépasse, chez l'adulte, 6300 m², et que leur surface d'échange avec les muscles est de 3000 m² au repos et de 12 000 à 15 000 m² lors des efforts sportifs. On compte 325 capillaires par mm² en moyenne chez un individu non entraîné, et 460 chez un individu entraîné.

1 Lire ou relire *Secrets et sagesse du corps*, éditions de la Table Ronde.
2 Images où l'on peut observer le réseau des capillaires grâce à un produit de contraste.

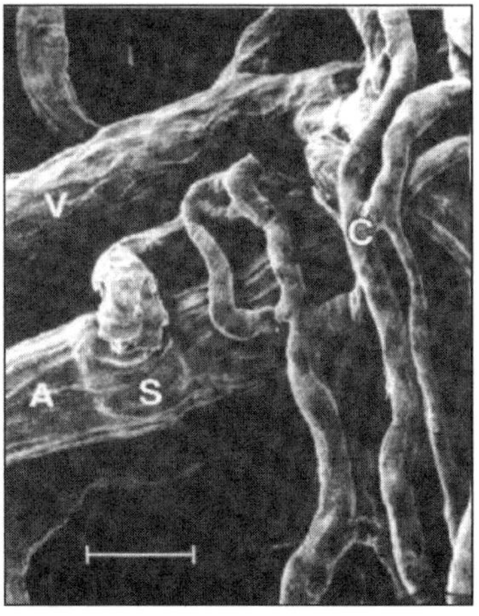

5 •

Artère (A), veine (V), capillaires (C) et sphincter pré-capillaire (S)[1].

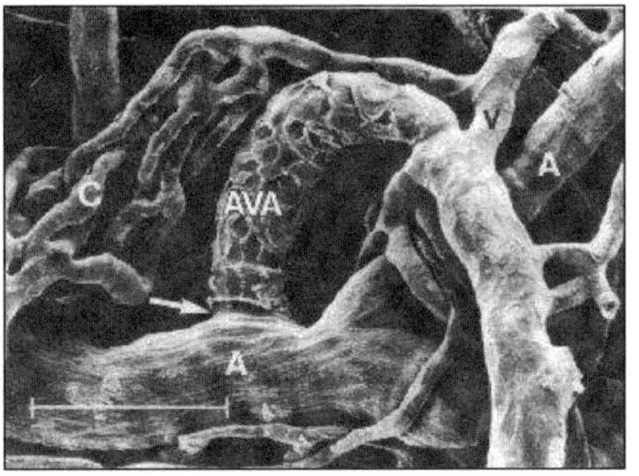

6 •

Type de connexion directe entre artère et veine (AVA) (anastomose fonctionnelle au repos)[1].

Les veines et veinules

Il s'agit des vaisseaux « de retour ». Depuis le réseau capillaire naissent les veinules, puis les veines proprement dites, dont la lumière et l'épaisseur croissent à mesure qu'on se rapproche de la veine cave qui se jette dans l'oreillette droite du cœur.

Les veines ne contiennent que peu ou pas de fibres musculaires, mais la pression y est très basse, comparée à la pression artérielle[2]. Toutefois, leur innervation sympathique est bien plus abondante que dans les artérioles, ce qui les rend très sensibles aux médiateurs chimiques vasoconstricteurs (noradrénaline)[3].

Les veines se contractent aisément sous l'action des contractions musculaires environnantes. L'alternance entre contraction et relâchement musculaires, lors des activités physiques, associée aux effets des valvules anti-reflux, confère aux veines un rôle proche de celui du cœur. De plus, leur paroi renferme une fine couche musculaire lisse sous le contrôle de nerfs et d'hormones, ce qui ajoute à leur capacité à limiter ou favoriser les stases sanguines (vasoconstriction ou vasodilatation).

Pour pallier le peu de pression dans les veines, particulièrement dans les membres inférieurs, celles-ci sont munies de *valvules* internes[4], sortes de soupapes semi-lunaires, s'opposant au retour du sang (pesanteur) et accompagnant celui-ci dans le bon sens.

Il n'y a pas de valvules dans les plus petites veines ni dans les plus grosses (pas plus que dans celles du cerveau et des viscères), et les varices sont

1 C. C. Pollitt & G. S. Molyneux in www.ann.jussieu.fr.

2 La pression dans les veines est très liée à la pesanteur. Si la pression artérielle est en moyenne de 120 à 140 (mm de mercure), on enregistre presque 12 à 18 dans les veinules, 4,6 à l'entrée du cœur, 40 pour la grosse veine fémorale et 80 au niveau de la cheville.

3 Les veinules de moins de 50 μ ne présentent pas de fibres musculaires ; ces dernières apparaissent sous forme de muscles circulaires à partir des veinules de 200 μ.

4 C'est l'intima des veines qui se plisse par endroits pour former ces valvules en forme de « cœur de pigeon ».

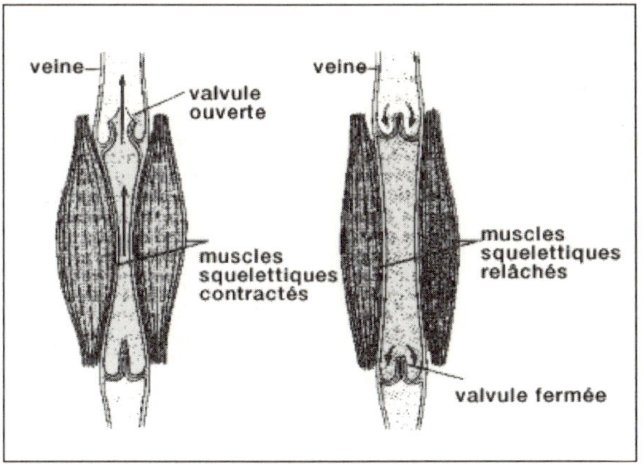

7 •

Importance des valvules et des contractions musculaires sur la circulation veineuse de retour.

notamment dues à l'affaiblissement de ces valvules. On comprend mieux alors l'intérêt des balancements et de l'exercice pour aider le fonctionnement des valvules ou pour les remplacer là où elles n'existent pas (circulation crânienne).

Enfin, soulignons l'étroite et permanente interdépendance entre les réseaux veineux, artériels et lymphatique : toute atteinte d'une unité circulatoire retentira sur les unités voisines. Ainsi toute atteinte mécanique (traumatismes) ou métabolique (stases, dépôts lipidiques, scléroses, acidification tissulaire...) affectera l'ensemble de la nutrition et du drainage des tissus. Chaque mm^2 de tissu, riche de près de 10 unités circulatoires, se comportera comme l'ensemble d'un organe et comme l'ensemble de l'organisme : preuve de la notion fondamentale en naturopathie d'*unité morbide* définie par Louis Khune[1].

Les 2 photos ci-contre montrent la nette différence en une veine saine (en bas) et une veine variqueuse, dilatée et altérée : leur tunique musculaire est paralysée dans la masse du conjonctif scléreux, leur élastine est digérée par l'enzyme élastase, ce qui entraîne rapidement une stase sanguine (et lymphatique) que seule l'hygiène de vie – l'exercice en particulier – peut rendre totalement ou en partie réversible.

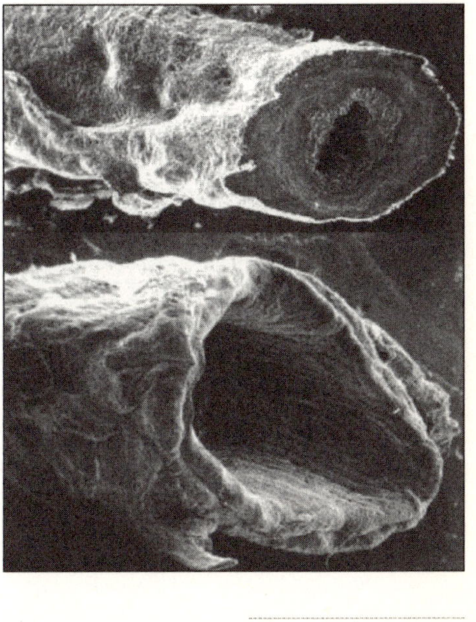

8 •

Veine (saphène) pathologique et saine[2].

1 « La maladie est une et humorale. »

2 *Veine et inflammation*, F. Zaccharelli & B. Le Bastard, Inava 84.

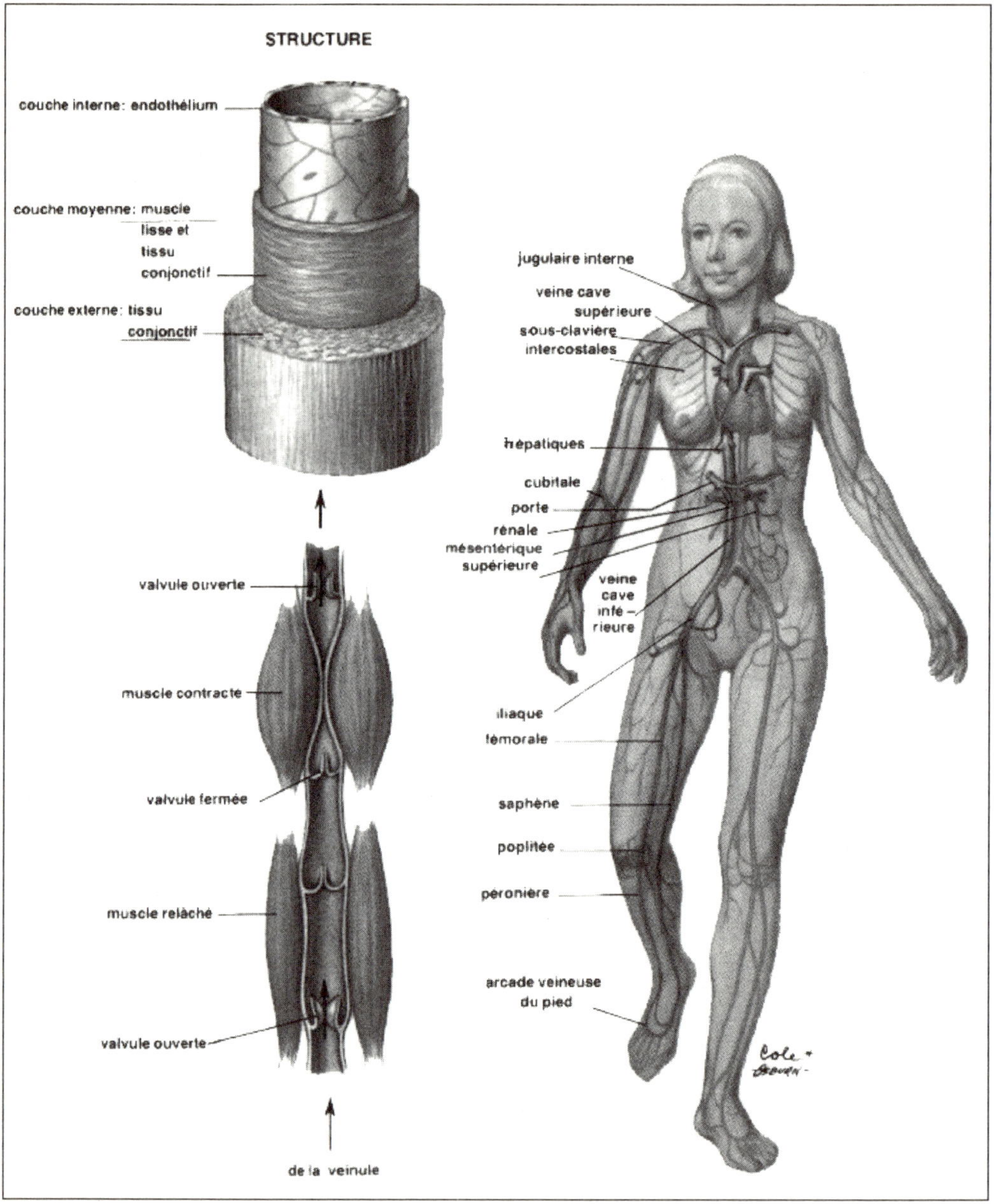

9 •

Veines : structure, importance des valvules[1].

1 *Anatomie et physiologie humaine*, C. M. Dienhart.

Nos « cœurs périphériques » : diaphragme, muscles striés, valvules, artérioles pré-capillaires...

> « *Il est universellement admis que le déclin de nos fonctions commence par la déficience du système circulatoire*[1]. »

Le muscle cardiaque, on l'a vu, n'est qu'une pompe grosse comme le poing, bien incapable d'assurer seule toute la circulation de nos 5,5 litres de sang des pieds à la tête. La circulation artérielle est aidée par l'élasticité des artères qui accompagnent le sang du cœur vers les extrémités. Pour simple preuve, la pulsation de pouls pris au poignet ou à la cheville témoigne du mouvement de l'onde artérielle partant du cœur.

Ce dernier partage surtout le travail de retour du sang avec différents relais, qui sont tels des « cœurs périphériques » :

- La gravité, pour la partie supérieure du corps[2].
- Les *valvules* en « cœur de pigeon » disposées le long des veines des membres inférieurs notamment, et qui empêchent le reflux du sang, reflux lié à la pesanteur.
- L'aspiration du cœur, surtout perceptible en cas de gros effort soutenu : à l'approche du cœur, le débit veineux devient « pulsatile ».
- Les mouvements respiratoires car l'inspiration produit un « vide » dans le thorax ; cette pression négative se transmet aux grosses veines et un peu aussi aux oreillettes, aidant au retour veineux[3] général.

Quand le diaphragme descend, durant l'inspiration, la pression intra-abdominale augmente et chasse le sang veineux abdominal vers le cœur, le déplacement rétrograde de sang vers les veines des jambes étant empêché par les valvules veineuses. L'encéphale est alors en dépression[4].
Quand le diaphragme remonte, durant l'expiration, le sang veineux des membres inférieurs est aspiré vers le bas-ventre alors que le sang artériel thoracique se dirige plutôt vers l'abdomen. L'encéphale est alors en pression[5].
Cinq minutes de respirations lentes et profondes réduisent d'une façon visible les varices d'un personne debout, se prêtant à la démonstration.

- Les contractions de tous les muscles volontaires ; les muscles squelettiques des jambes en particulier se comportent tels des éponges tantôt relâchées et gorgées de sang, tantôt contractées et vidées ; les pulsations des artères avoisinantes compriment également les veines.

Debout, immobile depuis quelques minutes, on note une pression dans les veines des chevilles de 80 à 90 mmHg. Une seule minute

1 Dr N. Taptas, *La respiration et la machine humaine*, éditions Le François, Paris.

2 La pression dans les veines du cou est même négative en position debout ou assise.

3 La pression veineuse centrale oscille entre environ 6 pendant l'expiration et 2 pendant l'inspiration normale. Les exercices respiratoires augmentent considérablement ces pressions à mesure qu'on ventile plus d'air et que le diaphragme gagne en puissance de débattement.

4 Les fibrilles arachnoïdes (des méninges) se distendent, les circonvolutions du cerveau se vident du sang et s'affaiblissent.

5 Les fibrilles se contractent et le LCR est chassé vers l'espace arachnoïde de la moelle ; les vaisseaux se gonflent du sang, et le volume du cerveau augmente. Au plan ostéopathique et symbolique, les différents « diaphragmes » sont ainsi synchronisés, comme si, à chaque inspiration, un *doigt céleste* pointait vers le bas et affaissait l'encéphale (faux du cerveau, tente du cervelet), abaissait le diaphragme respiratoire, et même le plancher pelvien. L'inverse se

de contractions rythmées des muscles des jambes réduit cette pression à moins de 30.

- La pression des pieds sur le sol grâce à la fameuse « semelle veineuse[1] » qui refoule du sang à chaque pas.

Conjuguant les principes des points 4 et 5, la marche demeure donc l'une des plus saines activités en faveur d'une bonne circulation de retour : la pression dans les veines du bas des jambes, qui, debout au repos, est de 100 mmHg[2], passe à 20 mmHg après quelques pas.

- Divers médiateurs chimiques influent aussi en permanence sur la pression artérielle (rénine-angiotensine, aldostérone, kinines...) et sur la contractilité artériolaire et veineuse[3]. De même pour certains produits : alcool, tabac, café, cacao, thé, guarana, maté, diurétiques, laxatifs...

Ces simples notions de physiologie expliquent pourquoi toute l'hygiène de vie est concernée lorsqu'on souhaite optimiser vraiment sa circulation en profondeur.

produit verticalement à l'expiration. *Nous incarnerions-nous* à chaque inspiration et *nous élèverions-nous* en rendant chaque souffle, jusqu'au dernier ?

1 Semelle de Léjars.

2 Millimètre de mercure. Pour rappel et comparaison, la pression artérielle moyenne normale est de l'ordre de 120/70 mmHg (on dit communément 12/7).

3 Noradrénaline, adrénaline, histamine, sérotonine, prostaglandines...

4 *L'angiologie du praticien*, F. Becker, CHU Dijon, 1996.

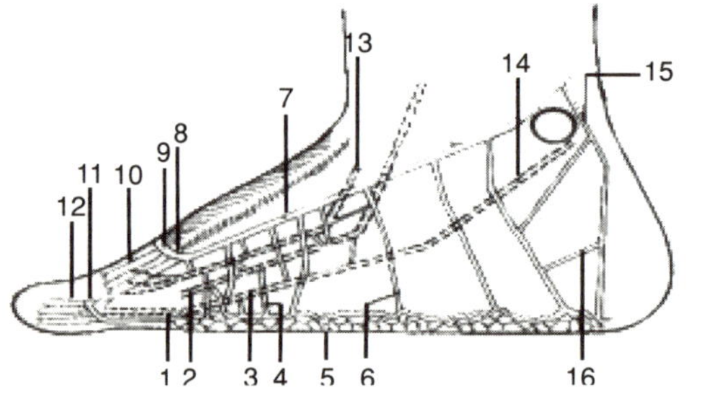

• *Circulation profonde et superficielle du pied*

1. Veines plantaires externes. 2. Veines pédieuses. 3. Veines plantaires internes. 4. Perforante. 5. Réseau plantaire superficiel. 6. Anastomoses entre veines superficielles. 7. Veine dorsale interne. 8. Arcade dorsale superficielle. 9. Veine dorsale externe. 10. Veines dorsales du métatarse provenant du réseau sous-unguéal et de l'arcade périunguéale. 11. Arc sous-cutané plantaire. 12. Veines métatarsiennes plantaires. 13. Veines tibiales antérieures. 14. Veines tibiales postérieures. 15. Arcade rétro-malléolaire. 16. Arcades achilléennes.

10 •

Richesse de la vascularisation du pied[4].

Résumé des conseils du naturopathe

- Évitez les longues stations debout et le piétinement, surtout par temps chaud.
- Fuyez le chauffage par le sol, les couvertures chauffantes, les sous-vêtements trop ajustés, les chaussures à hauts talons, ainsi que les bains de soleil entre 11 et 16 h.
- Évitez absolument tous les facteurs de constipation.
- Usez et abusez de douches fraîches en remontant le jet des pieds vers les cuisses, voire de bains de siège froid (1 à 10 minutes), souverains pour décongestionner les hémorroïdes.
- Massez doucement vos jambes chaque soir avec un complexe circulatoire (par exemple Cellu'Lift Daniel Kieffer, distribué par Salus France).
- Surélevez le bas de votre lit de quelques centimètres.
- Consommez abondamment des fruits et légumes frais riches en principes favorables à la circulation (ail, agrumes, myrtilles, brocoli, persil, fraises, raisins...) et évitez les aliments tendant à épaissir le sang (crème, beurre et graisses animales, sucres industriels...) ainsi que l'alcool et le tabac qui dilatent les vaisseaux périphériques et sclérosent les artères.
- Buvez 1,5 litre d'eau de source quotidiennement (et beaucoup plus par temps chaud ou sudation abondante).
- Marchez au moins 30 minutes par jour, et offrez-vous le plaisir régulier de la natation ou de la bicyclette. Sédentaires ? Pratiquez au moins toutes les heures quelques grandes respirations profondes et lentes, étirez-vous, baillez et mobilisez lentement mais à fond vos articulations des chevilles et des poignets.
- Testez les bienfaits du drainage lymphatique manuel et de la thalassothérapie.
- Ne négligez pas les visites médicales périodiques (cholestérolémie, électrocardiogramme, Doppler...) surtout si vous cumulez des facteurs de risques cardiovasculaires (hérédité, alcool, tabac, sédentarité, contraception orale, dyslipidémie, grossesses, stress...).
- Consultez sans tarder votre médecin en cas de douleurs à la marche, ou si vos mollets deviennent douloureux, rouges, durs et chauds.

> « *Les troubles parétiques (hémiplégie, paraplégie), les troubles toniques (Parkinson, chorée, épilepsie, syndromes extra-pyramidaux), les troubles d'équilibration de la marche (syndrome cérébelleux, astasie), les troubles sphinctériens (...) au point du vue étiologique relèvent essentiellement d'un processus vasculaire et dégénératif*[1]. »

1 Pr Binet, *Gérontologie et gériatrie*, PUF, Que sais-je ?

LA CIRCULATION LYMPHATIQUE

Sorte de « sang blanc », la lymphe représente une part importante des liquides de l'organisme : *5 à 6 litres de lymphe canalisée* (circulant dans les vaisseaux lymphatiques) + *4 à 5 litres de lymphe non canalisée* (liquide dit interstitiel, ou « marécage » extra-cellulaire[1]). Enfin, les liquides intra-cellulaires (cytoplasme contenu dans toutes nos cellules) équivalent à *28 litres*.

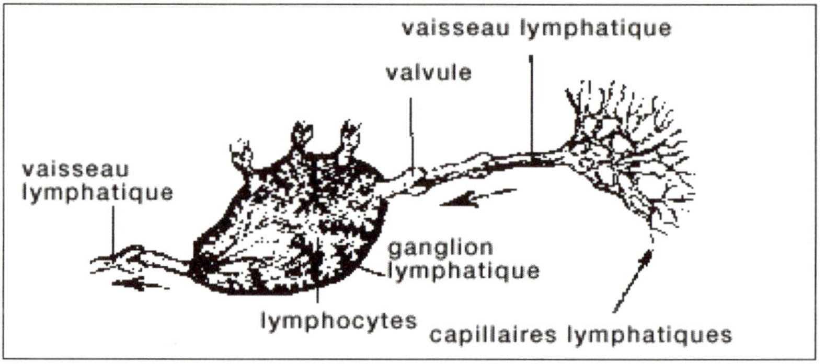

11 •

Capillaires lymphatiques, vaisseau, valvule et ganglion.

Deux circuits lymphatiques se complètent :

- La lymphe tissulaire, qui est essentiellement du liquide interstitiel (ou extra-cellulaire) qui passe dans les capillaires lymphatiques. Au sein de tous les tissus et organes du corps « naissent » en effet des capillaires lymphatiques en arborescence (voir schéma 11) qui épurent l'organisme des produits refusés par les capillaires veineux (bactéries, corps étrangers, cellules cancéreuses...). Leur rôle immunitaire est donc très important.
- La lymphe d'origine intestinale, naissant à partir du grêle (vaisseaux dits *chylifères*) et captant des nutriments issus de la digestion, lipidique (+++)[2] et protidique (+) en particulier.

Ces deux circuits se rejoignent dans les gros troncs lymphatiques[3] pour se jeter dans la circulation sanguine cave supérieure au niveau des veines sous-clavières[4] menant au cœur droit puis aux poumons.

Riche en globules blancs, en nutriments et en déchets, la lymphe est régulièrement filtrée dans les nombreux ganglions lymphatiques[5]. Surchargés ou en hyperactivité, ces ganglions gonflent et deviennent palpables sous la peau ; on parle alors d'adénopathie.

1 Le compartiment interstitiel qui renferme les lymphatiques est composé de fibres de collagène, de trame d'acide hyaluronique, de mèches de protéoglycanes et de fibres réticulées et élastiques. Y alternent des phases « gel », assurant le maintien des liquides sous l'action de la gravité et imperméables aux grosses molécules et aux protéines, et des phases « sol » faites de lacunes liquides où circulent les protéines.

2 Environ 2/3 des corps gras passent par cette voie lymphatique et 1/3 par la voie sanguine portale. Le cœur est la première victime des repas trop gras, puis les poumons qui ont la charge peu connue d'oxyder les acides gras. C'est l'origine principale des productions de mucus de l'arbre respiratoire.

3 Citerne de Pecquet sous-diaphragmatique, canal thoracique et canal lymphatique droit.

4 La sous-clavière gauche reçoit les 3/4 de la lymphe corporelle, la lymphe du membre supérieur droit parvenant à la sous-clavière droite par la grande veine lymphatique.

5 Surtout concentrés aux plis des membres (aines, creux des genoux, aisselles), le long du cou et dans

On compte 1 lymphatique pour 3 veinules, mais son diamètre est 5 fois plus grand que celui des capillaires sanguins.

La circulation lymphatique est très lente, surtout au repos (de l'ordre de 16 à 24 heures pour un cycle de 2 à 4 litres) et ne comporte pas de cœur, même si les lymphatiques sont animés de contractions rythmiques. Toutefois, cette circulation est assurée par :

- les muscles lisses des parois des lymphatiques avant tout, qui, possédant des fibres sympathiques[1], permettent des contractions de l'ordre de 6 à 10 par minute chez le sujet allongé, et de 20 à 30 pour le sujet assis ;
- des valvules qui assurent le sens du flux ;
- le jeu de pression relative mais perpétuelle entre l'arrivée du sang par les capillaires artériels et son retour par les capillaires veineux, selon le principe physique d'une pompe amorcée en circuit fermé[2] ;
- les contractions cardiaques (systole et diastole) qui se communiquent par effet de proximité aux grands troncs lymphatiques ;
- l'activité musculaire, sur le même mode que pour la circulation veineuse (éponge tissulaire contractée et relâchée périodiquement) ;
- les respirations profondes, l'inspiration provoquant une pression négative dans le thorax et une ascension relative du flux lymphatique ;
- les bains, enveloppements et douches froides favorisent nettement la décongestion lymphatique (réflexe en cas d'entorse entraînant un œdème articulaire par exemple).

Enfin, c'est la quantité même de liquide interstitiel qui déclenche les réactions de contraction et l'ouverture des lymphatiques[3] : l'accumulation de lymphe et les microsurpressions qui en découlent engendrent donc son propre mécanisme de chasse.

Nous retiendrons que les balancements rythmés peuvent être inducteurs de contractions des lymphatiques donc d'une mobilisation du liquide interstitiel plus dynamique.

l'abdomen, ces nodules filtrent la lymphe par phagocytose. Il s'y fabrique aussi des anticorps, des lymphocytes et des monocytes utiles au système immunitaire.

1 Adrénergiques.

2 La quantité de liquide qui sort à travers la paroi des capillaires est normalement supérieure à celle qui entre, mais, en fait, la différence passe dans les lymphatiques.

3 Les lymphatiques initiaux sont formés d'unités contractiles appelées lymphanglions. Presque tous collabés au repos, ils s'ouvrent dès que la pression locale augmente.

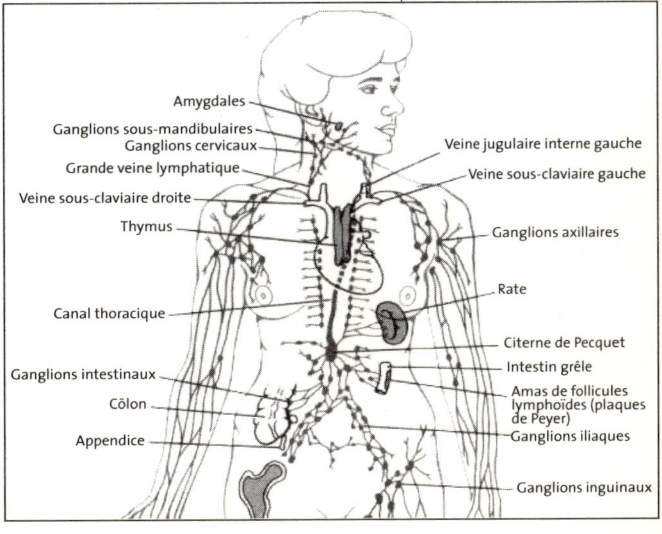

12 •

Circulation générale de la lymphe.

Les ennemis de la circulation lymphatique

- L'excès de sel ou d'aliments salés.
- La sédentarité.
- Les stations debout immobile prolongées, les longs voyages en avion ou en voiture.
- La pratique exclusive et intensive de certains sports tels que le tennis, le squash, le hand-ball, le volley-ball, la boxe, l'escrime.
- Les sous-vêtements trop serrés (chaussettes en particulier).
- La chaleur.
- L'insuffisance d'apports hydriques.
- Certaines pathologies : insuffisance rénale, respiratoire, cardiaque, thyroïdienne, éléphantiasis, troubles de la perméabilité capillaire, érésipèle, algoneurodystrophie, lupus, polyarthrite rhumatoïde, diabète maigre, purpura...
- Certaines parasitoses graves (filarioses).
- Certaines interventions chirurgicales (mammectomie en cas de cancer du sein).
- La prise de certains médicaments : anti-diurétiques, œstrogènes, hypotenseurs bêta-bloquants, clonidine, chlorure de vinyle...

« La conclusion est qu'il faut combattre les phlegmasies[1] *locales le plus tôt possible. Telle est l'idée mère de la bonne médecine. »*

J. V. C. Broussais, l'un des pères de la phlébologie

1 Stases liquidiennes (veineuse et lymphatique) ; inflammation et stagnation du sang par insuffisance vasculaire (*76e leçon de pathologie*, t. III, p. 308, 1832).

Quels sont les ennemis d'une bonne circulation ?

Sont considérés médicalement comme « facteurs de risques cardio-vasculaires » (les * correspondent aux facteurs *actifs* ; on ne peut agir sur les autres, dits *passifs*) :

- Être un homme.
- Avoir au moins un parent cardiaque.
- Souffrir d'hypertension artérielle (chez l'adulte, pas plus de 14/8) ou de diabète.
- *Posséder un taux de cholestérol élevé (surtout un mauvais rapport entre « bon HDL » et « mauvais LDL »), élévation des bêta-lipoprotéines à l'électrophorèse.
- *Être sédentaire.
- *Être stressé.
- Avoir plus de 40 ans.
- Ne jamais boire de vin rouge[1].
- *Fumer (plus de 4 cigarettes par jour).
- *Être « sous pilule » (œstroprogestatifs de synthèse).
- *Boire régulièrement de l'alcool (surtout apéritifs, digestifs, bière).
- *Présenter un surpoids, voire de l'obésité.

Quant à la circulation en général, et particulièrement dans ses composants veineux et lymphatiques, elle est menacée par les facteurs suivants, surtout lorsqu'ils se cumulent :

- La sédentarité.
- L'insuffisance respiratoire qui inhibe les mouvements diaphragmatiques (liée à la sédentarité, au stress, au tabac ou à une pathologie respiratoire de type asthme ou emphysème).
- L'excès de chaleur (vasodilatatrice, bien connue des personnes souffrant de tendances œdémateuses ou de jambes lourdes). Éviter collants trop chauds, bains hyperthermiques (sauf si conseillés par votre praticien de santé ; dans ce cas, poser les jambes sur les bords de la baignoire), chauffage dirigé vers les jambes (en voiture par exemple) ; abus de sauna ou hammam, surtout s'ils ne sont pas entrecoupés de douches fraîches ni suivis de repos allongé[2].
- Le chauffage par le sol.
- L'exposition abusive et passive au soleil, surtout entre 11 et 16 h.
- L'excès de froid (vasoconstricteur, redouté de celles qui ont facilement les mains et les pieds froids).

.../...

1 Ce facteur, qui peut surprendre, est toutefois pris au sérieux depuis que les travaux sur le « paradoxe français » et le « régime crétois » ont démontré l'effet cardioprotecteur du vin rouge, consommé avec modération (1 à 3 verres par jour pour l'homme et 1 à 2 pour la femme). Certaines études démontrent les effets bénéfiques avec seulement 1 à 2 verres par semaine.

2 La *pratique correcte* du sauna n'est pas une contre-indication absolue aux problèmes vasculaires. Cf. Alain Rousseaux, *Retrouver sa santé par le sauna*, compte d'auteur, 46 rue de la Victoire 75 009 Paris.

- Le stress chronique, lui aussi rapidement vasoconstricteur périphérique[1].
- Les contraintes mécaniques externes : vêtements trop ajustés, col, ceintures, chaussettes, collants serrés...
- Les contraintes mécaniques internes : constipation chronique (voire fécalomes), grossesse[2], fibromes, ptoses organiques...
- Les conséquences d'interventions chirurgicales (l'ablation d'une tumeur du sein et des ganglions axillaires induit un « gros bras » par altération du drainage naturel de la lymphe).
- Les contraintes posturales liées aux habitudes (jambes croisées, avachissement sur sa table de travail...) ou professionnelles (postures passives, debout ou assis, et prolongées) chez les chauffeurs de taxi, les vendeuses, hôtesses...
- Les épilations au laser (qui tendent à scléroser les capillaires).
- La prise régulière de médications vasodilatatrices ou bêtabloquantes (uniquement symptomatiques et qui n'agissent que sur une seule branche du système neurovégétatif).
- D'autres médicaments présentent une iatrogénicité[3] connue pour la circulation lymphatique : thérapies par œstrogènes, pyrazolés, corticoïdes, neuroleptiques.
- Les variations de pression atmosphérique (personnel navigant, surtout sur vols long-courriers).
- La contraception orale (pilule).
- Le port de chaussures à talons hauts (> 5 cm).
- La cellulite, le surpoids, voire l'obésité.
- La consommation excessive de sel (et d'aliments salés).
- Les facteurs – trop méconnus – qui tendent à épaissir le sang et la lymphe.

(Voir aussi page 25)

1 D'innombrables cas de mains et pieds froids sont résolus grâce à la relaxation et à une meilleure gestion du stress. Alors que ces personnes incriminent leur circulation, voire craignent une maladie de Raynaud, il s'agit le plus souvent des effets orthosympathicotoniques du stress (et du café ou du tabac) qui resserre les vaisseaux périphériques.

2 Des varices apparaissent souvent au cours des 4 premiers mois de la grossesse, évoluant par poussées, de même que des télangiectasies diffuses. Il est sage de rechercher aussi les varices vulvaires pouvant poser problème lors de l'accouchement. Surveiller également les hémorroïdes.

3 Iatrogène (du grec *iatros*, médecin) : se dit d'un médicament ou de tout acte allopathique induisant une pathologie.

LA BALANCELLE, UN TRÉSOR DE BIENFAITS

CHAPITRE 4

L'un des objectifs majeurs de cet ouvrage est de contribuer, par l'information et la pédagogie, à populariser largement l'emploi de la nouvelle balancelle, car nous sommes convaincus de ses extraordinaires bienfaits et de sa polyvalence pour tous.

Son emploi n'exclut pas, bien entendu, la pratique régulière d'un sport, d'une gymnastique classique ou douce[1], d'un art corporel esthétique (danse), martial (aïkido, shin-taï-do…) ou simplement hygiénique ou ludique. Ne pas oublier non plus le bon sens de l'hébertisme[2] traditionnel et ses « 10 familles » : la marche, la course, le saut, la quadrupédie, le grimper, l'équilibre, le lancer, le lever, la lutte et la natation.

1 Mézière, Bertherat, yoga, tai-chi-chuan, Feldenkraïs, Pilates, Morris, Tullman… Cf. bibliographie § B.

2 Traditionnellement pratiquées en plein air, ces disciplines ne possèdent jamais l'esprit narcissique ou compétitif des jeux du stade (athlétisme professionnel) mais toujours le caractère ludique, joyeux et perfectionniste visant l'épanouissement du corps, indissociable du service rendu à autrui. Belle leçon de culture holistique signée Georges Hébert (1875-1957).

Description et fonctionnement de l'appareil
Première approche

La balancelle ressemble à un fauteuil-relax très confortable. Allongé, chacun y retrouve l'équilibre de ses courbures physiologiques vertébrales et peut à loisir s'y reposer passivement, écouter de la musique, voire effectuer quelques exercices respiratoires. Il est même possible d'y dormir 2 ou 3 heures, d'un sommeil étonnamment réparateur.
Le plus du système est que la balancelle est animée, grâce à une motorisation électrique silencieuse, d'un mouvement de lente bascule amenant tantôt la tête vers le bas et les membres inférieurs vers le haut, tantôt les membres inférieurs vers le bas et la tête vers le haut. Le rythme et l'inclinaison très spécifiques et automatisés de la nouvelle balancelle sont assurément les clés de son efficacité.
Très étudiés, ces paramètres sont ajustés afin d'accompagner le rythme naturel des contractions des artérioles pré-capillaires ainsi que la vidange passive de nos veines. Mieux encore, ils sollicitent *d'une façon réflexe* la rééducation fonctionnelle de nos vaisseaux, ceux-ci devant s'adapter aux variations de l'attraction terrestre.
L'amélioration de la circulation générale bénéficiant à toutes les cellules, elle est donc à court terme favorable à tous les systèmes et appareils, à tous les métabolismes et à toutes les fonctions.
Trop simple pour être vrai ?

Pour qui ? Pour quoi ?

Comprendre le processus

Lorsque nous observons nos mains, en position immobile, debout, bras le long du corps depuis quelques minutes, elles apparaissent plutôt dilatées, colorées, et le dos de la main est parcouru de veines bleutées, en relief. Si nous levons un bras à la verticale pendant 10 secondes, puis observons à nouveau la main levée : elle est devenue plus fine (surtout si elle avait tendance à souffrir d'un léger œdème), plus pâle, et les vaisseaux bleus semblent avoir disparu. Que s'est-il passé ? Les artérioles (vaisseaux situés entre les artères et les capillaires artériels) se sont contractées au moins une fois, et, en parallèle, les veines se sont vidées plus à fond, sous la simple action de la pesanteur.
Ce phénomène très simple, physiologique et ponctuel, peut en fait se réactiver d'une façon réflexe, telle une rééducation fonctionnelle progressive, par l'utilisation de la balancelle, et devenir ainsi aussi performant qu'il l'était chez nos ancêtres ignorant tout de la sédentarité chro-

nique, des aliments « encrassant le sang[1] » et du chauffage collectif. En d'autres termes très simples, les inclinaisons rythmées de la balancelle obligent la musculature inconsciente de notre système cardiovasculaire à se contracter puis à se relâcher favorablement. Comme le répétait en souriant Lydia Sébastien : *« Je n'ai rien inventé mais j'applique méthodiquement ce qu'avaient découvert Newton (la pesanteur) et Pavlov (les réflexes conditionnés). »*

S'il est facile d'impliquer la passivité[2] de l'Occidental moyen comme facteur de dégradation de son système cardiovasculaire, ce n'est pas seulement par le fait qu'elle le prive insidieusement de toute accélération cardiaque, qu'elle favorise la stagnation du sang veineux et de la lymphe, l'agrégation des plaquettes et les dépôts lipidiques, etc. La sédentarité induit aussi peu à peu l'hypo-fonctionnement des différents « cœurs » qui sont autant de relais de suppléance à la pompe cardiaque. Or, ces « cœurs périphériques » (véritables « pompes et écluses »), présentés succinctement plus haut, réagissent d'autant plus efficacement qu'ils sont sollicités dans des positions différentes par rapport au sol. Encore une fois, le rythme (l'alternance) prouve qu'il reflète une grande loi de la biologie[3].

Chaque changement postural induit en effet une adaptation réflexe qui mobilise efficacement les muscles des artérioles pré-capillaires, les valvules des veines et des lymphatiques, la contraction des muscles et, bien entendu, les incontournables pompes diaphragmatique et cardiaque[4].

Les bienfaits pour le cœur

Quant au cœur à proprement parler, il bénéficie très vite de la méthode. Alors que, dans la gymnastique ou la plupart des sports, le cœur accélère et travaille le plus souvent au bénéfice des bras ou des jambes, on ne note pas d'accélération du rythme cardiaque sur la balancelle, mais le muscle cardiaque se fortifie progressivement en augmentant son amplitude pulsatile à chaque étape jambes levées, car il doit propulser un plus grand afflux de sang, rythmiquement, vers les poumons. Il travaille ainsi « pour lui-même » et très favorablement au bénéfice de ses coronaires. La formule sanguine tend à se normaliser avec l'emploi de la balancelle, et il n'est pas rare d'observer la baisse de la vitesse de sédimentation et du taux de cholestérol ou d'acide urique[5].

Enfin, l'emploi de la balancelle stimule, à chaque changement de bascule, les centres nerveux régulateurs de la pression artérielle et de l'irrigation crânienne, situés dans les carotides et au niveau de la crosse de l'aorte.

1 Voir chapitre 10.

2 Pour ce qui concerne les maladies cardiovasculaires, les travaux épidémiologiques tendent aujourd'hui à incriminer bien plus la sédentarité que les mauvaises habitudes alimentaires.

3 L'exercice de la « chandelle dynamique » proposé au chapitre 6 s'avère 10 à 50 fois supérieur à sa forme statique habituellement enseignée.

4 Pour preuve les altérations constatées chez les spationautes privés longtemps de l'attraction et du magnétisme terrestre : atrophie du muscle cardiaque, bradycardie, augmentation du débit urinaire, décalcification osseuse, dégénérescence des disques intervertébraux, déformation et appauvrissement des globules rouges, appauvrissement de la circulation périphérique...

5 *La balancelle Sébastien*, p. 35.

Bien employés, les balancements rythmés stimulent et rééduquent en quelques semaines les barorécepteurs (corpuscules des sinus carotidiens et aortiques) qui ont pour fonction de normaliser la pression artérielle[1] et les flux et reflux sanguins au cerveau.

1 Ces centres nerveux (carotide et crosse de l'aorte) communiquent entre eux et avec le cœur.

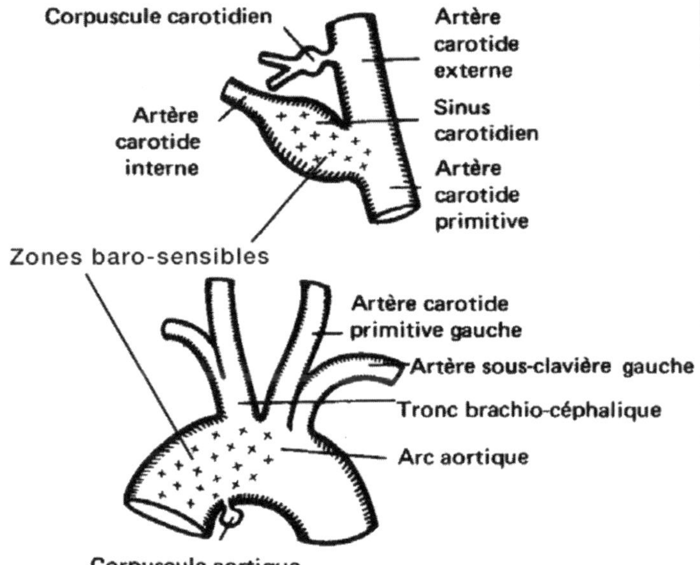

13 •

Barorécepteurs régulateurs de la pression artérielle et des afflux de sang au cerveau.

Il y a intercommunication entre les centres nerveux de l'aorte et les centres intracardiaques, et les sinus et corpuscules carotidiens communiquent avec les centres aortiques ainsi qu'avec les nerfs intracrâniens. Or, les barorécepteurs sont extrêmement sensibles à l'étirement. Il en existe dans les carotides, les parois du cœur, à l'embouchure des veines caves supérieures et inférieures, à celles des veines pulmonaires, dans la circulation pulmonaire... Ils régulent d'une façon réflexe les différents jeux de pression artérielle, via notamment des *nerfs tampons*, modulant l'action générale de l'ortho et du parasympathique.

En termes plus simples, les balancements induisent, par les micro-étirements qu'ils produisent sur les barorécepteurs, des réponses réflexes qui ajustent et rééduquent physiologiquement les régulateurs nerveux responsables des différentes pressions et fréquences de la circulation sanguine (cardiaque, artérielle, intracrânienne, pulmonaire...).

Les bienfaits pour les poumons

Les poumons sont également fortifiés et irrigués. Recevant plus de sang à chaque bascule arrière, les échanges gazeux sont optimisés, profitant à tout le métabolisme cellulaire.

De plus, sur la balancelle, il est habituel d'observer nombre de respirations bien plus amples qu'à l'accoutumée, ce qui témoigne d'une franche libération du muscle diaphragmatique tout autant que des insertions sterno-costales et chondro-costales (attaches antérieures et postérieures des côtes). Le centre phrénique et le plexus solaire (innervations principales du diaphragme) sont en quelque sorte massés et stimulés, normalisant du même coup les fonctions émotionnelles intimement liées à ces structures épigastriques (creux de l'estomac).

« Mouvement respiratoire primaire » et régénération globale

Dès les premières minutes sur la balancelle, il n'est pas rare d'observer nombre de soupirs et/ou bâillements. Comment expliquer que, de plus, de très nombreux utilisateurs témoignent d'une certaine euphorie après la séance, « comme après une séance d'ostéopathie crânienne » ou « après une séance de relaxation », pour les citer ?

J'ai souvent pu observer personnellement qu'une séance de balancelle pouvait ré-harmoniser le MRP (mouvement respiratoire primaire) sur lequel travaillent les ostéopathes et chiropracteurs. Ce mouvement est en fait une subtile fluctuation du LCR (liquide céphalo-rachidien) baignant l'encéphale, les ventricules cérébraux, et présent tout au long du canal rachidien (moelle épinière). On a pu l'objectiver sur de nombreux animaux ou hommes trépanés ainsi que par des micro-mesures s'appliquant à enregistrer la mobilité des os du crâne.

Évoquant le sac et le ressac des vagues en bord de mer, le MRP peut être considéré comme le premier et l'ultime témoin de la vie car il est perceptible dès l'existence fœtale intra-utérine et perdure même un peu après la mort clinique. Son rythme n'est que de 9 à 12 pulsations par minute. Constant et non affecté par l'exercice ou le stress, le MRP est, par contre, inhibé notamment par :

- de nombreux traumatismes souvent banalisés (« coup du lapin » en automobile, petite chute sur le sacrum ou sur les talons, forceps…) ;
- des troubles posturaux (travail prolongé sur écran, position debout en déhanchement, hauts talons, longs voyages en voiture…) ;
- des tensions musculaires accumulées avec le temps et le stress (raideurs de la nuque, des muscles postérieurs des jambes, cambrure excessive des lombaires…) ;

- des inflammations chroniques viscérales se répercutant sur des structures de soutien très sensibles, les *fascias* (colite chronique, cystites, ovarites, spasmes diaphragmatiques émotionnels...).

Habituellement, peu d'occasions conscientes s'offrent à nous de relancer le MRP, exception faite entre les mains d'un bon thérapeute manuel. Toutefois, il arrive que le MRP se retrouve en phase (syntonie) avec la respiration pulmonaire[1] : c'est le cas des périodes privilégiées de sommeil profond, de méditation ou de relaxation profonde, ainsi que du temps de récupération post-orgasmique (une fois le rythme respiratoire décéléré bien entendu).

Les soupirs et bâillements libérés sur la balancelle[2], accompagnés d'un taux élevé d'endorphines[3] témoignent effectivement de cette synchronisation des respirations primaire et pulmonaire, périodes assurément privilégiées de bien-être, de récupération et d'harmonisation corps-esprit.

Les bienfaits pour les reins

Les reins bénéficient du balancement rythmé. Plus irrigués que le cerveau et le cœur, les reins et les glandes surrénales qui les coiffent sont en effet particulièrement concernés par la balancelle : près d'un quart du sang venant directement du cœur est filtré par les reins ; au repos, environ 1200 ml de sang sont ainsi filtrés chaque minute par les reins. Activé par la stimulation réflexe des artérioles pré-capillaires, ce volume est très largement augmenté, au point que des malades sous dialyse ont pu, semble-t-il, diminuer la fréquence de leurs séances[4].

Quant à l'impact sur les glandes surrénales, il ne peut que bénéficier aux individus stressés, aux taux d'adrénaline et de cortisol fluctuants ou insuffisants.

Le crâne, l'encéphale et les organes de la face

Ils sont puissamment régénérés. C'est probablement l'un des bénéfices les plus précieux apportés par le balancement rythmé, puisque s'y associent toutes les fonctions neurologiques centrales (sensitives et motrices), neurovégétatives (involontaires : ortho et parasympathique) et neuropsychiques (fonctions mnésiques et cognitives, concentration...). Nul hasard donc si les postures inversées du yoga (chandelle, poirier) sont en Orient traditionnellement considérées comme *royales* c'est-à-dire favorables à la jeunesse cérébrale et aux fonctions supérieures de la conscience.

1 La respiration pulmonaire est habituellement rythmée à raison de 14 à 18 par minute, donc plus rapide que le MRP.

2 Le balancement rythmé permet de neutraliser beaucoup de tensions affectant les fascias et la chaîne musculaire postérieure ; de plus, il mobilise favorablement de nombreux mouvements viscéraux. Enfin, il amène naturellement l'occiput et le sacrum en flexion ou extension favorables à la relance du MRP.

3 Protéines opioïdes, euphorisantes et anti-stress modifiant positivement la perception de la douleur.

4 *La balancelle Sébastien*, p. 24-25.

Notre cerveau est le plus gros consommateur d'oxygène du corps, et ses millions de cellules (neurones) sont irriguées par un réseau de capillaires particulièrement fins. Le système est donc doublement menacé :

- par la pesanteur car il est moins facile d'irriguer le crâne que l'abdomen (prix de notre verticalité d'humain) ;
- par les dépôts lipidiques (athérosclérose) et scléreux (artériosclérose).

C'est dire si l'association de la balancelle et du « Bol d'air Jacquier[1] » peut être souveraine pour optimiser la quantité et la qualité de l'oxygénation crânienne.

Sous-oxygénation -> Sclérose vasculaire -> Diminution du potentiel cérébral

Les mécanismes régulateurs cardiovasculaires sont donc doucement sollicités durant les balancements, et de nombreux ajustements de pression artérielle, veineuse et lymphatique sont stimulés[2].

Le schéma suivant montre les modifications métaboliques observées entre la position couchée et la position debout[3]. Certaines de ces valeurs augmentent de 25 % alors que d'autres s'abaissent de 40 %. Exemples pour une bonne lecture du schéma : la fréquence cardiaque augmente de 25 % en station debout mais le débit dans l'abdomen et les membres baisse de 25 %.

1 Cf. bibliographie D1, D10 et E2.

2 Nous verrons plus loin (« Précautions d'emploi de la balancelle ») comment ajuster son usage aux cas d'hypertension artérielle et d'épistaxis (saignements de nez).

3 *Best and Taylor's Physiological Basis of Medical Practice*, Williams & Wilkins, 1973.

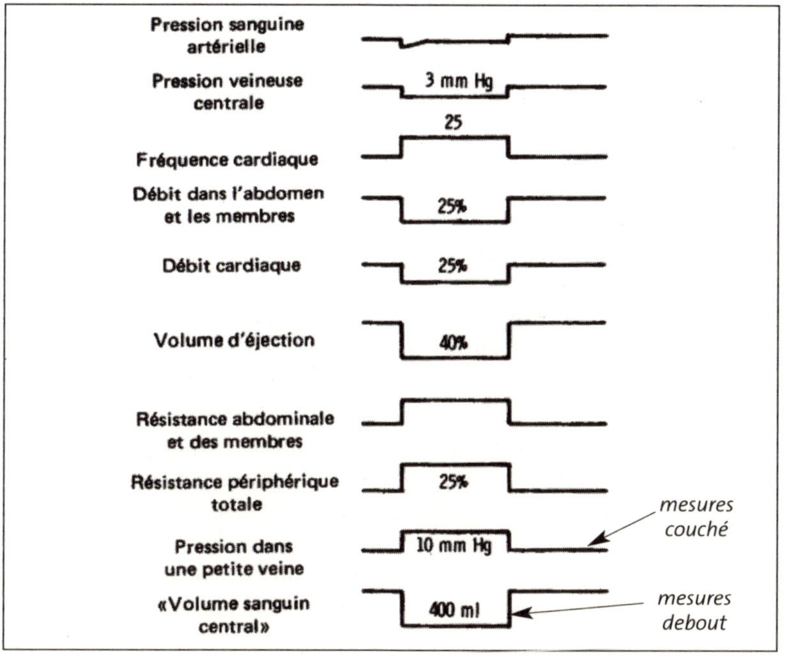

14 •

Mesures comparant les fonctions cardiovasculaires, couché et debout.

Ce que Lydia Sébastien en disait[1]

- *« Construite et employée correctement, c'est la fin de l'athérosclérose, une arme efficace contre l'affaiblissement cardiovasculaire. »*
- Elle *« restaure le système circulatoire »* et *« fortifie le système cardiovasculaire grâce à l'attraction terrestre qui règle notre circulation ».*
- *« Ses mouvements facilitent le retour du sang veineux vers le cœur et le travail des millions d'artérioles pré-capillaires qui sont obligées de se contracter avec plus de force puis de s'ouvrir grâce aux réflexes innés. »*
- *« Le rythme cardiaque ne change pas, mais les bonnes relations avec la terre (pesanteur) fortifient la circulation et l'irrigation de tous les organes. »*
- *« À mesure que nous avançons en âge, il faut rester plus longtemps sur la balancelle. »*
- *« La balancelle est une arme absolue contre l'artériosclérose. »*
- *« Elle améliore la distribution des hormones, des vitamines et des enzymes. »*
- *« Il faut simplement comprendre que les vaisseaux répondent par l'intermédiaire des valvules, des muscles des artérioles et du muscle cardiaque aux changements de posture du corps par rapport à la terre. »*
- *« Notre système cardiovasculaire est aussi sensible à l'attraction terrestre que les yeux à la lumière et les oreilles au son. »*
- *« Pour guérir la maladie de Raynaud, il suffit de lever et baisser les bras toutes les 10 secondes pendant 20 minutes, 3 fois par jour. Utiliser la balancelle fait de même. »*
- *« Les "robinets[2]" sont des muscles, et le manque d'exercice les affaiblit. La balancelle les fait travailler par l'attraction terrestre. La grande loi physiologique est l'alternance ! »*
- *« Si vous voulez que le sang afflue (plus) vers la tête, levez les bras à la verticale quand la tête est en position basse et placez la tête le plus près possible du bord supérieur de la balancelle. »*
- *« Pour que le sang afflue (plus) vers les jambes, laissez dépasser légèrement les pieds de la balancelle. »*
- *« La balancelle fait disparaître les coronarites. Son action nettoie et fortifie tous les vaisseaux, y compris les coronaires (...) ; le cœur va répondre au remplissage et au drainage que produisent les inclinaisons (...) or, si les coronaires se relaxent pendant la diastole et reçoivent le sang de l'aorte, ils subissent aussi la contraction du cœur lors de la systole[3]. »*
- *« En ce qui concerne les rhumatismes des personnes âgées, je n'attendais rien de la balancelle ; pourtant, lorsque je décidai d'en faire trois heures par jour, mes rhumatismes disparurent en six semaines... »*
- *« Il faut vérifier mes dires. Il faut faire des expériences cliniques répétées, sans les saboter dans le but de plaire aux mastodontes[4] qui exploitent les malades. »*

1 Cf. bibliographie C3.

2 Voir note 1 p. 34.

3 Systole : contraction du cœur, diastole : relâchement du cœur.

4 Les mandarins de la médecine et de la pharmacie lui refusèrent toujours leur aide, ne souhaitant pas cautionner *« ce qui nuirait à leurs intérêts »* (rapporté oralement par L. Sébastien).

Résumé des bénéfices de l'utilisation de la balancelle

Liste des principaux troubles pouvant bénéficier des exercices traditionnels de balancement ou des postures inversées[1] :

- Varices, jambes lourdes ++++
- Œdèmes des membres inférieurs ou supérieurs ++++
- Hémorroïdes +++
- Congestions du petit bassin +++
- Hypertension artérielle (gros oreiller sous la tête les premiers jours et surveillance attentive) ++
- Troubles de la vue ++++ (rétinographies spectaculairement améliorées)
- Certains acouphènes ++
- Frilosité des extrémités ++++
- Troubles de la trophicité tissulaire (algo-neuro-dystrophie, engelures, crevasses, cicatrisation difficile…) ++++
- Insomnies chroniques +++
- Gestion du stress ++++
- Troubles mémoriels et troubles mnésiques ++++
- Dysendocrinies diverses ++
- Ostéoporose +++
- Rachialgies +++
- Tassements discaux +++
- Lenteur digestive ++++
- Paresse intestinale ++++
- Diabète non insulinodépendant ++
- Fatigue et fatigabilité ++++

1 La société Belentrin avait expérimenté l'emploi quotidien sur 12 sujets sédentaires souffrant d'insuffisance veineuse, à raison de 1 heure par jour. Au bout de 1 mois, les résultats montraient une normalisation quasi parfaite, en comparaison avec un groupe témoin.

2 Voir ci-dessous.

Comment et combien de temps l'utiliser ?

Veillez tout d'abord à :

- vous assurer que votre état de santé n'exclut pas, pour le moment, l'utilisation de la balancelle[2] ;
- éviter de pratiquer les séances de balancelle immédiatement après un gros repas ;
- ce que la température ambiante soit confortable (> 20 °C) ;
- ne pas être dérangé ;

• desserrer tout ce qui peut gêner la circulation (ceinture, col, sous-vêtements ou chaussettes trop ajustés…) et ôter vos chaussures.

Asseyez-vous au centre de la balancelle, puis allongez-vous tranquillement (ne soumettez pas les extrémités de la balancelle à votre poids en vous y asseyant maladroitement). Vous pouvez à présent vous laisser aller au plaisir et aux bienfaits du bercement en pratiquant l'une des activités suivantes :

• Écouter de la musique (de préférence relaxante ou classique).
• Exercices complémentaires (mouvements de bras, exercices respiratoires, chant bouche fermée[1]…).
• Dicter du courrier au magnétophone, voire écrire (c'est possible avec un peu d'entraînement).
• Écouter une cassette de relaxation ou de sophrologie.
• Étudier une langue étrangère (cassettes).
• Profiter d'un aérosol d'huiles essentielles, grâce à un diffuseur placé près de la balancelle à hauteur de votre tête.

Mais vous pouvez aussi… vous reposer vraiment, c'est-à-dire passivement (de l'art de ne rien faire ou de faire la sieste, sans mauvaise conscience), ou vous laisser aller au sommeil (il n'est pas rare d'y débuter sa nuit, puis de la terminer au lit).

1 Cf. chapitre 6.

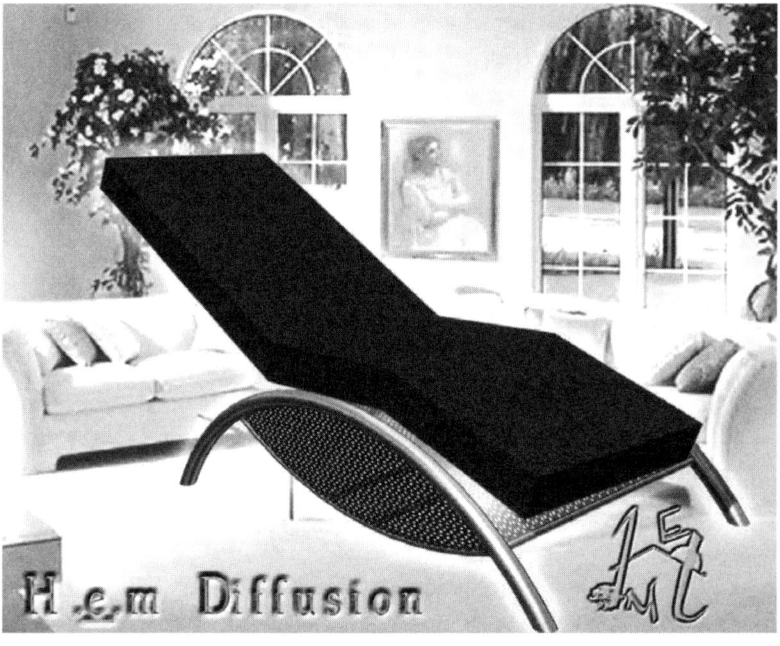

15 • *La balancelle (modèle de la nouvelle génération).*

Comme pour tout nouvel exercice, il est conseillé de progresser par étapes, en restant sur la balancelle 20 à 30 minutes par séance la première semaine, et de progresser peu à peu jusqu'à y passer 3 heures par jour.

Ces 3 heures quotidiennes durant 3 mois étaient considérées par Lydia Sébastien comme la durée optimale pour bénéficier pleinement des bienfaits physiologiques de la méthode. Elles peuvent être pratiquées d'une traite ou en 2 ou 3 séances dans la journée, indifféremment.

C'est aussi sur cette base de pratique (3 h/j pendant 3 mois) que j'invite cordialement les utilisateurs désireux de faire avancer les recherches à me rapporter l'histoire de leur expérience et les observations cliniques dont ils pourraient témoigner, le plus objectivement possible.

Si 3 heures vous semblent un temps excessif, réfléchissez au temps qu'exigent des gammes au piano avant de jouer vraiment bien, ou un entraînement sportif avant d'atteindre un haut niveau... Méditez aussi sur la relativité du temps et sur l'investissement-santé que vous méritez et souhaitez vraiment vous offrir.

« Le temps ne respecte pas ce qui est fait sans lui. »

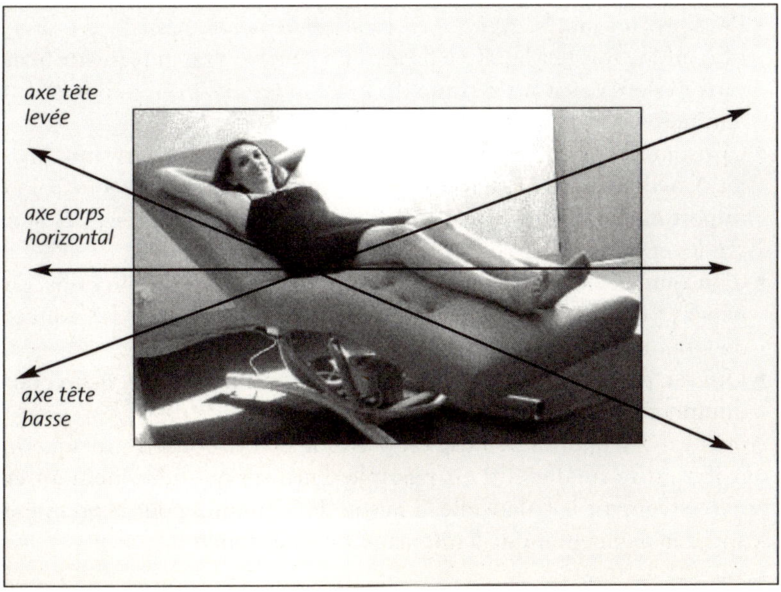

16 •

Simulation approximative des axes de balancement.

(L'appareil présenté ici est de l'ancienne génération.)

Précautions d'emploi

Lydia Sébastien conseillait une utilisation prudente aux personnes souffrant :

- d'hypertension artérielle non stabilisée ;
- de fragilité capillaire (tendance aux hémorragies nasales spontanées par exemple [épistaxis]) ;
- de glaucome (hypertension oculaire) ;
- de phlébite (ou suspicion de phlébite) ;
- de migraines (en crise) ;
- de rhinite ou sinusite aiguë (par confort plus que par contre-indication, car nous avons observé bien des cas de nette amélioration des symptômes respiratoires sur la balancelle ; il en est de même pour de nombreuses céphalées, puisque l'exercice régule rapidement les excès de vasodilatation crânienne) ;
- de reflux gastro-œsophagiens (dans ce cas, pratiquer avec l'estomac vide) ;
- de vertiges non identifiés.

Les sinus des carotides et les centres nerveux situés au niveau de la crosse aortique contrôlent les volumes sanguins arrivant au cerveau et drainés hors de celui-ci. Aussi est-il indispensable, avant d'utiliser la balancelle, de fortifier ces centres et de normaliser leurs fonctions en appliquant les conseils suivants :

- Pratiquer un simple exercice de rotation de la tête : assis le dos droit sans effort, tourner la tête à droite et à gauche, énergiquement mais sans violence, sur un rythme de 2 secondes environ, pendant 1 à 3 minutes, 3 fois par jour (voir photos).
- Consommer des quantités appréciables d'arachides crues (non grillées), avec leur pellicule rouge (1 à 3 cuillères à soupe par jour, selon importance de la fragilité capillaire). On peut aussi infuser ces arachides et boire cette tisane matin, midi et soir[1].
- Consommer du chou frisé, du navet, des épinards, des brocolis, du persil (+++), de la carotte et de la tomate (+), qui sont des sources de vitamine K, anti-hémorragique[2].
- Utiliser, pour les séances de balancelle, un oreiller ou un coussin pour diminuer l'afflux de sang vers la tête.

Après 1 à 3 semaines de mise en pratique de ces conseils, lorsque la tension est normalisée, il est possible d'utiliser quotidiennement et progressivement la balancelle, à raison de 5 minutes pour la première séance, en augmentant de 5 minutes à chaque séance.

1 On sait aujourd'hui pourquoi Lydia Sébastien tenait cette pratique pour souveraine : les pellicules rouges de l'arachide sont une source étonnante de bioflavonoïdes, plus précisément de procyanidols ou OPC (oligo-pro-anthocyanosides) qu'on trouve aussi dans le vin rouge, les myrtilles ou les écorces de pin. Ces molécules, puissantes antioxydantes, offrent un tropisme particulier pour les vaisseaux capillaires dont elles renforcent la perméabilité. Elles s'avèrent anti-hémorragiques (gencives qui saignent, purpura, épistaxis...) même au cours de pathologies graves (cancers, leucémies, hémophtisie, hématurie...) qui s'associent souvent à des complications de ce type. On peut favorablement leur associer des cures de vitamine C naturelle (à se procurer dans les boutiques de nutrition saine), voire de l'Intrait de marron d'Inde P (en pharmacie). Enfin, une bonne flore intestinale permet de synthétiser naturellement la vitamine K.

2 Cette vitamine rend aussi plus intelligent (Pr Guylaine Ferland, département de nutrition, université de Montréal, 2003).

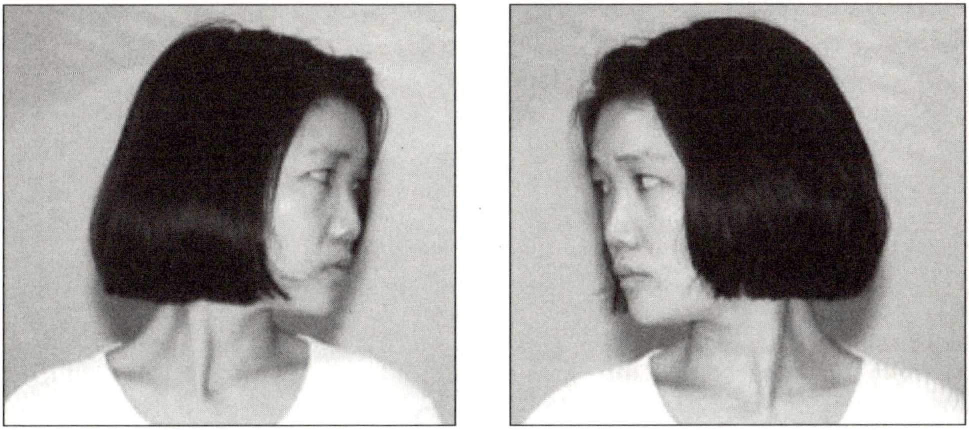

17 •

Rotations de tête.

Des vertus extraordinaires démontrées par rétinographie

La rétine est l'unique partie du corps humain observable directement (image du « fond d'œil ») donc permettant d'objectiver l'état des nerfs, des vaisseaux artériels et veineux. Outre ses pathologies propres (décollement, dégénérescence de la macula...), la rétine reflète fidèlement la santé ou les altérations vasculaires des tissus de l'organisme.

Fierté bien légitime de Lydia Sébastien, les photos page suivante démontrent sans équivoque la régénérescence des vaisseaux et le « nettoyage » des nerfs après seulement 3 mois (4 mois pour les photos C et D) d'utilisation quotidienne de la balancelle[1]. On peut ici parler sans ambiguïté d'un exceptionnel « nettoyage tissulaire » profond.

Sur la photo A, on voit clairement que le nerf optique (à gauche) est entouré de nombreux pigments de vieillesse (dépôts lipidiques, lipofuscine[2]) mal drainés par la circulation veineuse défaillante ; la rétine est plutôt violacée, évoquant la cyanose des lèvres des grands cardiaques ; les tissus sont en hypoxie (manque d'oxygène), et l'artère (en bas) est elle aussi couverte de déchets.

En B, après 3 mois seulement, la zone du nerf optique a retrouvé sa couleur jaune normale, libérée des toxines qui l'encombraient. Les vaisseaux visibles sont en fait desservis par de microscopiques artérioles précapillaires, qui, ayant retrouvé leur fonction grâce aux exercices, ont normalisé l'irrigation des tissus.

1 Après avoir été raillée par les plus grands professeurs, Lydia Sébastien, ces photos en main, a pu finalement obtenir la caution scientifique du Professeur Y. Le Grand, directeur du laboratoire de physiologie des yeux au Muséum de Paris.

2 Appelés « pigments de vieillesse » par les Allemands.

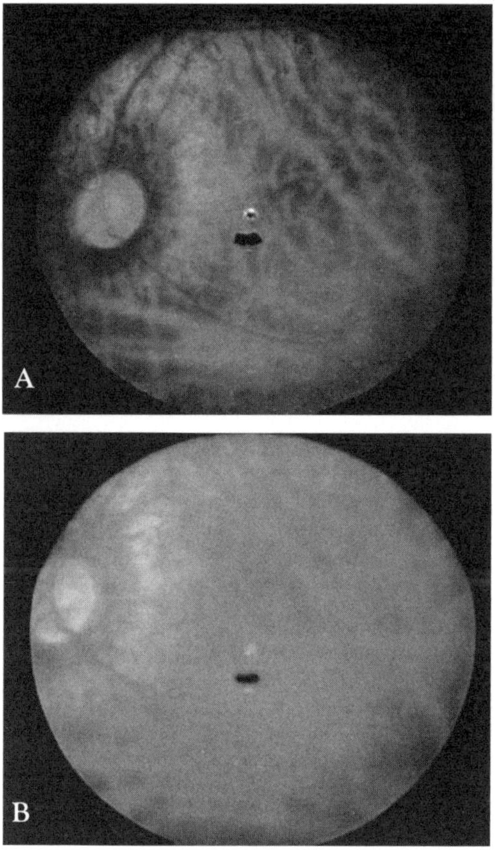

18 •

Rétinographies : A (avant), B (après).

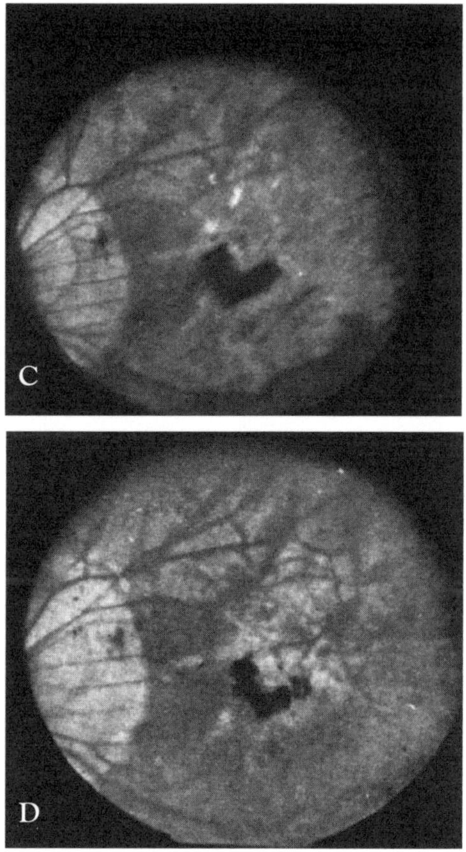

18 bis •

Rétinographies : C (avant), D (après).

En C, on voit une autre rétine profondément « encrassée de déchets » mais présentant en plus une lésion noire centrale caractéristique de l'avancée en âge. Le gros vaisseau du bas est, lui aussi, envahi de déchets résiduels accumulés.

En D, 4 mois après, la lésion est réduite de 50 %, et la zone altérée du bas est quasiment normalisée.

« Puisqu'il est possible de libérer les cellules des déchets en quelques mois, il ne faut pas considérer la sénilité (dégénérescence) comme une conséquence de la vieillesse, mais comme la conséquence de la mauvaise irrigation.

Les vaisseaux obéissent aux mêmes lois dans tous les organes du corps. C'est pourquoi il est légitime d'extrapoler les images données par les rétinographies aux vaisseaux coronaires du cœur (...), des reins, des nœuds lymphatiques, etc.[1]
Chaque fois qu'un fond d'œil est visiblement abîmé, 3 mois d'exercices suffisent pour l'amélioration spectaculaire. En même temps, l'acuité visuelle devient meilleure et, la plupart du temps, double : l'expérience est facile à vérifier, puisque nous pratiquons ces exercices toujours avec les mêmes résultats depuis 30 ans. » (L. Sébastien)

1 Cf. bibliographie C1.

Les améliorations de la nouvelle balancelle

Améliorations techniques et esthétiques

L'essentiel était de respecter à la lettre les paramètres précis mis au point par Lydia Sébastien, concernant le rythme des balancements et l'inclinaison de l'appareil, puisque ces facteurs assurent avec exactitude le meilleur accompagnement possible de l'irrigation et du drainage des tissus, donc leur santé et leur régénérescence progressive.
Tout en respectant parfaitement ces paramètres, les progrès de la technique ont aujourd'hui permis de rendre la motorisation plus silencieuse et d'éviter les petits à-coups dans l'enchaînement des bascules.
L'esthétique de la balancelle a également été repensée pour son habillage, les coloris et le support métallique. Quant au confort, les matériaux du matelas et la têtière ont été améliorés.

Une option bio-énergétique de qualité : un système reproduisant le champ magnétique terrestre

On connaît bien l'importance pour la santé des cellules de baigner dans un champ magnétique harmonieux. L'énergie tellurique, même dépourvue de pollution locale (lignes à haute tension, appareils électroménagers, réseaux Hartman et autres), se fond favorablement dans un champ bien plus vaste : celui de la planète même. Or, ce champ très précieux, grâce auquel s'orientent les boussoles ou les dauphins, participe aussi à l'équilibre de la vie cellulaire.
Nous possédons tous (de même que les pigeons, les saumons, les abeilles...) des microcristaux de ferrite et d'hémosidérite s'assimilant à des capteurs de champ, et il semble bien que certains en stockent plus que d'autres : magnétiseurs, sourciers et autres sujets « para-psy » par exemple.
Pourquoi beaucoup d'animaux sauvages orientent-ils leurs couches dans l'axe nord-sud ? Pourquoi bien des jeunes enfants font-ils de même en

se déplaçant spontanément dans leur lit durant leur sommeil ? Pourquoi la médecine chinoise, les habitants du Japon, de l'Océanie ou de l'Inde perpétuent-ils cette tradition de dormir tête au Nord pour favoriser la qualité du sommeil ? Même le CHU de Bordeaux intègre cette orientation dans ses conseils de santé publique.

Mais comment faire pour orienter la balancelle tête au Nord lorsque la dimension de la pièce ne s'y prête pas ?

Pour résoudre ce problème, un système de type « Actipol® » peut être intégré à la balancelle, sur option. Il comporte des aimants[1] qui induisent un champ magnétique d'une valeur absolument inoffensive (ni même thérapeutique) de 2,5 à 5 gauss[2]. Ce champ suffit à reproduire la situation « tête vers le Nord ». Il n'y a aucune contre-indication, ni pour les porteurs de pacemaker ou de matériel médical interne (pompe à insuline, plaque chirurgicale...), ni pour les spasmophiles (bien au contraire).

Les bénéfices sont subtils mais précieux et s'ajoutent à ceux qui sont procurés par les balancements :

- Le repos sur la balancelle est plus récupérateur, surtout chez la personne âgée.
- On peut s'y endormir, si on le désire, plus facilement et plus profondément.
- Toutes les fonctions biologiques se trouvent optimisées donc tous les avantages de la balancelle.

1 Lire l'excellent *Précis de magnétothérapie* de ma consœur Monique Vial (éditions Auris, BP 823, 46 rue Barrouin, 42 952 St Étienne cedex. Tél. : 04 77 92 30 90. info@auris-institut.fr).

2 Les travaux de Nikagawa notamment constatent que le champ magnétique de la planète a diminué de 50 % en quelques décennies. Il n'est plus que de 0,5 gauss sous nos latitudes et pourrait disparaître d'ici 2000 ans...

Ce que n'est pas la balancelle

Beaucoup d'appareils et de techniques pourraient être confondus ou amalgamés avec l'authentique balancelle dont nous cautionnons ici sans hésitation le renouveau (H.E.M. Diffusion). Mais seule cette balancelle associe, selon nous :

- l'esprit « humoriste, hygiéniste, vitaliste et causaliste » qui anime la naturopathie traditionnelle ;
- le concept biomimétique qui permet d'accompagner très exactement et naturellement la physiologie vasculaire ;
- la fiabilité de la technique ;
- et surtout la démonstration de plus de 60 années d'expériences cliniques.

Depuis Hippocrate et son échelle inclinée jusqu'aux appareils de traction de De Sambucy (l'un des pères hygiénistes de la vertébrothérapie et de l'ostéopathie modernes), le bon sens a conduit à inventer nombre de systèmes associant la déclive du corps (tête vers le bas) et les tractions plus ou moins physiologiques du rachis (suspensions par la tête ou par les pieds). Mais les bénéfices obtenus sur les disques vertébraux et les troubles associés (tassements, hernies discales, lumbago, sciatalgie…) sont variables. Rendons ici toutefois hommage au « plan incliné d'Hippocrate[1] », à la table oscillante Discal[2], à la table Indépendance[3], aux bottes de suspension sur espalier d'origine californienne, à la balancelle d'extension PME d'origine québécoise et à l'Extensor 4004 d'origine allemande[4].

1 GPM 11 bis rue du Colisée, 75 008 Paris.

2 Voir *Santé Pratique* du 6 novembre 2002.

3 Cf. travaux du Dr Daniel Pénoel & de Rose-Marie Pénoel, Osmobiose, route du Pas de Lauzens, 26 400 Aouste-sur-Sye.

4 Voir Internet www.bammert-medizin-technik.de

Quelques exercices selon Lydia Sébastien

CHAPITRE 5

L'apparente simplicité des exercices présentés ici pourra dérouter les adeptes des postures parfois héroïques, propres à certaines disciplines, ou encore ceux qui imaginent que pour être efficace, un exercice doit être compliqué, éprouvant ou sophistiqué.
On verra pourtant que les plus pertinents des mouvements de ki-gong ou de yoga peuvent être pratiqués, pour la plupart, par des individus de tous âges et avec peu d'efforts.
C'est encore une fois la *compréhension de la physiologie*, qu'elle soit cardiovasculaire pour les « exercices qui rajeunissent » de Lydia Sébastien, ou de l'ordre de l'énergétique pour les exercices orientaux, qui détermine en fait la précision du geste et la qualité du résultat.

- Tous ces exercices voient leurs effets décuplés si l'on y associe l'utilisation de la balancelle.
- Toujours respirer par le nez[1].
- La conscience – *être présent au présent* durant les exercices –, ajoute encore à l'efficacité.
- Travailler sans montre, dans un espace aéré, calme et bien chauffé.

1 Sauf rares exceptions, la bouche demeure l'organe physiologiquement réservé à la nourriture, à la parole et aux baisers.

Nota

Les pratiques corporelles présentées dans cet ouvrage sont numérotées simplement de 1 à 55, et sont répertoriées dans la table des exercices que vous trouverez dans les pages finales.

À pratiquer sur la balancelle :	À pratiquer en plus de l'utilisation régulière de la balancelle :	Pouvant opérer dans le même sens que la balancelle :
• 11 • 14 à 21 • 34 • 39 • 43 • 45 et 46	• 1 à 3 • 5 à 7 • 11 • 13 à 19 • 21 • 26 à 48 • 50 à 55	• 4 • 8 à 10 • 12 et 13 • 21 à 25 • 32 • 51 • 53

EXERCICES CORPORELS

1. Regarder à droite et à gauche (ou « dire non »)

Assis, dos droit sans effort, cervicales légèrement étirées et menton un peu rentré (cou étiré comme par un fil de marionnette attaché au niveau de la tonsure des moines), simplement regarder rapidement et franchement vers la droite, puis vers la gauche.

Rythme

2 secondes environ.

Durée

1 minute (au minimum : 10 fois de suite), 2 à 6 fois par jour.

Fonctionnement

- Augmente le débit des artères cérébelleuses irriguant les nerfs oculomoteurs externes ; la circulation irrigue intensément les racines des nerfs faciaux et auditifs.
- Stimulation des centres barorécepteurs carotidiens.

Intérêts

- Prévention et amélioration des acouphènes, névralgies faciales, affaiblissement fonctionnel de l'audition.
- Régulation de l'hypertension artérielle.

Précautions

- Trop lent, le mouvement est inefficace ; trop rapide, il peut provoquer un léger vertige.
- Ne mobiliser aucun autre muscle pendant l'exercice (face, cou, mâchoires).

2. Dire oui

Assis, dos droit sans effort, cervicales légèrement étirées et menton un peu rentré (cou étiré comme par un fil de marionnette attaché au niveau de la tonsure des moines), simplement pousser les épaules en avant en baissant la tête et en rentrant le sternum, puis tirer les épaules en arrière ainsi que la tête. Laisser la respiration s'installer naturellement (expirer en baissant, inspirer en remontant).

Rythme

2 à 3 secondes par mouvement.

Durée

1 minute, 2 à 6 fois par jour.

Fonctionnement

- Fortifie le nerf vague (parasympathique), mobilise les vertèbres dans l'axe antéro-postérieur.
- Stimule le bulbe, le cervelet et leurs fonctions.

Intérêts

- Assouplit la ceinture scapulaire, maintient la souplesse des vertèbres cervico-dorsales et s'oppose à leur « arthritisation » (arthrose).
- Dynamise les nerfs grands régulateurs anti-stress, nerfs de la récupération.
- Harmonise les fonctions thyroïdiennes en hypofonctionnement.
- Lutte contre les vertiges, arythmies cardiaques et affaiblissements de la vue ou de la voix.
- Participe à une posture droite plus esthétique et confortable.
- Assouplit le grill costal et s'oppose au tassement des disques vertébraux des dorsales.
- Relaxe le dos et rééduque

19 •

Dire oui.

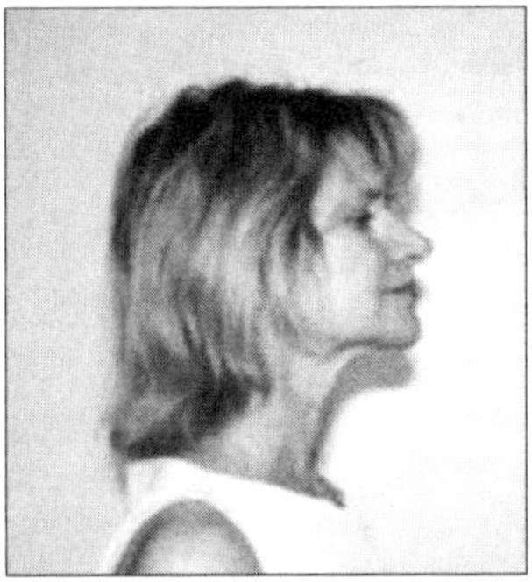

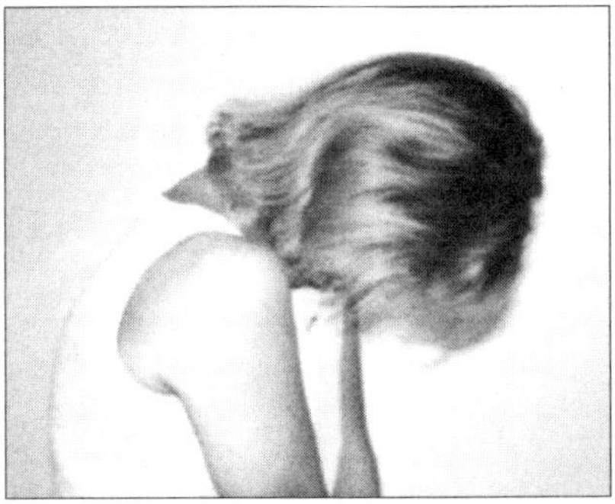

les bons réflexes respiratoires utiles à l'asthmatique comme à l'emphysémateux.

Variante utile

Accompagner un peu plus les gestes d'ouverture et de fermeture en ouvrant les bras largement sur l'inspiration et en fermant les coudes, bras croisés, sur l'expiration. Cette variante est supposée stimuler plus efficacement les articulations de la ceinture scapulaire et les vertèbres thoraciques liées au cœur et aux poumons notamment.

Précautions

- Ne pas forcer le mouvement vers l'arrière, surtout si l'arthrose est installée, mais veiller à garder l'étirement de la nuque plutôt que sa flexion postérieure.
- Tester prudemment en cas d'hyperthyroïdie.
- Forcer toujours plus sur l'expiration et jamais sur l'inspiration !

3. Rouler la tête

Assis, dos droit sans effort, cervicales légèrement étirées, rouler lentement la tête 4 fois dans un sens et 4 fois dans l'autre.

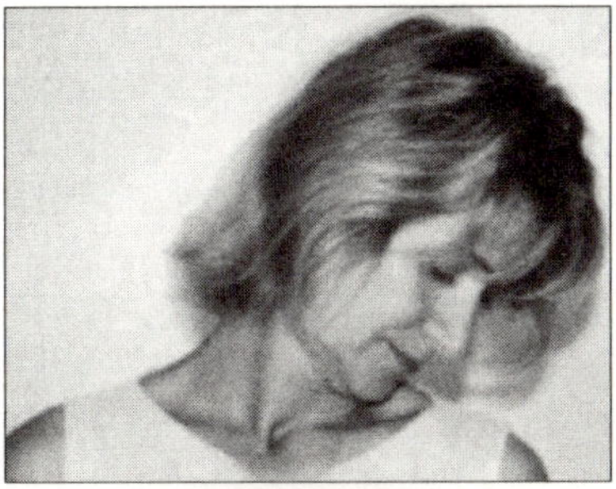

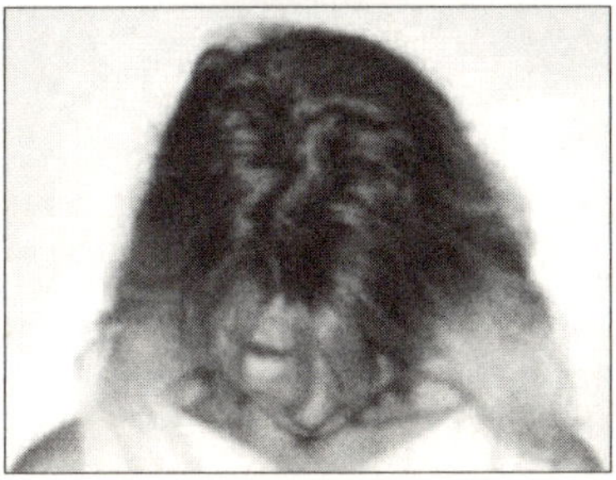

20 •

Rouler la tête.

Durée

2 à 6 fois par jour.

Fonctionnement

- Mobilise les articulations cervicales, leurs ligaments, les nerfs et vaisseaux s'en échappant.
- Stimule les fonctions adaptatives de l'équilibre situées dans l'oreille interne.

Intérêts

- Renforce les centres de l'équilibre.

20 bis •

Rouler la tête.

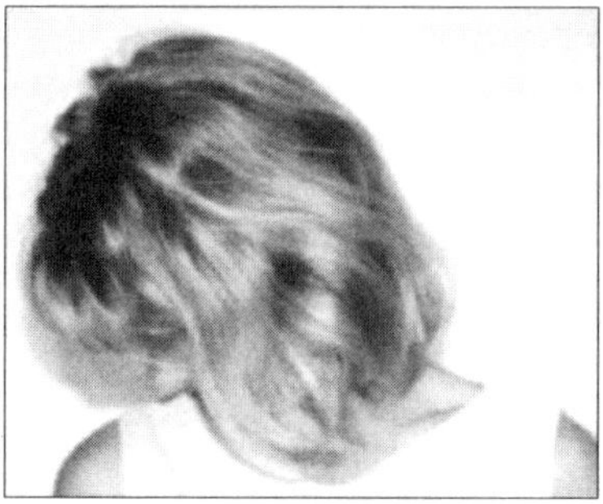

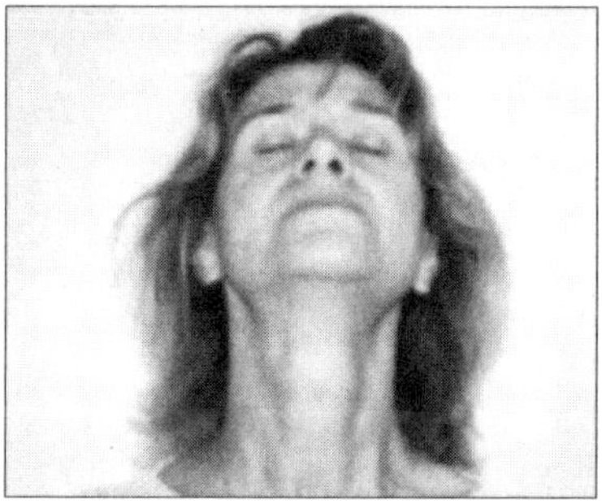

- Favorable aux glandes du cou : thyroïde, parathyroïdes, ganglions lymphatiques.
- Renforce et module le travail du cœur et des artères (via les barorécepteurs carotidiens étirés mécaniquement).

Précautions

- Provoque souvent des vertiges au début. Progresser doucement et se maintenir sur un mur ou le dossier d'une chaise.
- Ne pas fermer les yeux.
- Travailler d'autant plus doucement que l'arthrose cervicale est avancée.

4. Basculer le tronc latéralement

Debout, bien campé sur les pieds écartés de la largeur des épaules, genoux à peine fléchis, cervicales étirées, pencher la tête et le tronc du côté droit, en expirant. La main droite, posée à plat, au niveau des basses côtes, latéralement, accompagne la concavité du côté de la flexion. Le bras gauche se lève et s'étire dans l'axe des épaules. Revenir droit en inspirant. Changer de côté.

Durée

6 à 8 fois de chaque côté,
1 à 6 fois par jour.

Fonctionnement

Mobilisation du grill costal et flexions latérales des vertèbres thoraciques.

Intérêts

- Assouplissement des côtes et des vertèbres cervicales et dorsales ; dégagement et irrigation des disques intervertébraux concernés.
- Vidange optimale des bases des poumons (tendant à se scléroser).

- Étirements et compressions successives, donc auto-massage interne des piliers du diaphragme et des viscères (foie, vésicule et côlon ascendant à droite, rate, pancréas et côlon descendant à gauche).
- Mobilisation douce de la masse du cœur (il se déplace de près de 4 cm en se couchant sur le côté) et du péricarde.
- Irrigation optimale de l'œsophage et de l'estomac.

Précautions

- Ne pas tasser les vertèbres mais veiller à les étirer « en grandissant » dans les flexions.
- Bien pencher la tête latéralement, le nez dans l'axe, sans pencher la tête vers une hanche (c'est l'oreille qui tend à se rapprocher de l'épaule et non le menton).

21 •

Bascule latérale du tronc.

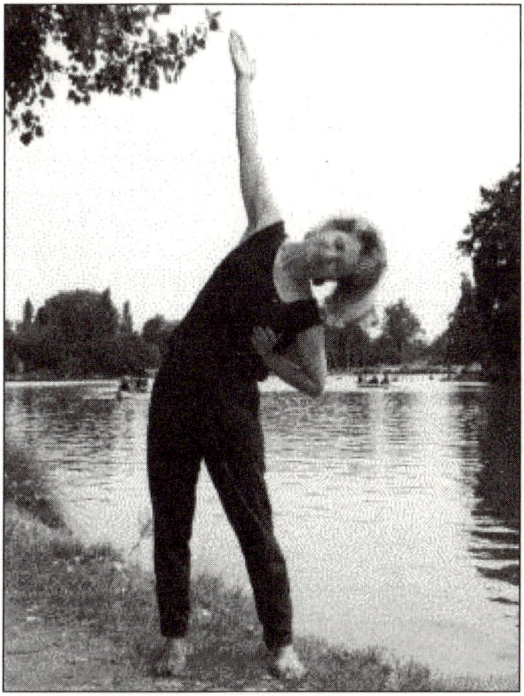

4. bis Un plus considérable en inversant le souffle

La « gymnastique des organes » du professeur Edmond Desbonnet propose, pour optimiser les bienfaits de cet exercice du massage viscéral, de pratiquer une respiration paradoxale, *c'est à dire d'inspirer sur les flexions plutôt que d'inspirer, voire de se pencher en apnée (poumons pleins sans forcer). On obtient ainsi une double compression organique : celle qui est liée à la flexion mécanique et celle du diaphragme qui s'abaisse dans l'inspiration.*
Cette variante permet également de décoapter les vertèbres, c'est-à-dire de favoriser la dilatation des disques lors des inspirations.

5. Regrouper les genoux sur l'abdomen

Allongé sur le dos, sur un tapis confortable, la tête soutenue par un petit coussin, tenir les genoux avec les mains et les ramener vers la poitrine en expirant à fond. Revenir en position de départ sur l'inspiration non forcée.

Durée

6 à 10 fois matin et soir.

Fonctionnement

- Mobilisation de l'articulation coxo-fémorale dans l'axe antéro-postérieur.
- Compression viscérale rythmée.

Intérêts

- Prévention des fractures du col du fémur.
- Étirement passif des muscles et des vertèbres lombaires s'opposant aux lordoses.
- Prévention des sciatiques et lumbagos.
- Auto-massage des viscères s'opposant à la constipation, aux hémorroïdes et aux stases viscérales du petit bassin.

Précautions

- Peut se pratiquer au lever favorablement.
- Bien garder le menton rentré.

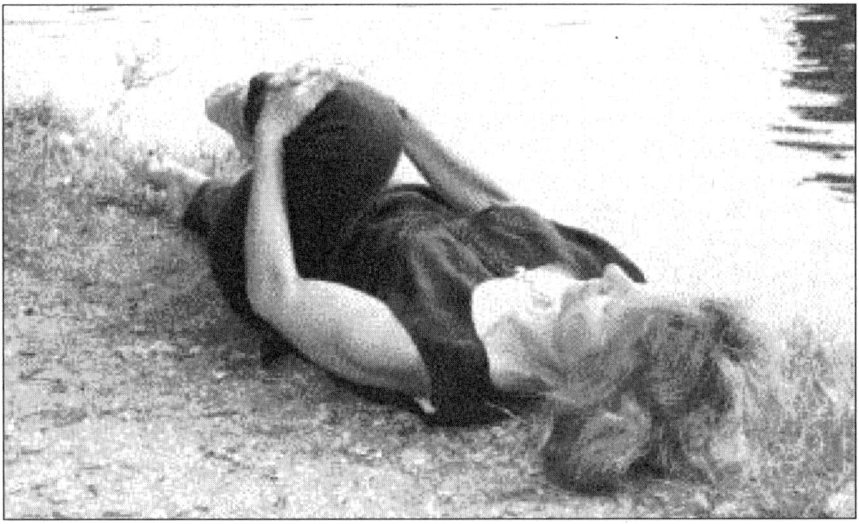

22 •

Regrouper les genoux sur l'abdomen.

6. Variante pour l'articulation des hanches

À l'aide des mains tenant un genou, rouler largement un membre inférieur (petits puis grands cercles) dans un sens puis dans l'autre. Changer ensuite de genou.
On peut aussi, avec un peu d'entraînement, pratiquer debout une autre variante consistant à ramener un genou puis l'autre vers l'épaule, en gardant le dos le plus droit possible, et en soufflant.
Pour garder l'équilibre, bien s'ancrer en terre en imaginant qu'on plonge une racine dans le sol du côté de la jambe porteuse, et relâcher le plus possible les tensions parasites des épaules.

Intérêts

- Utile pour garder la souplesse et l'irrigation de l'articulation coxo-fémorale souvent touchée par l'arthrose.
- Auto-massage viscéral comme plus haut.

7. Un beau port de tête

Très simple en apparence, cet exercice fera de vous un vrai moine zen en herbe et pourra s'opposer aux effets délétères de la pesanteur lorsqu'elle tend à avachir la posture, à rentrer les épaules, à accuser la « bosse de bison »...

Assis, mains sur les cuisses, se laisser aller à faire le dos rond, épaules en avant, cervicales en creux, et souffler.
En appuyant légèrement sur le sol et en imaginant un fil étirant les cervicales vers le ciel, redresser la posture en inspirant calmement : le menton se rengorge et les épaules se placent naturellement dans la bonne position.
Penser à la dignité du port de tête des femmes africaines habituées à porter des charges sur la tête (ou aux mannequins marchant un livre sur la tête).
Maintenir quelques secondes et relâcher comme au début de l'exercice.

Durée

5 à 10 fois en dynamique, puis rester 5 minutes en position dressée, en respirant tranquillement par l'abdomen.

Fonctionnement

- Les épaules sont passives, le sternum bas.
- Prendre plaisir à sentir la fraîcheur de l'air à l'entrée des narines ; entre ciel et terre, s'autoriser à simplement jouir de l'instant présent.
- Relâcher tous les muscles utiles pouvant parasiter la posture juste.

Intérêts

- Rééduque les muscles posturaux profonds.
- S'oppose aux méfaits de la pesanteur vécue passivement (courbures vertébrales excessives, tassements discaux, stases véno-lymphatiques du haut du corps...).
- Fortifie la moelle épinière et la liberté circulatoire dans l'hémi-corps supérieur, donc tous les organes correspondants.

Précautions

Aucune.
Ne pas confondre puissance déterminée à se verticaliser et violence maladroite.

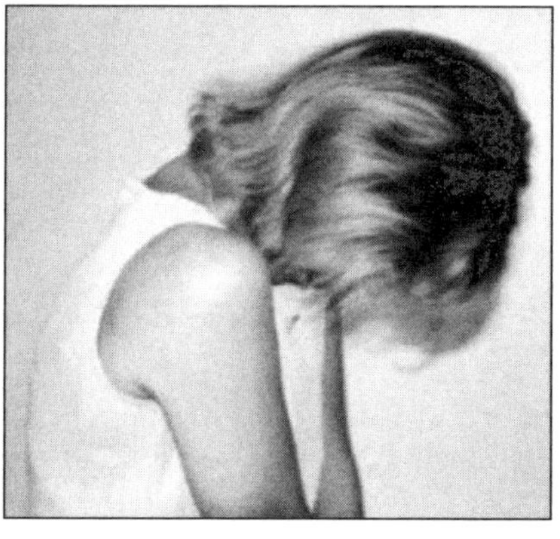

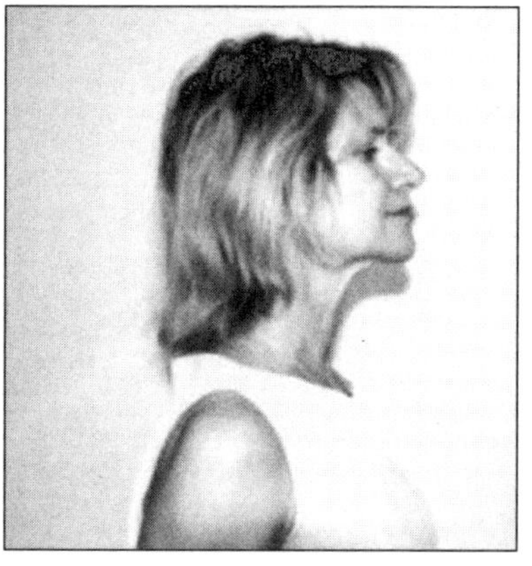

23 •

Port de tête.

8. Lever bras et jambe

Dans cet exercice, dit « exercice Sébastien », il s'agit de se coucher sur le côté droit et de lever le bras et la jambe gauche durant 10 secondes. Se lever ensuite pour 10 autres secondes, et recommencer en se couchant de l'autre côté, etc.

Durée

20 minutes, 1 à 3 fois par jour selon l'importance des symptômes à traiter.

Fonctionnement

- Exercice qui se rapproche le plus de la physiologie stimulée sur la balancelle.
- Économie de travail des muscles squelettiques pour favoriser le plus possible celui du cœur et des artérioles.

Intérêts

- L'activation générale de la circulation artérielle (cœur et sphincters pré-capillaires), veineuse (pesanteur et valvules) et lymphatique (pesanteur, valvules, induction de la « pompe en circuit fermé ») confirme la grande polyvalence de cet exercice.
- Correction progressive et douce du terrain.
- Stimulation fonctionnelle des reins, des surrénales et des glandes génitales.

Précautions

En cas de grande faiblesse, se contenter de se coucher sur un côté et de s'asseoir, en alternance (certains malades, grands cardiaques ou hypertendus notamment, se fatiguent trop en levant les membres).

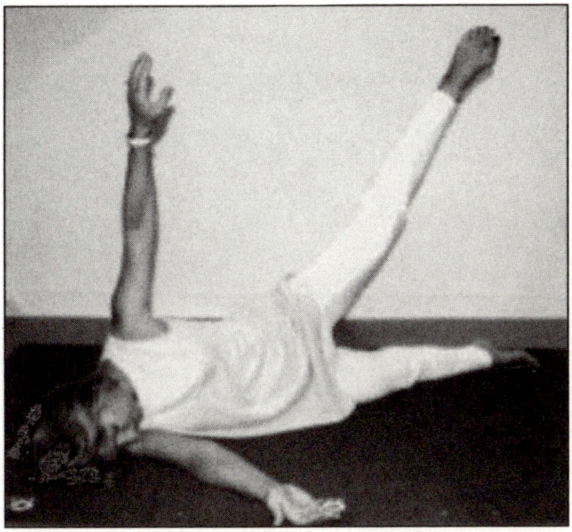

24 •

Couché, lever bras et jambes.

9. Surélever les jambes au repos

Voici probablement l'exercice passif qui conviendra le mieux aux paresseux !
Assis sur une chaise ou un fauteuil pour lire, travailler, tricoter ou écouter de la musique par exemple, poser un pied sur un tabouret ou une table (à hauteur de poitrine) durant 10 secondes[1]*. Changer de jambe pour 10 secondes également, etc.*

1 Pour rappel, ce rythme de 10 seconde est essentiel pour accompagner les contractions physiologiques des muscles des artérioles pré-capillaires.

Durée
30 minutes ou plus chaque jour.

Fonctionnement
Imite la rythmicité de la balancelle mais limite ses effets aux membres inférieurs.

Intérêts
Souverain pour traiter en profondeur les varices, varicosités, jambes lourdes ou œdémateuses...

Précautions
S'il est inconfortable de maintenir la jambe tendue, il est tout à fait possible de la plier légèrement sans nuire aux effets de l'exercice.

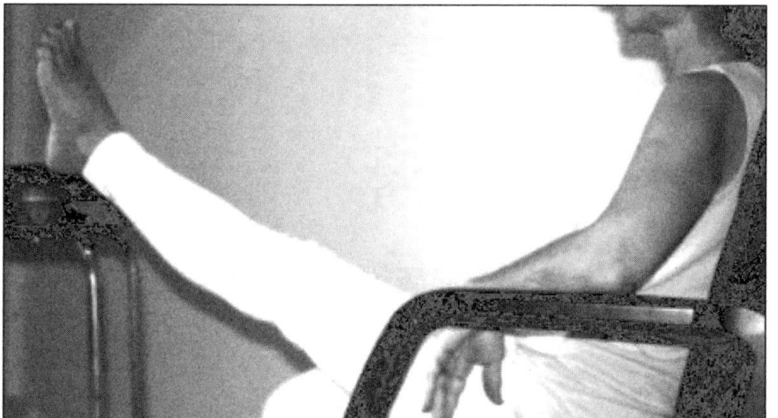

25 •

Surélever les jambes au repos.

10. Debout, étirer les membres

Debout, lever et étirer le bras droit vers le haut et la jambe gauche vers le bas et l'arrière, en inspirant. Revenir en expirant et alterner pour le bras gauche et la jambe droite.

Durée

10 à 30 fois, 1 à 3 fois par jour.

Fonctionnement

Extension douce des membres, muscles, tendons, ligaments, vaisseaux…

Intérêts

- Soulage les disques intervertébraux.
- Assouplit les ceintures scapulaire et pelvienne.
- Dynamise les centres de l'équilibre situés dans le cervelet, l'oreille interne, les récepteurs articulaires…

Précautions

- Pratiquer sans cambrer les reins ni les cervicales : maintenir les abdominaux légèrement toniques et rentrer un peu le menton (étirer les cervicales).
- Il est souhaitable, pour mieux mobiliser les vaisseaux des mollets lors des extensions de jambe, d'alterner le pied en position *pointe* et en position *flexe*.

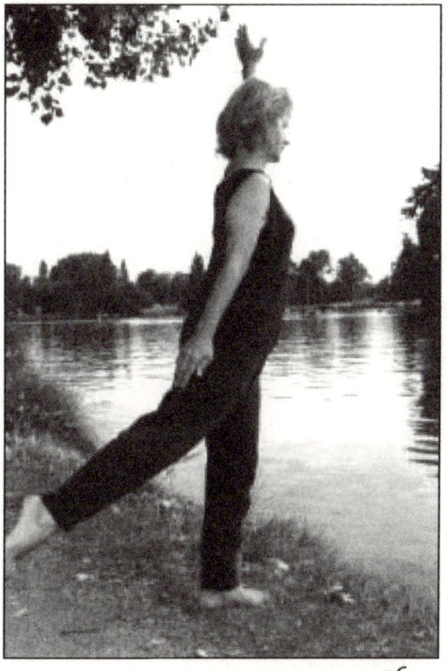

26 •

Debout, étirer les membres (lever bras et jambe).

Variante

Utile à l'irrigation des glandes surrénales.

- Le mouvement est le même pour ce qui concerne les membres inférieurs.
- Pour les membre supérieurs, inspirer en les rejetant vers l'arrière et le bas, tout en creusant légèrement les reins,

puis expirer en se penchant un peu en avant, tête basse, poitrine creuse.

Cette variante provoque un afflux important de sang dans la région des lombes donc des glandes surrénales[1].

1 Notamment impliquées dans la réponse au stress.

Précautions

Veiller à ne pas cambrer les reins en inspirant : maintenir une certaine tonicité des abdominaux.

11. Se « laisser inspirer »

Assis ou debout, mains à plat sur les côtes sous les aisselles, doigts dirigés vers l'avant, souffler à fond en se penchant un peu en avant, toujours par le nez, en comprimant les côtes et en avançant les épaules et les coudes. Se redresser rapidement en relâchant la pression des mains mais sans inspirer volontairement : il s'agit de laisser l'air entrer naturellement sans effort[2].

2 L'inspiration est ici simplement la conséquence du retour de l'élasticité des côtes et l'appel de pression pulmonaire.

Durée

De 3 à 9 fois, voire plus, 1 à 3 fois par jour.

Fonctionnement

Accompagnement mécanique de l'expiration et accueil physiologique de l'inspiration naturelle.

Intérêts

- Très relaxant, anti-stress et dynamisant, ce simple exercice est une merveilleuse clé pour tous. Souverain pour les asthmatiques, les emphysémateux, les anxio-dépressifs, les spasmophiles, les insomniaques, etc.
- Utile aussi pour vidanger les fonds de poumons où s'accumulent les gaz résiduels.
- L'expiration lente et profonde stimule le système nerveux parasympathique (récupération, repos) trop souvent en conflit avec l'orthosympathique (adaptation au stress). Rappelons que le liquide céphalo-rachidien (LCR) qui baigne le cerveau et la moelle épinière, est élaboré par le cerveau et drainé vers la moelle, mouvement entretenu par la respiration. L'exercice décrit ici stimule

puissamment la circulation de tout l'encéphale, LCR y compris, ce qui favorise la jeunesse des fonctions cérébrales. Il en est de même sur la balancelle, grâce à l'action conjuguée des balancements et des respirations amplifiées mais toujours *naturelles*.

- Au plan psychologique, l'exercice permet d'abandonner la croyance erronée (et égotique) selon laquelle il faudrait inspirer pour vivre au repos, et ouvre à la confiance inconditionnelle dans le souffle juste[1]. Notre capacité d'accueil est de l'ordre du *oui* à la vie, et c'est l'un des axes de travail des thérapies dites *transpersonnelles*.

Précautions

Aucune (sauf fracture récente de côte bien évidemment).

1 En posture de méditation zen (zazen), on expire lentement mais l'inspiration est spontanée.

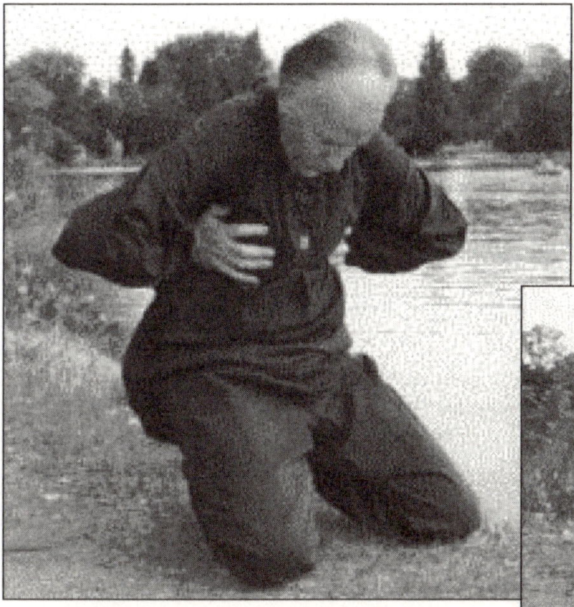

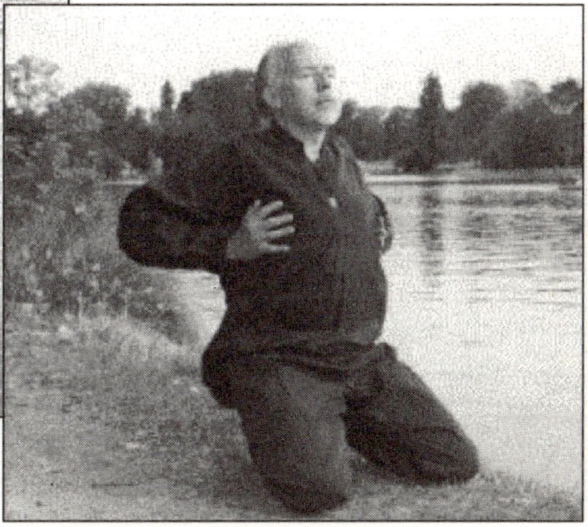

27 •

Se « laisser inspirer ».

12. Se balancer sur un pied

Debout, pieds écartés de la largeur des épaules, reporter son poids sur la jambe droite et s'y tenir en équilibre, tout en tournant la tête vers la droite. Alterner ainsi plusieurs fois.

Durée
Passer d'un pied sur l'autre sur un rythme de 3 à 4 secondes.

Fonctionnement
Stimulation des centres de la coordination et de l'équilibre. Le cervelet est situé entre l'aire visuelle du cerveau et le bulbe, et les balancements et les rotations de tête stimulent les canaux semi-circulaires qui collaborent avec le cervelet pour l'équilibre.

Intérêts
- Régénérescence du cervelet et optimisation de l'équilibre.
- Stimulation favorable pour développer le sens de l'acquisition de gestes nouveaux (apprentissage sportif par exemple).
- Vertiges.

Précautions
- Travailler progressivement et bien accompagné, en cas de pathologie neurologique affectant l'équilibre (Parkinson, sclérose en plaque, syndrome pyramidal, sclérose latérale amyotrophique).
- Respirer librement mais favoriser les expirations profondes.

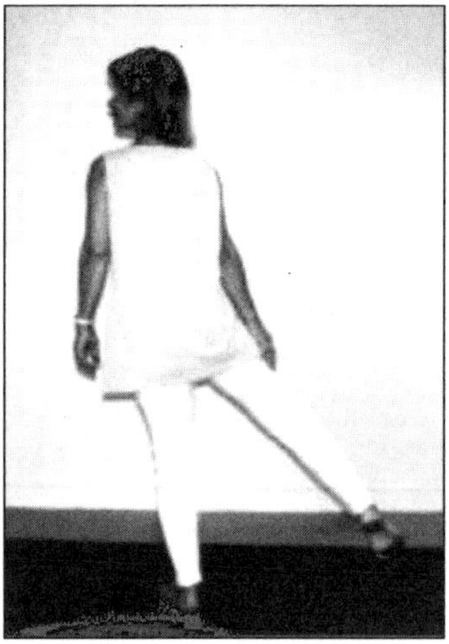

28 •

Se balancer sur un pied.

13. La « prière musulmane »

Grand classique du yoga et des gymnastiques douces, cet exercice très simple avait aussi les faveurs de Lydia Sébastien.
Assis sur les talons, se pencher en expirant pour toucher le sol avec le front, et placer les bras tendus en avant. Bien étirer le dos et la nuque (menton toujours rentré). Se redresser lentement, sur l'inspiration spontanée, en ramenant les bras sur les cuisses, épaules basses.

Durée

Alterner 10 secondes en bas, 10 secondes redressé, et pratiquer une vingtaine d'inclinaisons, 1 ou 2 fois par jour.

Fonctionnement

- Assouplissement vertébral.
- Étirement des membres supérieurs.
- Auto-massage des viscères (pression des cuisses + expiration profonde).

Intérêts

- Très favorable pour normaliser le cuir chevelu, la vision, la circulation crânienne.
- Utile aux hypotendus et aux affaiblis.
- Irrigation importante du crâne.
- Dynamisation des centres barorécepteurs des carotides et de l'aorte.

Précautions

Ne pas pratiquer en cas d'hypertension artérielle (> à 15/9) et, à l'évidence, dans les phases aiguës de migraines, céphalées, sinusite, otite…

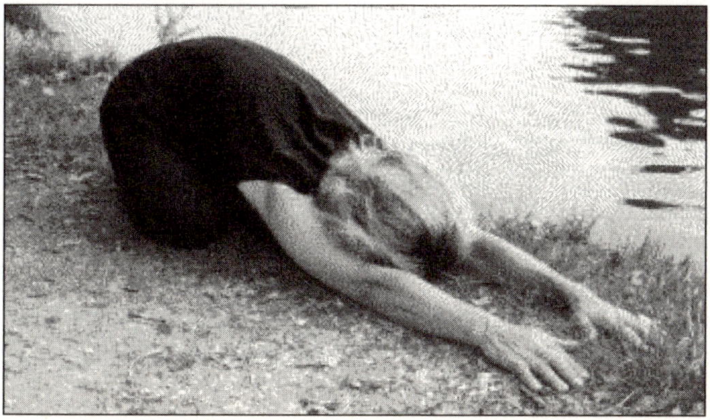

29 •

La « prière musulmane ».

EXERCICES
POUR LA SANTÉ DES YEUX

Tous ces exercices[1], longuement détaillés dans *Sauvez vos yeux*, agissent en rééduquant les muscles (ciliaires, pupillaires, oculomoteurs), les vaisseaux artériels, veineux et lymphatiques des yeux, le pourpre rétinien, le nerf optique et les nerfs moteurs conscients et inconscients des yeux, l'accommodation, etc.
On y retrouve avec bonheur la même simplicité, la même logique implacable (physio-logique !) et le sens de la synthèse cher à Lydia Sébastien.

Les rétinographies témoignent non seulement d'une amélioration vasculaire évidente, mais aussi d'une récupération de la vision : passage de 3/10° à 7/10° pour le premier cas, de 1/10° à 4/10° pour le second.

Saluons au passage les travaux du professeur Georges Quertant[2] et sa méthode souveraine pour les yeux autant que pour l'harmonisation des hémisphères cérébraux et des fonctions neuropsychologiques chez l'enfant comme chez l'adulte (« culture neuro-sensorielle »). Parmi les précurseurs de la musicothérapie, il suivra un chemin proche de celui emprunté par les docteurs Lefébur et Thomatis, mettant l'accent sur les relations entre les perceptions sensorielles, les exercices qui en découlent et l'équilibre somato-psychologique.

Enfin, la méthode « Voir clair » mérite aussi notre salut : elle propose d'ajouter au bon sens d'une saine hygiène de vie, la déprogrammation de nos croyances négatives en matière de vision et des exercices de yoga des yeux[3].

Pour compléter les exercices spécifiques des yeux (14 à 19) et en accélérer les bienfaits, il est vivement conseillé d'y associer les exercices généraux 1, 2, 3, 7, 8 (ou balancelle), 11 et 13 (ou balancelle).

1 Quasiment inconnus en France et très populaires au Québec et aux États Unis, les *optométristes* sont les thérapeutes holistiques de la vision. Leur approche douce et globale, leurs batteries de tests très précis, leur écoute et la pertinence de leurs conseils s'avèrent très précieuses à quiconque désire mieux connaître l'origine de ses troubles de vision, quels qu'ils soient, et en faire accompagner l'amélioration par un professionnel. Notre conseil (libre de tout intérêt personnel ou commercial) : Centre de vision Pascal Barbet, 18 rue Jeanne d'Arc, 75013 Paris, 01 45 85 99 77.

2 1894-1964.

3 Institut de la couleur, Haute Blace, 84750 Caseneuve, 04 90 75 14 50, in *Votre Santé*, septembre 2003.

1 Notre conseil parmi beaucoup de produits sur le marché offre une argumentation scientifique de poids : Bioshield, distribué par Alparis, BP 1, 37 600 Perrusson, 02 47 91 90 45, ou via F. Larché : 01 47 66 50 21.

2 Tolérable si lumière réfléchie, indirecte.

3 Exception faite pour 1 ou 2 verres de vin rouge biologique par jour.

Ce qu'il faut faire pour activer ou aggraver ses troubles de vision

- Lire avec une lumière trop faible (principe d'économie d'électricité souvent mis en pratique hélas !).
- Travailler sur écran plus de 45 minutes sans faire de pause.
- Travailler sur écran sans protecteur énergétique[1].
- Porter des lunettes correctives précocement ou trop régulièrement.
- Subir l'éclairage allogène en exposition directe[2].
- Porter systématiquement des lunettes de soleil (sauf luminosité extrême) ou des lunettes colorées.
- Négliger de consulter un ostéopathe (2 fois par an au minimum) et ne pas se libérer des tensions qui s'accumulent dans le cou et les cervicales.
- S'exposer longtemps au soleil, surtout l'été entre 11 h et 16 h, sans lunettes solaires de qualité.
- Choisir un régime riche en viandes, charcuteries, fromages, sel, conserves, farines raffinées et sucres.
- Négliger de consommer des fruits et légumes variés, crus et frais, des compléments alimentaires antioxydants et du silicium organique.
- Consommer de l'alcool[1] et fumer.
- Se satisfaire de sa sédentarité.
- Privilégier les exercices respiratoires où l'on force l'inspiration plutôt que l'expiration.

14. Cligner des yeux (cillements)

Dans son ouvrage Sauvez vos yeux, *Lydia Sébastien soulignait qu'en améliorant la rétine par ses exercices, elle améliorait aussi le cerveau (écorce visuelle), les deux étant reliés par voies réflexes.*
Une lésion infligée au cerveau apparaît peu après sur la rétine. Il est donc logique d'extrapoler et d'utiliser les exercices oculaires liés à la lumière pour fortifier le cerveau : « Cligner des yeux », exercice très simple mais assez astreignant il est vrai, apparaît donc comme une bonne solution (que confirme l'expérience).

Durée

Ouvrir les yeux face à une surface lumineuse (ne pas regarder directement le soleil ou une ampoule électrique pour autant) pendant 5 secondes, puis les fermer durant 2 secondes. Peut (et doit) se pratiquer en continuant une autre activité, 20 minutes par jour au moins. Idéal sur la balancelle.

Variante

Se procurer un clignoteur (bricoleurs électriciens bienvenus !) réglé pour éclairer durant 7 secondes et s'éteindre durant 3 secondes. « *Lire ainsi pendant 20 minutes*, écrivait Lydia Sébastien, *pour apprendre à fermer les yeux plus souvent. Ces 20 minutes assez agaçantes ne sont pas perdues pour la santé du cerveau*[1] ».

Fonctionnement

Des relations réflexes entre la rétine et le cerveau ! Si l'on connaît bien les topographies représentant l'ensemble de l'organisme dans la carte du pied (réflexologie plantaire), dans l'oreille (auriculothérapie), l'abdomen (palpations de Jarricaut), la langue (médecine chinoise) ou l'iris (iridologie)[2], on parle moins des projections du cerveau dans la rétine des yeux.
En informant la rétine par des exercices oculaires et des stimuli lumineux, on dynamise d'une façon réflexe bien des zones du cerveau[3].

Intérêts

Une autre action supposée des cillements, outre le fait qu'ils dynamisent le travail du cerveau, est la stimulation de la nutrition des neurones.
En effet, il est connu que tout courant d'action induit en son extrémité une libération d'hormone neurale (médiateur chimique), voire de vitamines B

1 Cf. Bibliographie C1, p. 132.
2 Cf. *Guide des bilans de santé*, éditions Jacques Grancher.
3 Pr Gordon Holmes, cité in *Exercices qui rajeunissent*, L. Sébastien p. 129-130.

associées, d'enzymes, de minéraux, d'oligo-éléments, etc.
Si la vitamine A est très impliquée pour la rétine, pour les neurones, il est aussi logique que l'action réflexe des stimuli lumineux optimisent la trophicité (nutrition locale des tissus) en oxygène, vitamine E, acides gras ou autres antioxydants.
De plus, cette alternance lumière/obscurité équilibre le système nerveux neuro-végétatif (obscurité ->mydriase // orthosympathique ; lumière ->myosis // parasympathique).

Enfin, les stimulations lumineuses sont communiquées aux glandes hypophyse (pituitaire) et épiphyse (pinéale) intra-crâniennes, et participent à la normalisation des productions hormonales (thyroïde, thymus, surrénales, ovaires, testicules...).
Elles concourent à harmoniser les rythmes biologiques humains.

Précautions

- Ne pas confondre cet exercice avec ceux du phosphénisme[1].
- Ne jamais regarder le soleil ni une source artificielle directe (ampoule allogène notamment).

1 Travaux du Dr Lefébur.

15. Regarder vers le haut puis vers le bas

Alterner toutes les 2 secondes durant 20 secondes à 2 minutes, 2 à 6 fois par jour, voire plus.

Précaution

Ne pas soulever les sourcils en regardant vers le haut (cela augmente la pression intra-oculaire).

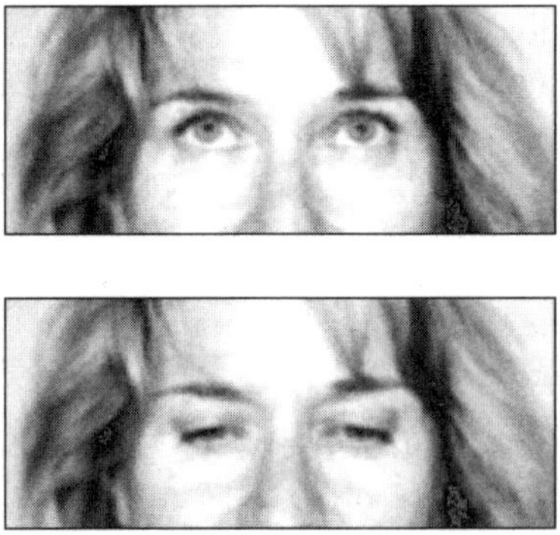

30 •

Regarder en haut puis en bas.

16. Regarder à droite puis à gauche

Même rythme et même durée que pour l'exercice précédent.

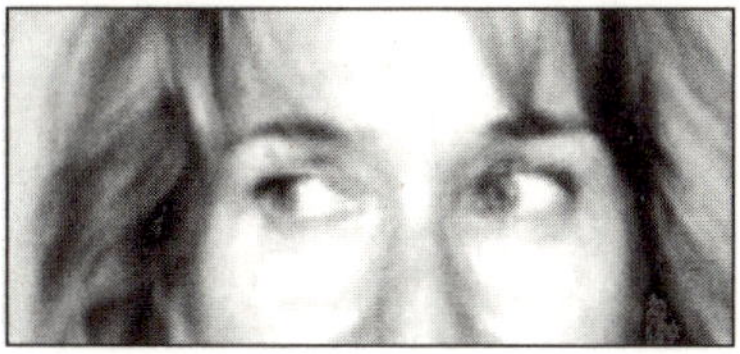

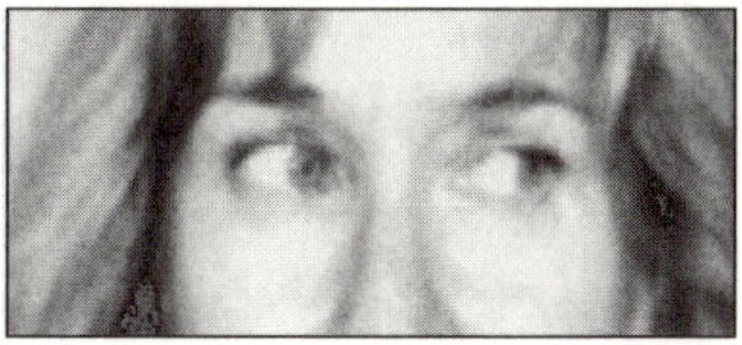

31 •

Regarder à droite puis à gauche.

17. Fixer le bout d'un stylo

Tenir le stylo (ou le doigt) le plus près possible des yeux, le fixer quelques secondes, puis regarder au loin quelques secondes ; alterner durant 2 minutes sans se déconcentrer.
Même rythme que pour l'exercice précédent.

32 •

Fixer le bout d'un stylo.

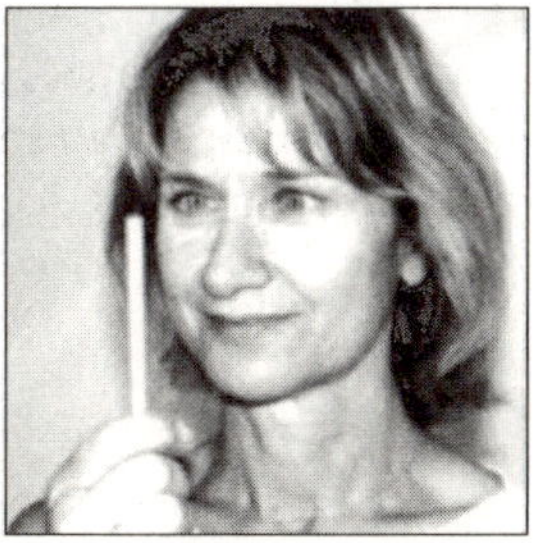

18. Exposer ses paupières closes à la lumière du soleil

Quelques minutes chaque jour[1].
Tourner la tête à droite et à gauche pendant l'exercice ajoute à son efficacité.

1 Sauf entre 11 et 16 heures en été.

19. Observer un mur très éclairé et pratiquer le *palming*

Regarder un ciel lumineux ou une surface vivement éclairée pendant 1 seconde, puis couvrir les yeux avec les paumes de la main (palming de Bates) *pendant encore 10 secondes. Alterner pendant plusieurs minutes. L'exercice est devenu efficace lorsque, les yeux couverts, aucune vision colorée ni aucune forme ou image (images phosphéniques rétiniennes résiduelles) ne se forme. La vision noire doit être totale.*

Pour s'entraîner favorablement, mémoriser un petit point noir durant le palming. Mémoire et imagination sont étonnamment efficaces pour l'amélioration de la vision, affirmaient Bates et Sébastien.
On peut aussi regarder un mot, un papillon, puis l'imaginer au loin, les yeux fermés ; en effet, il n'y a pas loin, au plan neurophysiologique, des centres de la visualisation à ceux de la vision.
Outre ses vertus physiologiques liées au principe d'alternance obscurité/luminosité, ce palming est aussi efficace car il applique les principes de l'auto-magnétisme : si l'on frotte énergiquement ses mains l'une contre l'autre, à hauteur des yeux, durant 3 à 6 respirations complètes, on active les centres énergétiques subtils placés aux creux des paumes (et au bout des doigts). L'exercice devient alors une forme de ki-gong[1] tout à fait intégré en Orient. Les mains deviennent des émetteurs d'énergie dont bénéficient les yeux...

1 Prononcer « tchi kong ».

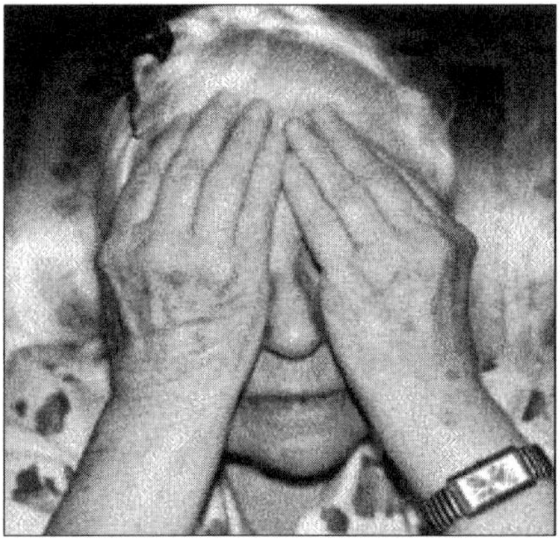

33 •

Le palming.

EXERCICES DE « MASSAGE VIBRATOIRE »

20. Chanter bouche fermée

Qu'il soit spontané ou musicalement traditionnel (« Om » et mantrams de l'Inde, chant grégorien, bourdon des chants orthodoxes...), le chant bouche fermée est l'un des moyens les plus simples et les plus naturels de stimuler la glande hypophyse et la glande pinéale, toutes deux situées dans le crâne, mais sensibles aux vibrations.

Fonctionnement

Chantonner plusieurs minutes par jour bouche fermée, en variant les fréquences (privilégier les graves mais alterner avec quelques médiums et aigus).

Intérêts

Assure un « massage vibratoire » très salutaire qui se répercutera sur toutes les sécrétions hormonales, sur l'équilibre neurovégétatif, sur l'horloge biologique, et peut-être même, sur un certain éveil de conscience (effet pour le moins relaxant, voire favorisant la méditation, la visualisation).

34 •

Vue de l'encéphale, situation de l'hypophyse et de la pinéale (épiphyse)

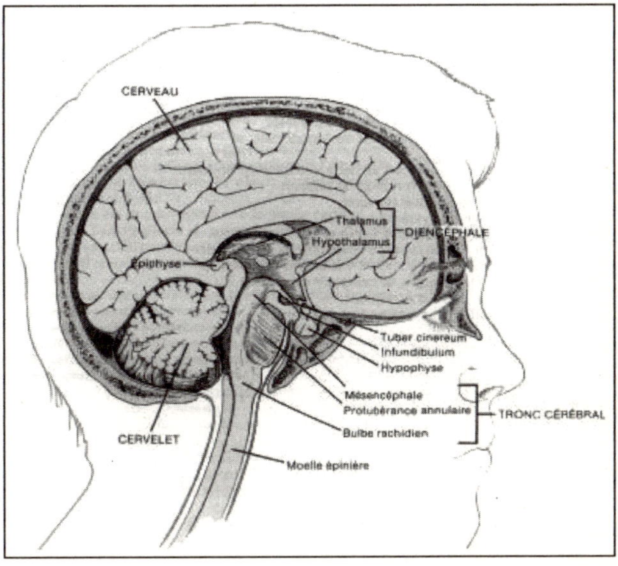

21. Exercice global

Plutôt ludique (surtout pratiqué en groupe), cet exercice rassemble les bienfaits de plusieurs mouvements développés plus haut. C'était l'un des favoris de Lydia Sébastien lors de ses leçons.

Durée

Plusieurs minutes par jour.

Fonctionnement

- Assis, dos droit sans effort, cervicales doucement étirées, tourner la tête alternativement à droite et à gauche, assez rapidement (exercices 1 et 16 éventuellement).
- À chaque mouvement de tête, ouvrir puis fermer les yeux (sans lever les sourcils) (exercice 14).
- Chanter un son grave, bouche fermée, sur une longue et profonde expiration ventrale (exercices 20 et 11).
- Lever un bras, puis l'autre, toutes les 10 secondes, tout en serrant et desserrant le poing au rythme des clignements de paupières (exercice 8).

35 •

Pendant l'exercice global Sébastien.

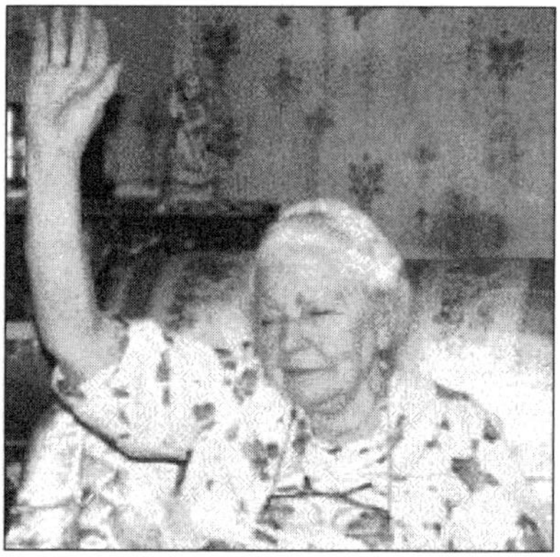

AUTRES EXERCICES ANTI-ÂGE POUR TOUS

CHAPITRE 6

LES POSTURES INVERSÉES TRADITIONNELLES DU YOGA

Après avoir étudié le yoga occidental puis traditionnel (hatha-yoga, yoga-nidra)[1], 15 années d'enseignement de cette discipline au plan thérapeutique m'ont confirmé le bien-fondé des postures dites royales, les postures inversées.

Les plus connues parmi celles-ci sont :

- le poirier (Shirshâsana, ou posture sur la tête, et Vrikshâsana, le trépied, en sanscrit) ;
- la chandelle (posture sur les épaules, Sarvangâsana) ;
- la posture sur les mains, plus héroïque (Hasta-Shirkâsana) ;
- la sauterelle (Shalabâsana) ;
- le corbeau (Kakâsana, proche du cygne – Hansa-âsana), plus ludique.

Afin de limiter le moins possible l'accès aux bienfaits des postures inversées, nous retiendrons ici essentiellement la chandelle et les demi-chandelles (Vitaripakarani et Ardha-sarvangâsana), accessibles au plus grand nombre et moins périlleuses en cas de troubles cervicaux.

1 P. V. Marchesseau, puis Claude Barreau, Micheline Flak, S. Satyananda, S. Hamsananda, A. Van Lisbeth...

Contre-indications

Elles se résument à l'évidence :

- hypertension artérielle et oculaire (glaucome),
- cardiopathies, et menaces ou séquelles d'accident vasculaire cérébral (AVC),
- phlébite (aucun exercice ni massage : la phlébite est une urgence médicale),
- affections aiguës de la sphère respiratoire (otite, rhinite, angine, sinusite),
- douleurs et abcès dentaires, migraines et céphalées aiguës.

Les femmes ne pratiqueront pas pendant les règles.
Les femmes enceintes s'abstiendront après le 4e mois de grossesse sauf accompagnement professionnel.

Bienfaits

- S'opposent aux ptoses d'organes (descentes d'estomac, de côlon, d'utérus, de reins...).
- Irriguent et vivifient puissamment les organes :
  - de la face et leurs fonctions (peau du visage, cheveux) ;
  - du crâne (yeux, oreilles, nez, cerveau...) ;
  - de la gorge (larynx, pharynx, thyroïde, parathyroïde, lymphatiques, salivaires...).
- Décongestionnent les stases veineuses des membres inférieurs et leurs conséquences (varices, œdèmes...), le petit bassin, les hémorroïdes.
- Fortifient le thymus[1] et le diaphragme (oblige à la respiration ventrale, donc utile aux asthmatiques par exemple).
- Fortifient les muscles abdominaux grands droits.

D'autres bienfaits sont aussi décrits dans les enseignements traditionnels orientaux, en termes de *chakras* ainsi qu'en termes de polarités (inversion terre/ciel) mais dépassent l'objectif de ce chapitre.

Voici une proposition de 3 exercices yoguiques, tenant compte d'une réelle progression :

- la demi-posture inversée,
- la demi-chandelle genoux pliés,
- la chandelle dressée.

1 Glande située sous le sternum et impliquée dans la croissance et l'immunité (maturation des lymphocytes T).

22. La demi-posture inversée (Vitaripakarani)

Pratique

- Sur une surface ferme mais confortable (tapis), s'allonger sur le dos, se relaxer et respirer calmement en visualisant déjà le travail qui va s'effectuer (anticipation par l'imagination).
- En expirant lentement et consciemment[2], lever les jambes groupées, genoux pliés, et entraîner le bassin qui sera tenu par les mains, puis tendre les jambes (selon sa souplesse personnelle, le tronc sera ainsi plus ou moins oblique).
- La gorge est libre ainsi que la nuque, car le tronc n'est pas vertical.
- Tenir la posture quelques respirations au début, puis, peu à peu, quelques minutes.
- Redescendre lentement, en soufflant de même, en pliant les genoux, puis en déroulant très lentement les vertèbres, menton rentré.

Maladresses à éviter

- Pratiquer trop vite : il faut prendre la posture et la défaire « comme dans un film au ralenti ».
- Conserver des contractures *parasites*, c'est-à-dire des tensions dans des muscles inutiles à la tenue de la posture (épaules, nuque, pieds…).

Respiration paradoxale ?

Certains enseignants conseillent d'inspirer en montant les jambes et le bassin, et d'inspirer également pour redescendre. À la réflexion et à la pratique, même s'il semble physiologique *pour les viscères* d'expirer sur la flexion, il est tout à fait utile d'inspirer sur l'effort *pour soulager les vertèbres*, celles-ci tendant à *se décoapter* (se libérer, s'étirer alors que

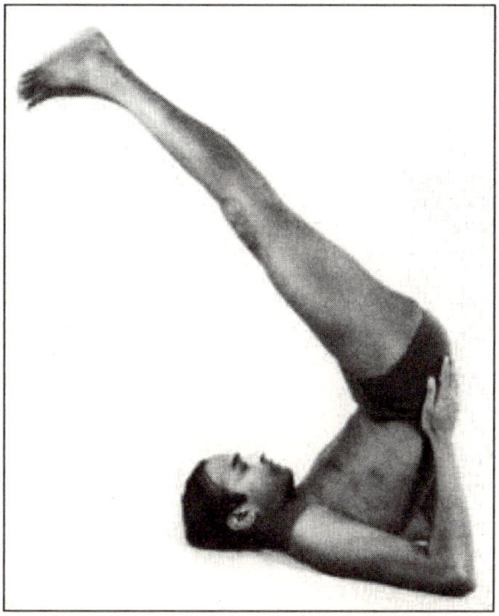

36 • *Demi-posture inversée (Vitaripakarani)*[1].

1 Voir bibliographie B1, 25.

2 Comme pour presque toutes les postures, adopter la respiration dite « freinée » (*Ujjai*) en contrôlant l'expiration et en émettant un très léger son de frottement par la gorge. Celle-ci permet de mieux maîtriser les mouvements, voire, avec un peu d'entraînement, à neutraliser une part des douleurs, des pensées ou émotions parasites…

les disques prennent de l'espace), protégeant ainsi les fragiles émergences nerveuses et vasculaires. Il convient alors de maintenir une relative tenue de la sangle abdominale durant l'effort.

Nous conseillons donc cette respiration paradoxale en cas de sensibilité lombaire (tendance aux sciatiques, voire aux lumbagos), et nous la déconseillons en cas de tendance aux hernies (surpression intra-abdominale). Bel exemple où deux vérités peuvent coexister et se compléter, n'en déplaise aux intégristes et adorateurs d'un seul gourou !

Conseils

- Ne pas pointer ni fléchir les pieds.
- Respirer amplement, lentement, et bien évidemment ventralement.
- Selon sa souplesse personnelle (tensions des ischio-jambiers, muscles en bonne partie piégés par le « tigre » de Thérèse Bertherat, chez l'Occidental moyen), on obtiendra des variantes toutes aussi correctes :
  - soit le tronc relativement vertical, comme sur la photo,
  - soit plus « horizontalisé », avec les jambes descendant librement vers la tête. Si la souplesse est très grande, les pieds s'approchent du sol, et la posture ressemble à la *charrue* (Halâsana)[1].
- Ne rien forcer dans cette posture et laisser faire l'étirement naturel. C'est le poids des jambes qui travaille et non la volonté : sentir, à chaque expiration, la lente extension des muscles derrière les jambes et les mollets.
- Dans cette posture, la liberté de la nuque et des cervicales est très confortable. En cas de « bosse de bison », placer à l'avance une petite épaisseur de mousse sous les vertèbres proéminentes.

1 Les bienfaits de cette dernière sont grands mais moins intéressants dans le cadre circulatoire qui nous intéresse ici.

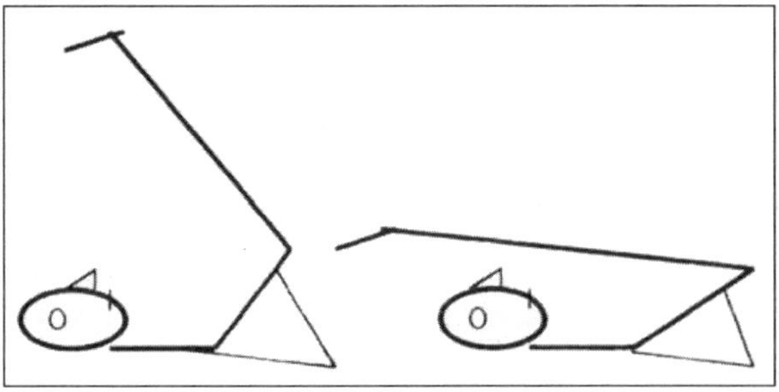

36bis.

Variantes de demi-postures inversées (selon souplesse).

23. Pratique de la demi-chandelle

Il s'agit ici d'une posture à peine plus difficile que la précédente. Ses contre-indications, bienfaits et maladresses à éviter sont identiques.

Pratique

- Sur une surface ferme mais confortable (tapis), s'allonger sur le dos, se relaxer et respirer calmement en visualisant déjà le travail qui va s'effectuer.
- En expirant lentement et consciemment, lever les jambes, genoux pliés, et entraîner le bassin qui sera tenu par les mains.
- Verticaliser le dos au possible.
- Tenir la posture quelques respirations au début, puis, peu à peu, quelques minutes.
- Redescendre lentement, en soufflant de même, déroulant très lentement les vertèbres, menton rentré.

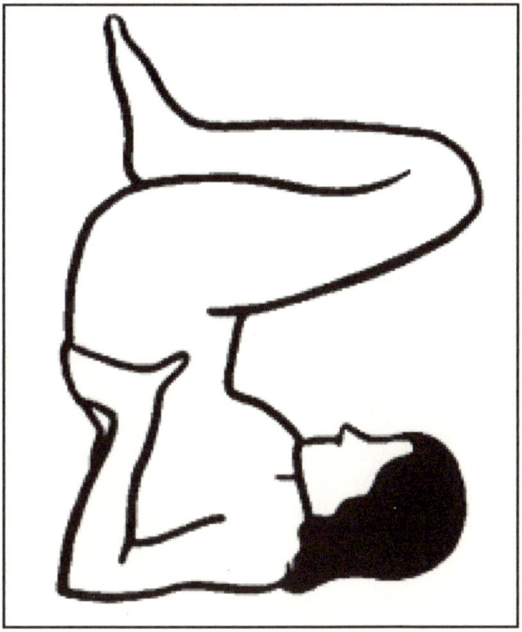

37 •

Demi-chandelle (Ardha-Sarvangasâna) pour débutants[1].

1 Voir bibliographie B1, 27.

24. La chandelle ou posture sur les épaules

Les postures qui précèdent ayant préparé l'organisme (et le mental) pendant quelques semaines, il est à présent possible de s'autoriser la chandelle proprement dite (posture sur les épaules, Sarvangâsana). On cumule ici tous les bienfaits décrits au début de ce chapitre sur les postures inversées du yoga.

Combien de temps tenir cette posture dans sa phase statique ?

Selon l'entraînement, on conseille souvent, en Occident, de quelques respirations à 1 à 2 minutes. On est bien loin ici des yogis qui pratiquent 20 minutes plusieurs fois par jour et en retirent des bénéfices extraordinaires. Mais comment concilier les deux pratiques ?

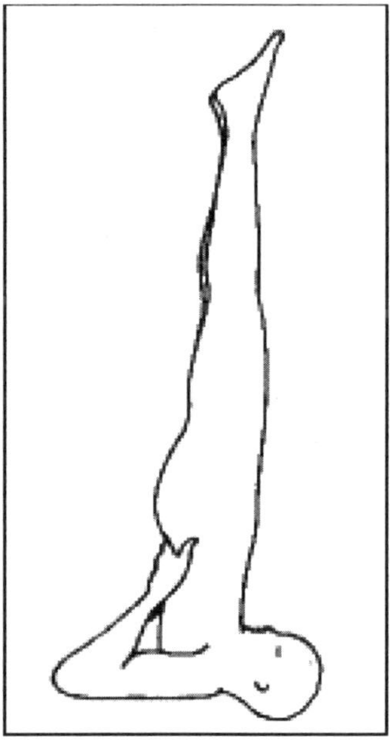

38 •

Posture sur les épaules ou chandelle (Sarvangâsana).

25. Faute de balancelle, ma variante dynamique

Je conseille simplement de pratiquer l'une des postures inversées décrites plus haut, mais en mode dynamique.

Pratique

- Tenir la posture 10 secondes.
- La quitter doucement pour retrouver la posture allongée.
- Se lever lentement pour 10 secondes.
- S'allonger encore et remonter les jambes pour 10 autres secondes, etc.

Le tout doit se dérouler vraiment *très* lentement, sans à-coups ni précipitation (toujours le même *film au ralenti*).

Les résultats sont étonnants et l'on sort défatigué, euphorisé, allégé, après une douzaine de montées et descentes enchaînées. Il est évident que le brassage humoral est très intense dans cette variante – bien plus que sur la balancelle –, et nous ne la conseillons qu'aux lecteurs avertis, adeptes du yoga et de l'autonomie. Toutefois, sachant que pour obtenir les profonds bienfaits apportés par la balancelle, il faudrait pratiquer ces enchaînements assidûment durant 20 minutes à 1 heure chaque jour, voire beaucoup plus, combien pourraient s'y astreindre avec une condition physique plutôt exceptionnelle ?

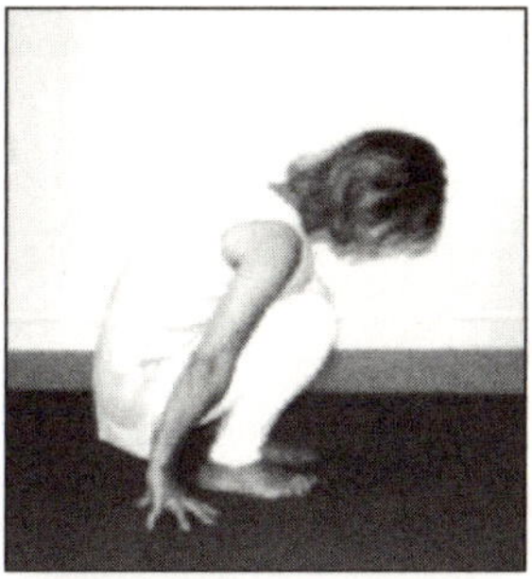

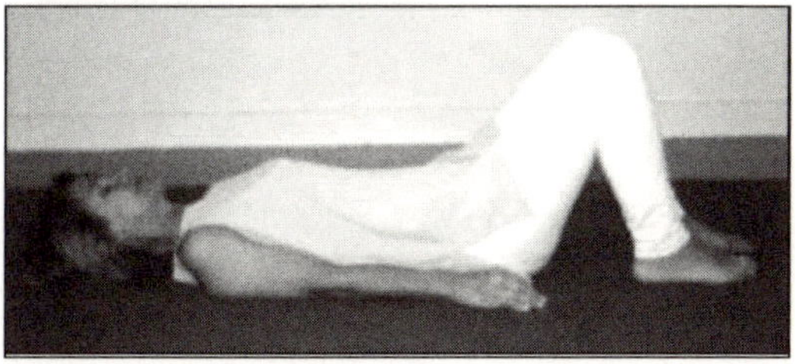

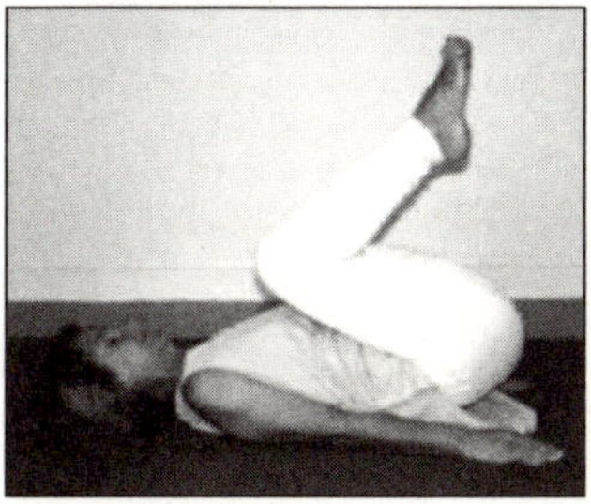

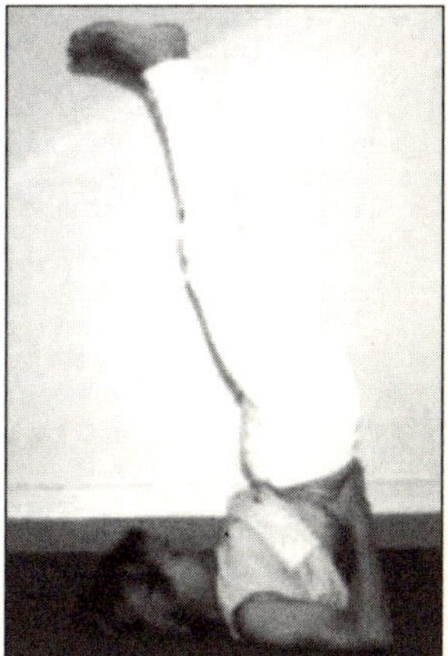

39 •

Ma variante dynamique de la chandelle.

Pour compléter cette proposition d'exercices, rendons hommage à Henri Nadeau qui, condamné à l'immobilité par un infarctus très sévère, s'est non seulement guéri au plan cardiovasculaire mais a su régénérer son organisme en termes de rajeunissement spectaculaire[1].

Dans le même esprit, l'enchaînement d'exercices dit des « Cinq Tibétains » permet, depuis des générations, de conserver la grande forme à d'innombrables Orientaux. L'Occident redécouvre peu à peu aujourd'hui cet enchaînement issu du yoga de l'Himalaya (« le derviche, les pieds au mur, l'arc, le pont et le chat »)[2]. Deux de ces exercices demandant beaucoup de précautions ou une supervision, nous avons choisi de ne pas les présenter dans le cadre de cet ouvrage.

1 Voir bibliographie.
2 *Le secret des cinq Tibétains*, éd. du Roseau.

Exercices choisis

Fruits sélectionnés de mes études et pratiques des exercices internes d'Orient (ki-gong) ou de diverses gymnastiques douces[1] d'Occident, les propositions qui suivent ont été très longtemps expérimentées et bénéficient de la caution du temps, de l'empirisme et d'innombrables rapports cliniques.
Chacun pourra y puiser à loisir, en fonction de ses aptitudes, de sa disponibilité (certains sont très efficaces et prennent peu de temps), voire de ses pathologies, et intégrer librement la ou les clés suivantes dans son programme de mouvements quotidiens.
Une fois encore, que la simplicité apparente de certaines postures ou mouvements ne mette pas en doute leur puissance d'action. Mais, mes affirmations enthousiastes devant s'incliner devant l'expérience objective de celui qui pratique, ce vécu doit demeurer la garantie suprême.
Enfin, soulignons que la pratique de ces exercices ne doit pas se substituer à la pratique hygiénique, ludique ou sportive de la marche, de la natation, de la bicyclette ou de la danse par exemple. Elle les complète en mettant l'accent sur la dimension énergétique et thérapeutique dont chacun peut avoir besoin à certains âges de sa vie.

1 On peut regrouper sous ce terme les dérivés du yoga requalifiés de stretching, Mézières, Bertherat, Feldenkraïs, Pilates, Alexander, Callan... (cf. bibliographie).

26. Étirement dos au mur : premier contrôle du Tigre

Pratique

- Debout, dos contre un mur, avancer les pieds d'une vingtaine de centimètres.
- Écarter les pieds de la largeur des épaules et plier un peu les genoux.
- Les points de contact avec le mur sont, pour le moment, le sacrum, les omoplates et l'arrière de la tête.
- Prendre conscience des creux physiologiques qui se forment ainsi au niveau des reins (lordose) et du cou (lordose cervicale ou ensellure) : il va s'agir de gommer le plus possible ces courbures en s'étirant doucement et progressivement.
- Basculer tout d'abord le bassin (rétroversion des iliaques : « décambrer » les lombaires, remonter le pubis vers le menton). Automatiquement, le menton tend à remonter : c'est l'une des réactions du « tigre » dirait Thérèse Bertherat, c'est-à-dire la chaîne musculaire postérieure[1].
- Tâcher alors de coller aussi les vertèbres cervicales au mur en rentrant le menton et en étirant la nuque : le creux des lombaires tend immédiatement à s'accentuer.
- Maintenir la posture en contrôlant (sans violence) le « tigre » de son mieux.
- Les épaules sont basses, bras si possible tendus, paumes des mains vers le mur.

Clés psycho-énergétiques

- Il s'agit essentiellement de se focaliser sur son propre grandissement, sur l'étirement du rachis (la colonne vertébrale, arbre de vie) et de s'appliquer à maintenir une *respiration lente, profonde et surtout abdominale*, sur laquelle « je grandis de quelques millimètres (je plaque un peu plus les reins et les cervicales au mur) à chacune de mes inspirations et je maintiens (je garde mes acquis précédents) sur chacune de mes expirations ».
- Pas d'à-coups, donc pas d'alternances étirement/relâchement.
- Pratiquer cet exercice en endurance pendant 1 à 3 minutes, puis lâcher

1 Chaîne débutant aux talons, remontant tout le dos et finissant derrière le crâne, insérée sur l'occiput.

doucement la tension *sans pour autant rejeter la tête et les épaules en arrière*, ce qui détruirait beaucoup des bienfaits du travail.

Bénéfices

- Posture qui défatigue rapidement les individus stressés, sédentaires, travaillant longtemps assis (bureau, ordinateur, voiture). À pratiquer le soir ou à titre de pause, dans la journée.
- Irrigue les muscles posturaux profonds et tout le rachis, en stimulant les nerfs rachidiens sortant entre les vertèbres et en dégageant les disques de leurs pressions accumulées.
- Bon accompagnement des situations arthrosiques et des attitudes lordosiques, scoliotiques et cyphotiques.
- Nourrit positivement la vigilance, l'autodiscipline, la concentration, le recentrage.

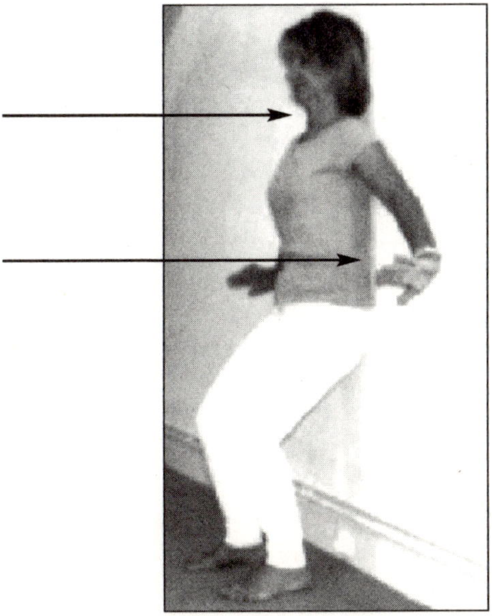

40 •

Étirement dos au mur
(les flèches soulignent les points à corriger : nuque et lombes à coller au mur).

27. Étirement des ischio-jambiers : deuxième contrôle du Tigre

Nouvelle étape dans le même objectif, cet exercice étire essentiellement les muscles postérieurs des membres inférieurs, souvent co-responsables d'attitude lordosée, de tassements lombaires, de sciatalgie ou de lumbago.

Pratique

- Debout, pieds écartés de la largeur des épaules, plier un peu les genoux.
- Se pencher en avant en soufflant et saisir, selon sa souplesse personnelle, soit les chevilles (bonne souplesse), soit les mollets, ou les genoux (souplesse très moyenne).
- Lâcher la tête (rentrer le menton) et étirer un peu les cervicales (sortir la tête des épaules).
- Il s'agit maintenant d'étirer doucement les jambiers postérieurs (tendre les jambes).

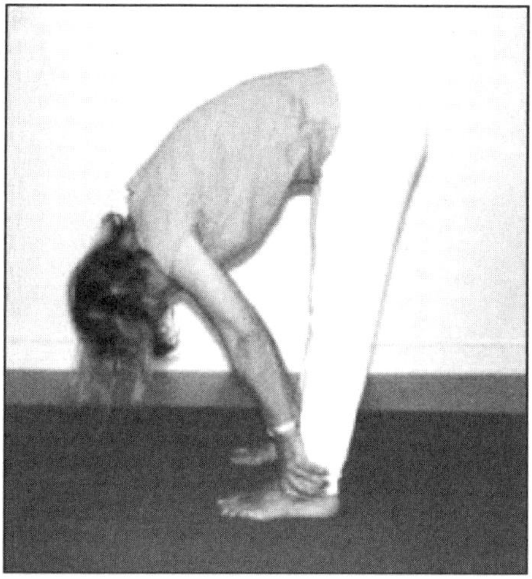

41 • *Étirement des ischio-jambiers.*

Clés psycho-énergétiques

- Sur les mêmes principes que pour l'exercice précédent (26), travailler en douceur, en lenteur et avec l'expiration privilégiée cette fois.
- Respirer profondément par l'abdomen (respiration diaphragmatique).
- « Mes muscles s'étirent de quelques millimètres à chaque expiration et je maintiens (je garde mes acquis précédents) sur chacune de mes inspirations. »
- Pratiquer cet exercice en endurance pendant 1 à 3 minutes, lâcher la prise des mains, puis *plier les jambes* à demi en déroulant très lentement le dos, des lombaires vers les dorsales puis les cervicales.
- Se remettre debout, toujours menton légèrement rentré, épaules libres, bien campé sur ses jambes, et apprécier une minute d'immobilité.
- Peut se pratiquer en plusieurs fois, par cycles de 3 à 5 respirations par exemple, ou bien en endurance (une

fois entraîné), durant 2 à 3 minutes.

Bénéfices

- Libération des tensions accumulées dans la partie basse du « tigre ».
- Soulagement des disques et des muscles lombaires, des crampes.
- Tonification des muscles antérieurs des cuisses (quadriceps cruraux).
- Fortification de la respiration abdominale et auto-massage viscéral.
- Excellente posture à alterner avec un exercice jambes levées (« contre-posture » pour 22 à 24).

28. Étirement jambes au mur : troisième contrôle du Tigre

Plus complet, cet exercice apprivoise le « tigre » sur toute sa longueur.

Pratique

- Se positionner dos au sol et jambes posées contre un mur.
- Approcher les fessiers le plus possible du plan du mur, sans pour autant décoller le sacrum (vérifier avec la main que ce dernier reste au sol).
- Les jambes, dans cette posture, sont soit pliées (cas le plus fréquent), soit tendues (si certaine souplesse).
- Commencer par étirer la nuque en rentrant le menton et en plaquant au possible les cervicales au sol.
- Les bras sont le long du corps, paumes vers le sol.
- Plier les poignets en pointant les doigts vers le ciel, toujours bras tendus.
- Écarter très lentement les bras du corps, comme pour pousser des murs imaginaires avec les mains et être attentif au moment où une petite douleur se manifeste dans les bras.
- Garder alors cet écartement et maintenir la posture des bras (épaules basses, poignets *cassés*). Attention : si vous êtes de constitution souple (*fluorique* des homéopathes), l'écartement des bras sera indifférent pour vous ; choisissez alors une ouverture confortable sans aller plus

loin que les bras en croix). Si vous êtes peu souple (*carbonique* des homéopathes), vous ressentirez très tôt la tension des bras et vous ne les décollerez que peu du corps.

- Le plus important : tâcher de ramener les pointes de pied vers vous (pieds en flexion) et de tendre les jambes (si elles sont naturellement un peu pliées, faute de souplesse acquise) *ou bien* de les décoller du mur (si elles sont déjà tendues, car plus souples).
- Noter que comme pour l'exercice 26 dos au mur, les cervicales tendent à se creuser si l'on étire les jambes : le « tigre » se défend !
- Tâcher néanmoins de concilier l'étirement des membres inférieurs et des cervicales, les pieds en position flexe, tout en n'élevant pas le sacrum et en ne lâchant pas la position des bras et des mains. Courage, détermination et… efficacité obligent !

Clés psycho-énergétiques

- Sur les mêmes principes que pour l'exercice 26, travailler en douceur, en lenteur et en privilégiant l'expiration cette fois.
- Respirer profondément par l'abdomen (respiration diaphragmatique) et par le nez.

42 •

Étirement jambes au mur.

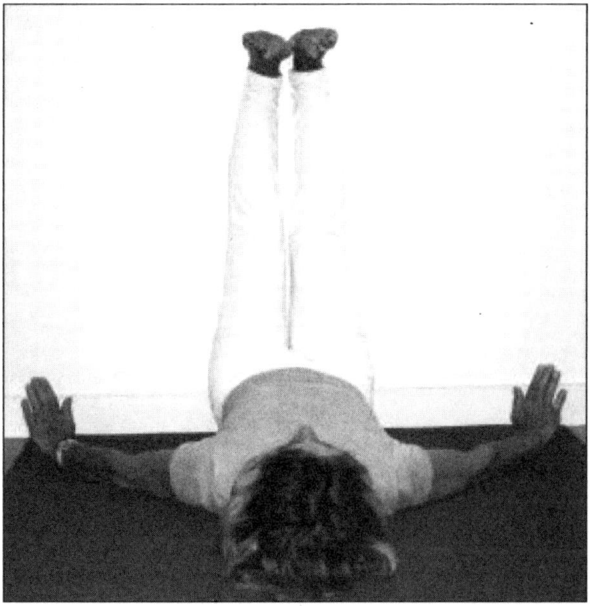

- Cultiver l'objectif :
  « Mes muscles s'étirent de quelques millimètres à chaque expiration et je maintiens (je garde mes acquis précédents) sur chacune de mes inspirations. »
  Pas d'à-coups donc pas d'alternances étirement/relâchement.
- Pratiquer cet exercice en endurance pendant 1 à 5 minutes.
- Pour terminer :
  - lâcher la flexion des poignets,
  - lâcher la flexion des chevilles,
  - plier les genoux (ouf !).
  - rouler doucement la tête à droite et à gauche, sans pour autant laisser remonter le menton,
  - rouler le corps sur un côté pour se détendre allongé 1 minute, puis se lever très doucement.

Bénéfices

- Travail très autonome et très puissant, permettant d'étirer la chaîne musculaire postérieure sur toute sa longueur.
- Souverain pour défatiguer, tonifier, régénérer le dos, les jambes, la nuque.
- Décongestionne la circulation des membres inférieurs comme toutes les autres posture inversées.
- Irrigue abondamment le crâne et la face.

Contre-indications

Les mêmes que pour toutes les postures inversées :

- hypertension artérielle et oculaire (glaucome),
- cardiopathies et menaces ou séquelles d'accident vasculaire cérébral (AVC),
- phlébites (aucun exercice ni massage : la phlébite est une urgence médicale !),
- toutes les affections aiguës de la sphère respiratoire (otites, rhinites, angines, sinusites), douleurs et abcès dentaires, migraines et céphalées aiguës.

Nota : D'autre variantes existent, mais nécessitent l'aide d'un ou deux thérapeutes formés aux disciplines de type méziériste.

29. Le skieur

Cet exercice tonifie le dos plus qu'il ne l'assouplit. Il est conseillé de le pratiquer près d'un miroir, afin de contrôler périodiquement la justesse de sa posture.

Pratique

- Debout, jambes écartées de la largeur du bassin.
- Plier à demi les jambes puis se pencher en avant comme pour prendre la posture de l'exercice 27.
- Placer cette fois le plat des mains, doigts vers le sol, sur la face antérieure des tibias, sous les genoux.
- En inspirant, appuyer les mains fortement vers l'arrière du corps, comme pour pousser des bâtons de ski.
- Les épaules restent basses, et les lombaires ne doivent pas se cambrer.
- Le dos doit tendre à devenir horizontal : le menton se rengorge (cervicales étirées) et le tiers supérieur du dos se creuse (entre les omoplates).
- En expirant, lâcher la tête de tout son poids, lâcher les bras, arrondir le dos en maintenant seulement la position statique des jambes.
- Alterner ainsi inspirations sur le travail d'« horizontalisation »

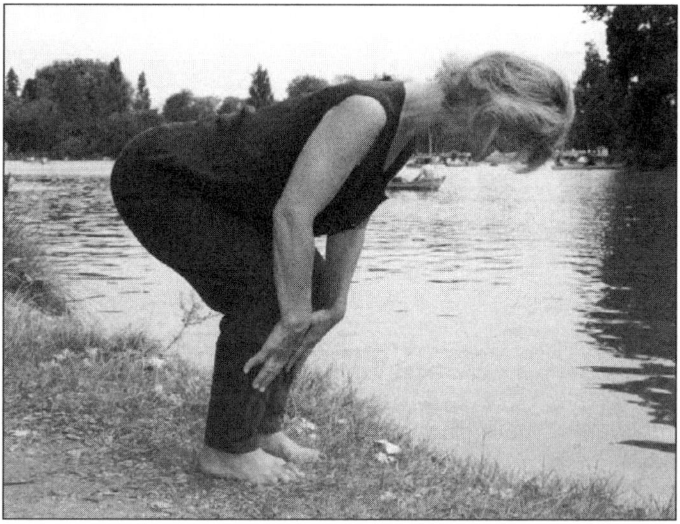

43 •
Le skieur.

du dos et expirations sur le relâchement complet.

Clés psycho-énergétiques

- Il est difficile de saisir l'intérêt de cette posture tant qu'on n'en voit pas les bienfaits sur quelqu'un : d'où l'utilité d'un grand miroir pour surveiller l'aplatissement du dos sur l'effort.
- Sentir que les bras sont ici utilisés *comme des leviers* pour aider à creuser le tiers supérieur du dos, siège des attitudes cyphotiques.
- Maintenir soigneusement l'extension du cou, menton rentré, sur l'effort.
- Ne pas rentrer la tête dans les épaules.

Bénéfices

- Correction des dos voûtés (tendances cyphotiques).
- Irrigation puissante du rachis dorsal et cervical (sensation positive de muscles qui « chauffent » entre les omoplates).
- Libération des tassements vertébraux cervico-dorsaux.
- Mobilisation de muscles posturaux profonds, trop rarement utilisés.
- Une petite variante s'oppose à l'arthritisation des cervicales : une fois en extension (sur la fin de l'inspiration), tourner assez rapidement la tête à droite et à gauche (comme pour l'exercice 1), 4 fois (aller et retour). Ce plus harmonisera aussi la pression cardiaque et la circulation crânienne.

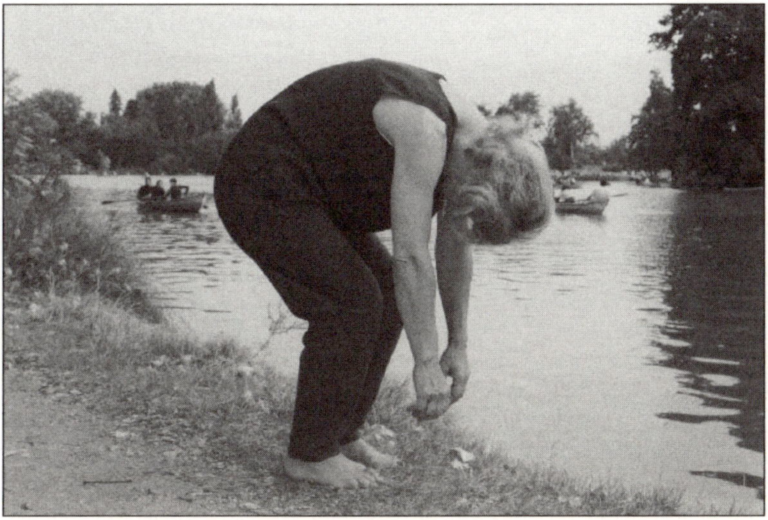

43 bis •

Le skieur, relâchement.

30. Le plongeur

Cet autre exercice, utile pour tonifier le dos, imite le geste de l'athlète sur son plongeoir.

Pratique

- Debout, pieds écartés un peu plus que de la largeur des épaules et plutôt en ouverture.
- En inspirant lentement (respiration paradoxale puisqu'on va s'accroupir), venir s'asseoir sur les talons, si possible pieds à plat, tout en levant les bras tendus, dans l'axe du corps.
- On se retrouve ainsi accroupi, menton rentré et cervicales étirées, bras tendus.
- Remonter sur l'expiration lente tout en ramenant les bras le long du corps.
- Renouveler 3 à 20 fois.
- Si possible, tenir ensuite la posture accroupie en respirant librement (phase statique) et en surveillant bien :
  - l'étirement des vertèbres cervicales,
  - l'étirement des bras dans l'axe du tronc,
  - l'équilibre sur les talons ou sur la pointe des pieds.
- En cas de difficulté à tenir sur les pieds à plat, placer une couverture pliée, par exemple, pour surélever les talons.
- Achever en remontant doucement et apprécier la douce chaleur qui irradie dans tout le dos et les épaules, signe du travail intense et de l'irrigation de ces zone.

Clés psycho-énergétiques

- La respiration paradoxale (inversée) est ici importante, comme dans l'exercice 22, pour favoriser le plus possible l'étirement des disques inter-vertébraux dorso-lombaires.
- Se concentrer sur la « verticalisation » du tronc, en imaginant une ligne tendue du sacrum jusqu'au bout des doigts, en passant par la moelle épinière, cervicales.

Bénéfices

- Durant l'inspiration et la descente, la pression intra-abdominale est importante, car soumise à la compression viscérale des cuisses et à la descente du diaphragme. La mobilisation des viscères et des humeurs en est d'autant sollicitée en profondeur.

- De type « *yang* », cette posture dynamise tout le rachis dont les muscles, ligaments, disques et ganglions nerveux sont rapidement irrigués (donc vitalisés car nourris et drainés).
- Lutte contre la frilosité et les extrémités froides (acrocyanose).
- S'oppose peu à peu aux lordoses, scolioses et cyphoses.

Variante utile

Travailler à l'aide d'un bâton tenu derrière la tête en position debout, et tendre les bras en levant le bâton le plus haut possible et en descendant sur les talons.

Attention

- Prudence en cas d'arthrose des genoux ! Pour éviter leur souffrance dans la flexion, limiter la descente et maintenir la posture sans s'accroupir à fond.
- Veiller aussi à bien placer les genoux dans l'axe des pieds lors des descentes pour protéger les ménisques[1].

1 Si les pieds sont parallèles, debout, on doit descendre avec les genoux presque serrés ; si les pieds sont largement ouverts (conseillé pour l'équilibre), on doit descendre avec les genoux très ouverts. Très important pour protéger les ménisques lors de toutes les flexions !

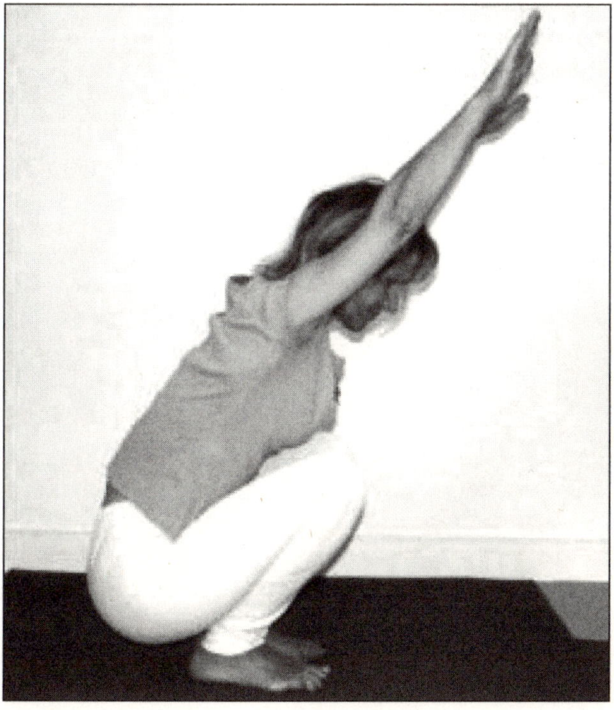

44 •

Le plongeur.

31. Les équilibres sur une jambe

Bien des variantes de l'arbre (Vrikshâsana), ou posture sur un pied, apportent des bienfaits similaires. Toutefois, il semble utile de proposer une progression afin que chacun puisse pratiquer selon ses aptitudes neurologiques. En effet, les centres de l'équilibre sont ici immédiatement concernés.

Pratique

Niveau 1

- Debout, pieds joints, détendu, placer simplement un pied sur l'autre.
- Maintenir l'équilibre 1 à 3 minutes.
- Garder, ici encore, l'extension des cervicales (menton légèrement rentré).
- Respirer lentement en privilégiant les expirations profondes, en conscience.
- Changer de pied.

Niveau 2

- Debout, pieds joints, détendu, puis placer un pied contre la face interne du genou opposé.
- Bien ouvrir la hanche de la jambe pliée.
- Toujours travailler des deux côtés.
- Maintenir l'équilibre 1 à 3 minutes.
- Garder, ici encore, l'extension des cervicales (menton légèrement rentré).

45 •

Équilibre sur une jambe, niveaux 1 & 2.

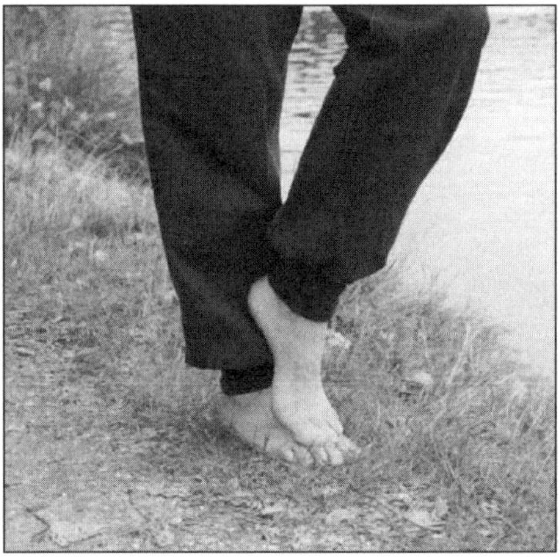

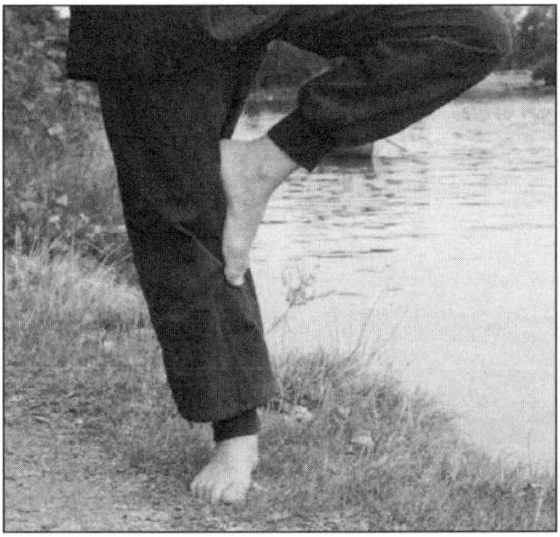

- Respirer lentement en privilégiant les expirations profondes, en conscience.

Niveau 3

- Debout, pieds joints, détendu, puis placer le pied de la jambe pliée contre la face interne de la cuisse, talon au périnée, orteils vers le bas.
- Maintenir l'équilibre 1 à 3 minutes puis changer de côté.
- Garder, ici encore, l'extension des cervicales (menton légèrement rentré).
- Respirer lentement en privilégiant les expirations profondes, en conscience.

Niveau 4

- Debout, pieds joints, détendu, puis placer le pied de la jambe pliée dans l'aine opposé, en *demi-lotus*. Le talon est au niveau du pubis, la plante du pied vers le ciel.
- Maintenir l'équilibre 1 à 3 minutes, puis changer de côté.
- Garder, ici encore, l'extension des cervicales (menton légèrement rentré).
- Respirer lentement et en privilégiant les expirations profondes, en conscience.

Attention

- Pour les niveaux 3 et 4, il est indispensable de bien maîtriser la prise de posture afin de ne pas léser le ménisque de

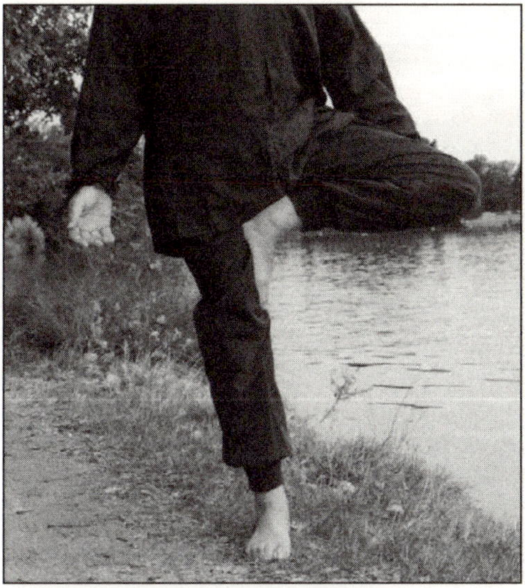

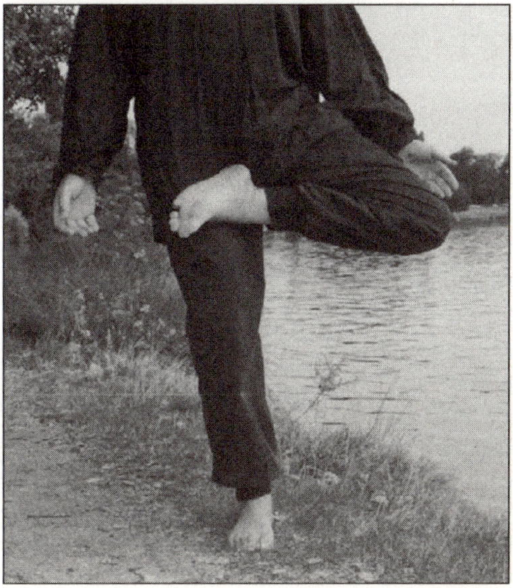

46 •

Équilibre sur une jambe, niveaux 3 & 4.

la jambe pliée. La flexion d'un genou ne peut en effet se faire, physiologiquement, que dans un seul axe antéro-postérieur (le genou n'a aucune flexion latérale) ; seule la hanche possède une mobilité dans tous les axes. Il est nécessaire de respecter cette particularité, même et surtout si l'on souhaite s'asseoir au sol en lotus. Ainsi, il faut impérativement procéder dans cet ordre :

- plier la jambe sur la cuisse (tibia sur fémur : plier le genou devant soi, complètement) ;
- ouvrir la hanche, placer le pied contre la cuisse opposée (niveau 3) ou contre l'aine opposé (niveau 4).

• Pour quitter ces postures, il convient de procéder de même :

- libérer doucement le pied de son contact sur l'aine ou la cuisse opposée, en ramenant le genou devant soi ;
- déplier la jambe dans son axe antéro-postérieur.

• Veiller aussi à maintenir la sangle abdominale tonique (même si la respiration est basse) afin de corriger la tendance naturelle à trop cambrer les reins et à menacer les disques lombaires. Par prudence, il vaut mieux plier un peu la jambe porteuse afin de basculer le bassin et éviter la cambrure. On y gagnera aussi, au début des pratiques tout au moins, en stabilité.

Clés psycho-énergétiques

• Pour toutes les variantes, la respiration (nasale toujours) doit être lente et consciente.

• Pour mieux garder l'équilibre (quels que soient les exercices d'équilibre debout) :

- imaginer qu'on expire 3 fois de suite par la jambe porteuse, *« comme si l'on plongeait une racine puissante dans la terre, jusqu'à la roche du sous-sol*[1] » ;
- lâcher toute tension inutile pouvant se loger dans le visage, les épaules, la poitrine, et qui déplacerait le centre de gravité vers le haut ;
- placer sa conscience dans le centre vital de l'abdomen, le *hara*, 3 à 5 cm sous le nombril[2] ;
- s'identifier à un grand arbre, sain et vigoureux, indéracinable[3].

« En s'associant aux immensités de la nature, un cœur d'homme peut devenir aussi grand que la terre et le firmament. »
Yuantsi (210-263 ap. J.-C.)

• Enfin, pourquoi pas, répéter intérieurement ce *mantra occidental* et kabbalistique conseillé par le philosophe bulgare Peter Deunov : *« Je suis stable, fils de Stable, conçu*

1 Mon grand-père répétait : « À force de te planter, tu finiras bien par pousser ! »

2 Ce centre est l'*omphalos* des Grecs, seul vrai centre de gravité et d'équilibre, de puissance et de fertilité. Sa racine est au niveau de la 2e vertèbre lombaire. Bien connu des pratiquants des arts martiaux, il fut l'objet des enseignements du bon maître K. Graf Dürckheim, l'un des pères des thérapies transpersonnelles, auquel nous devons tant. Cf. bibliographie B2, 48, 49, 50.

3 Si possible, un arbre réel avec lequel on entretient des relations positives (chêne, marronnier, séquoia, ginkgo...).

et engendré dans le Territoire de la Stabilité[1]. »

- Des variantes utilisent les bras pour symboliser :
  - la croix (bras tendus sur les côtés, paumes vers le ciel) ;
  - la cime dressée de l'arbre (bras levés, mains jointes, doigts pointés vers le ciel) ;
  - la prière ou le salut (mains jointes devant le cœur, la gorge, le front…).

Bénéfices

- Stimulation des centres neurologiques de l'équilibre (cervelet, oreille interne, centres ostéo-articulaires et musculaires intéroceptifs…).
- Assouplissement de l'articulation de la hanche.
- Épanouissement de la confiance et de l'affirmation de soi.
- Harmonisation très utile aux personnes cyclothymiques, instables, maniaco-dépressives (faire pratiquer durant les phases de stabilité), lunatiques, dystoniques…

1 Ce territoire, pour les ésotéristes, correspond à *Binah*, sphère kabbalistique très élevée, liée à Saturne et aux *24 vieillards* des Écritures.

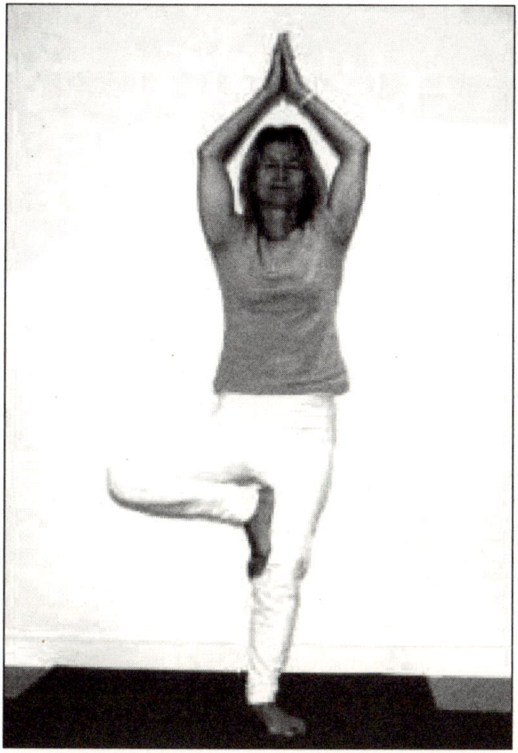

47 •

Variante de l'arbre « cime dressée ».

32. Chien et chat

Posture dynamique simple, agréable, très polyvalente au plan physiologique (vertébral, viscéral...) et psycho-énergétique.

Pratique

- Se placer à quatre pattes, sur une surface ne risquant pas de blesser les genoux.
- Les cuisses et les bras sont verticaux (vérifier dans un miroir).
- En soufflant à fond et très lentement, faire le gros dos (chat) en basculant le bassin (pubis remonté vers le menton), en serrant les fessiers et en poussant sur les bras. La tête suit le mouvement, menton au sternum.
- Après avoir expiré à fond, inspirer doucement en creusant le dos (chien), des lombaires aux dorsales. La tête suit le mouvement mais les cervicales ne forcent jamais la cambrure (danger en cas d'arthrose). Préférer un grandissement des cervicales à une remontée trop poussée de la tête vers l'arrière. Bien *ouvrir* le plexus solaire (estomac) sans plier les bras pour autant.
- Alterner ensuite paisiblement les étapes 3 et 4 durant 1 à 5 minutes.

48 •

Chien et...

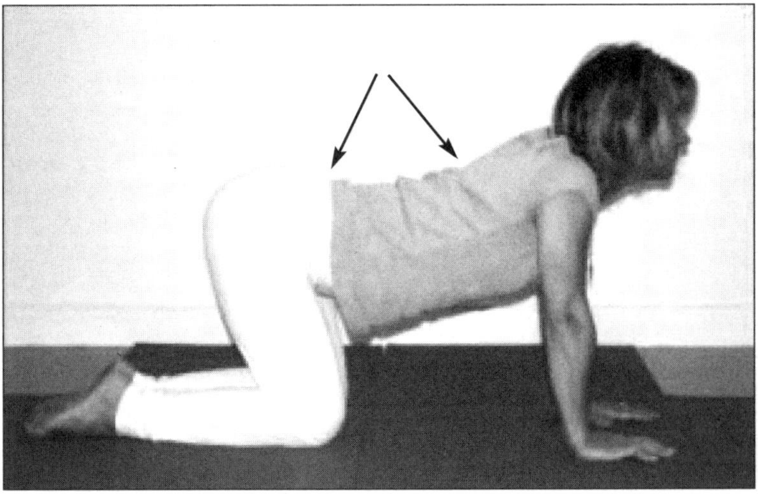

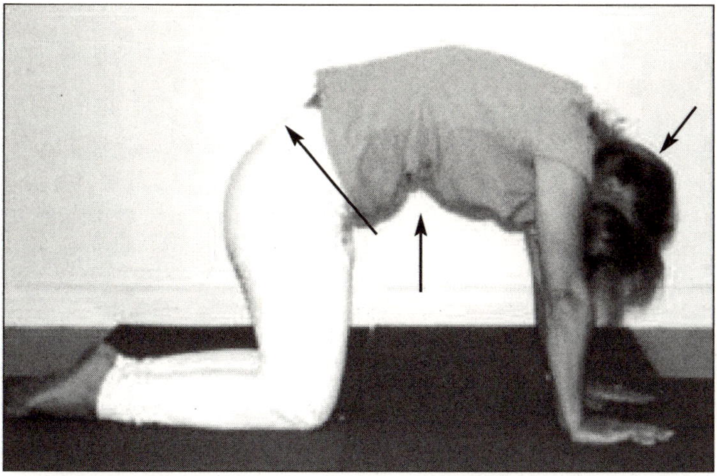

48 bis •

... *chat*

Variante

- Pour rendre l'étape 4 plus efficace et mieux développer la conscience du schéma corporel :
  - Basculer tout d'abord, et uniquement, le bassin.
  - Continuer d'accueillir la cambrure pour les lombaires et le milieu du dos.
  - Rapprocher les omoplates en reculant les épaules (sans rentrer la tête dans les épaules, celles-ci doivent rester basses par rapport à la tête).
  - Étirer les cervicales vers le haut et l'avant (grandissement plutôt que cambrure).
- La phase 3 du chat peut être décomposée de la même façon (travail au miroir ou supervision d'un professionnel souhaitable).
- Travailler les yeux clos, en se concentrant essentiellement sur son *ressenti* corporel.
- Respirer bouche fermée, en freinant à peine l'air par la glotte, ce qui fait émettre un très léger bruit de friction. Cela permet de mieux contrôler le rythme très lent de l'exercice ainsi que la synchronisation des enchaînements.
- Imaginer toutes les articulations en action, comme *bien huilées*, souples, confortables. S'inspirer du symbolisme du peuplier dans le vent, du chat qui s'étire, du sac et du ressac des vagues, tout en fluidité et en conscience.

Bénéfices

Ce grand classique du yoga et des gymnastiques douces déborde de bienfaits *anti-âge* :

1 Les disques intervertébraux sont composés à plus de 85 % d'eau.

- Assouplissement de tout le rachis.
- Libération des tensions qui limitent les mouvements du bassin et le bloquent souvent en position postérieure (cambrure).
- Irrigation puissante de la musculature superficielle et profonde du dos et des chaînes ganglionnaires para-vertébrales (neuro-végétatives).
- Étirements des disques intervertébraux qui, sans la contrainte de la pesanteur, tendent à mieux s'irriguer[1] et se régénérer.
- Puissante gymnastique du muscle diaphragmatique (respiratoire).
- Tonification de la ceinture abdominale (sur les expirations).
- Libération des tensions, voire des émotions stockées au niveau des plexus solaire et mésentérique (3e et 4e chakras pour le yoga).
- Irrigation alternée du crâne donc bienfaits des postures inversées modérées.
- Amélioration du transit intestinal, de la vidange gastrique, de la libération biliaire et pancréatique…
- Normalisation des fonctions liées au petit bassin (menstruations, libido, hémorroïdes…).

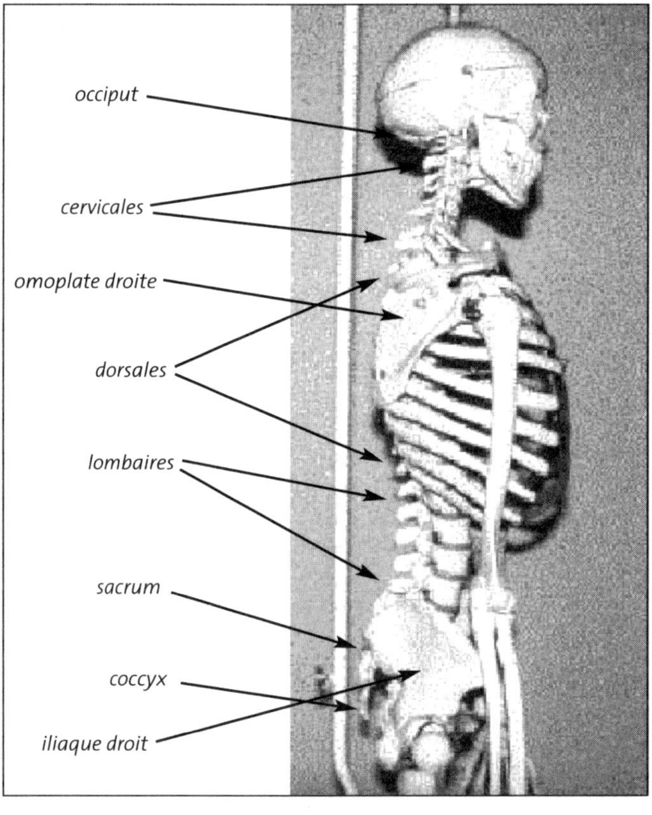

49 •

Squelette humain.
(Noter les courbures naturelles des cervicales, des dorsales et des lombaires.)

33. Torsion assise

Cette posture (nommée en sanscrit Ardha Matsyendrâsana, du nom du grand Rishi[1] l'ayant inventée) est la plus puissante des grandes torsions.
Elle se pratique traditionnellement au sol, mais ici sur un siège, car il est souvent nécessaire d'épargner les genoux devenus fragiles.

1 Littéralement, les Rishi étaient les sachants de l'Inde classique. On les considère comme les pères inspirés, fondateurs des yogas.

Pratique

- S'asseoir sur un siège assez ferme à la surface bien plane, jambes un peu ouvertes afin de bien placer le bassin en légère cambrure. *Le bassin doit rester fixe* tout au long de l'exercice.
- Placer les mains à plat sur les cuisses et redresser le dos en étirant seulement les cervicales (l'arrière du crâne « pousse le ciel », le menton rentre naturellement). Les épaules sont basses.
- Respirer lentement, amplement et consciemment, en visualisant le travail accompli.
- Sur une lente expiration, enchaîner une torsion complète vers la gauche :
  - des yeux,
  - puis de la tête, sans pour autant lever le menton,
  - puis des épaules et du tronc (dorsales et lombaires).
- Pour vriller plus complètement le tronc, s'aider des *mains qui font levier* : la main droite vient saisir l'extérieur du genou gauche et tire sur cet appui ; la main gauche passe dans le dos et vient s'accrocher, par sa face supérieure, au flanc droit, second levier.
- À la fin de l'expiration, la torsion est complète mais le bassin est resté fixé ainsi que les jambes et les pieds.
- Revenir doucement (toujours *le film au ralenti*) en inspirant sans forcer le souffle, puis changer de sens de rotation.
- Pratiquer au moins 3 à 9 fois dans chaque sens.

Clés psycho-énergétiques

- Au début, s'aider en pratiquant à califourchon sur une chaise, afin de mieux bloquer le bassin.
- Maintenir les épaules bien basses tout au long du travail.
- Pratiquer les yeux clos.
- Imaginer que le tronc est *tire-bouchonné* sans efforts, autour d'un axe central vertical (le rachis), tantôt

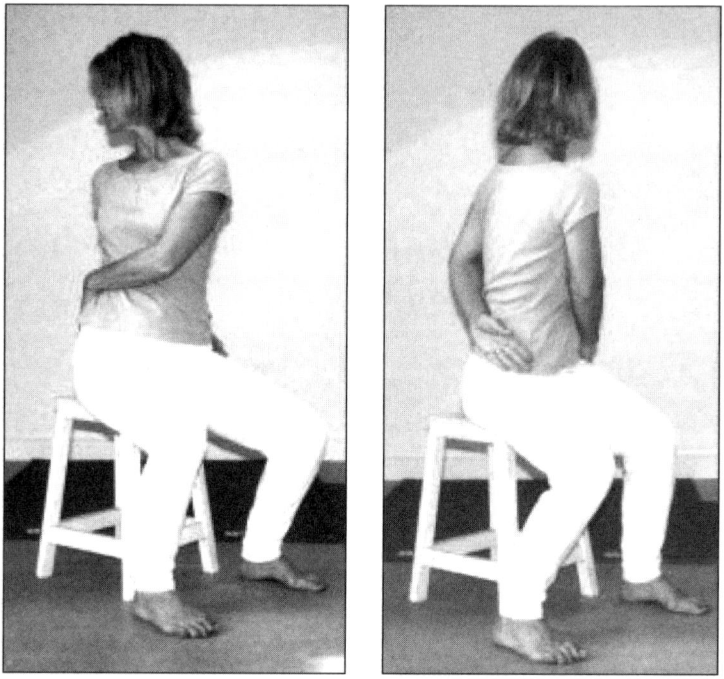

50 •

Torsion assise.

à gauche, tantôt à droite, et qu'il gagne en fluidité à chaque nouvelle torsion.

- Ne pas hésiter à contracter les abdominaux pour expirer à fond, de même que le périnée (muscles et sphincters du plancher pelvien) à la fin des torsions.
- Ne pas s'inquiéter si de petits craquements se produisent dans le mouvement ; modestes signes d'auto-ostéopathie, ils correspondent simplement au déplacement de bulles d'air dans les capsules articulaires.
- Une variante assis sur les talons (dite « posture japonaise ») est tout à fait possible, mais elle limite considérablement le sang de retour dans les membres inférieurs et est déconseillée aux personnes souffrant d'embonpoint et de toute fragilité circulatoire des jambes.

Important

Il est nécessaire d'intégrer que pour des raisons de physiologie posturale et d'aplomb, les courbures naturelles et les conseils de bascule de bassin diffèrent vraiment en position debout et assise. Debout, presque tout le monde a intérêt à effacer la cambrure en maintenant une légère rétroversion du bassin. Assis (au sol ou sur une chaise), c'est le contraire, et il est souhaitable de respecter la lordose physiologique, voire d'en accentuer un peu la cambrure. Celle-ci permet l'alignement et l'empilement correct des vertèbres tout en libérant le souffle abdominal.

Bénéfices

- Détend, irrigue, régénère, vivifie toute la colonne vertébrale sans danger (puisque le travail se fait dans l'axe).
- Ses effets réjuvénateurs s'expliquent par l'afflux sanguin important ressenti pendant l'exercice, venant nourrir et drainer les muscles, mais surtout les vertèbres et tous les nerfs s'en échappant (nerfs paravertébraux), ainsi que les chaînes de ganglions sympathiques de chaque côté du rachis.
- Réajuste naturellement un grand nombre de blocages (sub-luxations des chiropracteurs et ostéopathes), en particulier des lombaires. Souverain pour prévenir et accompagner la restauration des dos sujets aux sciatiques et lumbagos.
- S'oppose aux fréquentes sacralisations des dernières lombaires (ossification néo-arthrosique du bas du dos).
- Stimulation des glandes surrénales et des reins.
- La compression alternée des viscères bénéficie bien entendu au péristaltisme intestinal, ainsi qu'au foie et sa vésicule, au pancréas, à la rate, aux nombreux ganglions lymphatiques de l'abdomen, à la circulation mésentérique (intestinale)...
- S'oppose à la cellulite et à l'adipose du ventre.

51 •

Torsion (Ardha Matsyendrâsana) dans sa version yoguique traditionnelle[1].

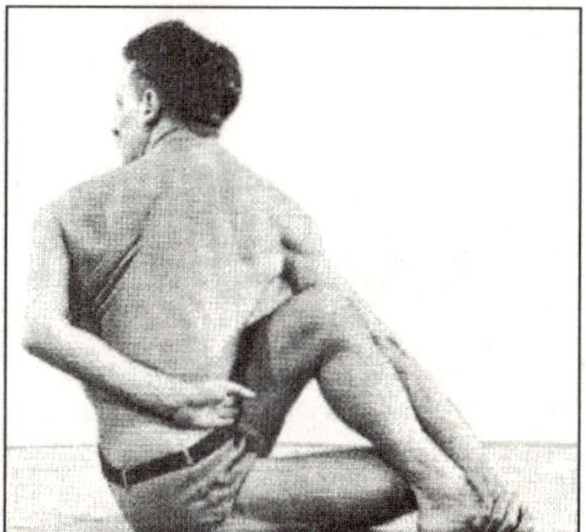

1 Hommage à André Van Lisbeth, in *J'apprends le yoga*, Flammarion, 1968.

34. Pour les doigts

Les jeux de mains ne sont sûrement pas que des jeux de vilains, et prendre soins des articulations de ses doigts fait partie des exercices s'opposant à leur vieillissement.
On retrouve quelques-unes de ces clés d'hygiène articulaire quotidienne dans les pratiques du do-in[1] par exemple.

1 Auto-massage et auto-réveil articulaire japonais, très conseillé. Les professeurs de shiatsu l'enseignent souvent.

Pratique

(Assis ou même sur la balancelle.)

- Frotter énergiquement les mains l'une contre l'autre, à hauteur des yeux.
- Serrer les poings et tendre les doigts à fond, rapidement, bras tendus vers le ciel, pendant 10 secondes.
- Poings serrés, faire tourner les poignets 10 fois dans un sens, 10 fois dans l'autre.
- Avec la main droite, fléchir la main gauche à fond, puis la redresser (tension normale le long des ligaments) ; 3 fois.
- De même, faire tourner la main gauche à fond dans un sens et dans l'autre ; 3 fois.
- Étirer un à un les doigts, en glissant de leur base à leur extrémité. Attention : doucement pour le pouce, plus fragile à ce geste.
- *Tire-bouchonner* les doigts un à un (doucement pour le pouce).
- Poncturer (pincer fortement) chaque doigt, latéralement, de sa base jusqu'à son extrémité. Masser sur place le centre de la main, assez puissamment.
- Insister avec les ongles pour travailler latéralement à la racine des ongles (points d'énergie importants).
- Poncer, c'est-à-dire masser fortement sur place en tournant, le centre de la main, le mont Thénar (mont de Vénus, à la base du pouce) puis tous les monts (à la base des autres doigts).
- Battre des mains (comme un enfant qui imite un oiseau

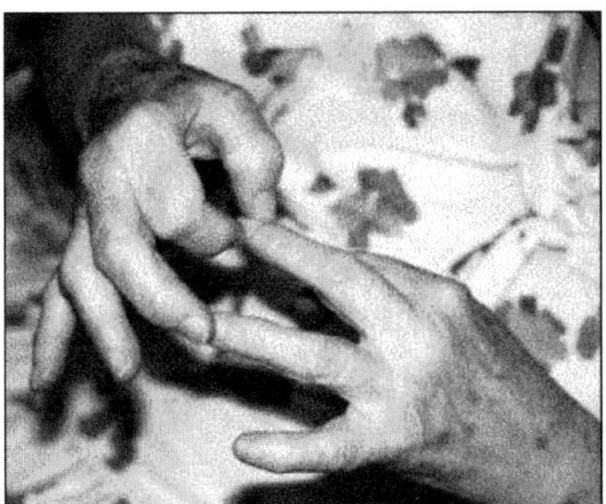

52 •
Pincer la racine des ongles.

ou qui éclabousse l'eau de son bain).
- Faire de même avec l'autre main.

Clés psycho-énergétiques
- Veiller à respirer librement pendant tout le travail et à garder les épaules basses[1].
- De nombreux méridiens d'acupuncture descendent des doigts (énergies *yang*) vers le bas du corps, et d'autres y remontent du bas du corps (énergies *yin*),
ce qui peut expliquer un peu de l'efficacité de ce travail pourtant simple.
- Imaginer, les yeux clos, que les mains deviennent lumineuses[2] pendant les exercices, radiantes, souples, régénérées !
- À la fin, sentir l'intense vivification qui irradie dans les mains. Celles-ci semblent même plus grandes…

Bénéfices
- S'oppose à l'arthrose des doigts, à la dégénérescence scléreuse des tendons et ligaments (canal carpien).
- Utile aux personnes souffrant de mains glacées (acrocyanoses, phénomène de Raynaud).
- Limite l'apparition et le développement des rides des mains et des taches pigmentaires de vieillesse.
- Maintient la force dans les mains.

1 Ne pas confondre lever les bras, ce qui mobilise surtout les deltoïdes (muscles à l'extérieur des épaules) et lever les épaules (ce qui mobilise les trapèzes, au-dessus des épaules). Tester les deux mouvements : il est possible de lever un bras en gardant le trapèze supérieur souple à la palpation.

2 Se souvenir du doigt de E.T. ou des personnages lumineux du film *Cocoon*.

35. Pour les orteils

Bonne occasion de se réconcilier avec ses pieds, ces porteurs fidèles, humbles conducteurs du chemin, prisonniers silencieux des chaussures, bêtes extrémités[1].

Il est intéressant de voir, dans les villages de l'Inde, nombre d'ancêtres qui massent, étirent, jouent avec leurs orteils machinalement, devant leur maison à la fin du jour.

1 Que vénèrent pourtant les spiritualistes d'Orient (pieds sacrés du Bouddha) ou d'Occident (lavement des pieds).

Préparation

Niveau 1

Adapter aux pieds les points 3 à 9 de l'exercice 34, et terminer la série par des petites percussions au centre du pied, puis par des frictions énergiques.

Niveau 2

Comme on croise les doigts, croiser les orteils du pied gauche avec les doigts de la main droite, puis faire quelques va-et-vient. Si difficulté, huiler les orteils (au sésame ou avec quelques gouttes d'huile essentielle de lavande, de romarin ou de géranium par exemple).

Contre-indications

- Les personnes obèses ne devront pas pratiquer (les articulations ne se sont pas fortifiées en proportion de la prise de poids).
- De même, à l'évidence, celles qui souffrent d'arthrose avancée des pieds et des orteils, d'arthrite aiguë, de goutte, d'une fracture récente…
- La posture assise sur les talons n'est pas indiquée en cas de faiblesse artérielle, veineuse ou lymphatique des membres inférieurs.

53 •

Pour les orteils.

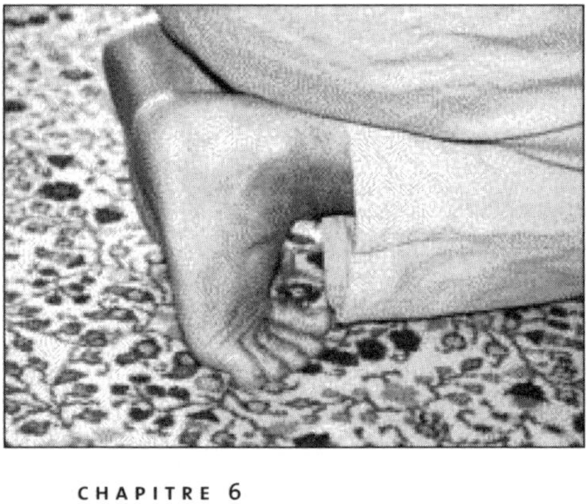

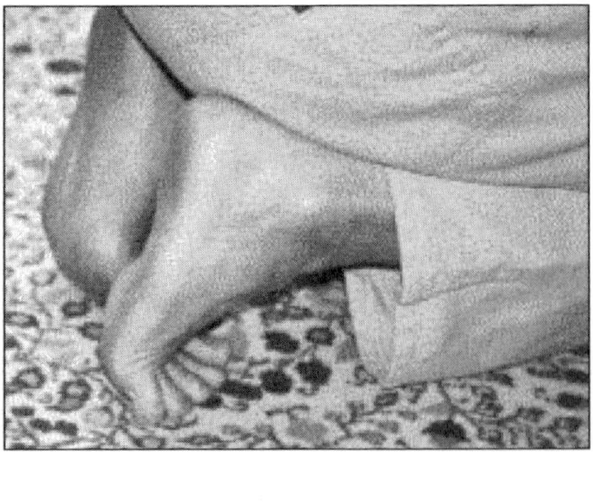

Pratique

NIVEAU 3

Cet exercice difficile est pratiqué à la fois dans le cadre des arts martiaux et du yoga. Je l'ai vu aussi adopté par des danseurs. Il peut être utile de le mimer avec les doigts sur une table pour bien l'intégrer sans faire d'erreur.

- Choisir un tapis de sol confortable (éviter les surfaces dures ou inégales). S'asseoir sur les talons, orteils en avant. Les genoux sont un peu écartés pour bien stabiliser la posture. Le dos est droit (cervicales étirée, menton légèrement rentré), les épaules basses. Les mains sont posées à plat sur les cuisses ou bien l'une dans l'autre, à la japonaise (main gauche dans main droite, paume vers le ciel, près du ventre).
- Dégager soigneusement les petits orteils qui sont souvent un peu déformés et rentrés vers l'intérieur. Les orteils sont alors correctement posés au sol, comme en éventail.
- Tâcher maintenant d'avancer de quelques centimètres les genoux un à un, ce qui oblige les orteils à s'étirer au maximum.
- Expirer lentement pendant cette extension et consciemment (respiration freinée) comme pour évacuer dans la terre la douleur plus ou moins brûlante qui monte des orteils mobilisés. (On parle de *douleur exquise*.)
- Revenir à la position de départ en inspirant, en glissant un à un les genoux vers l'arrière. Soulagement immédiat !
- Faire ainsi 3 allers et retours.

- **Contre-posture indispensable** à présent en suivant très exactement le protocole suivant :
  - Déplacer un peu du poids du corps sur la jambe droite.
  - En tenant le genou gauche, faire lentement venir le pied gauche en extension, sans que les orteils quittent leur place. On passe en fait par la position de pointe en allégeant le poids à gauche, et on place le pied gauche orteils recourbés (en griffe). Nouvelle « douleur exquise » assurée.
  - Tenir le genou gauche vers le haut, tout en redressant

54 • *Contre-posture pour les orteils.*

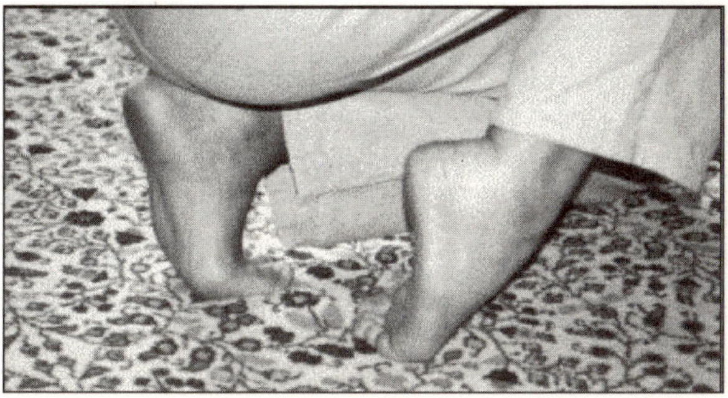

le rachis et les cervicales. Respirer profondément et *expirer au sol* la douleur brûlante. Ne pas tenir plus de 3 respirations dans cette… épreuve.

- Revenir en position de départ, en déroulant à nouveau les orteils pour se replacer comme au début.
- Recommencer pour le pied droit.
- Se lever lentement sur une expiration et faire quelques pas sans se rechausser trop tôt.
- Un exercice jambes levées peut être bienvenu pour enchaîner, ou un massage des pieds[1].

« Le plaisir appelle la douleur, et la douleur appelle le plaisir, car l'aiguille de la boussole oscille pour indiquer la route de la vie : si tu crois trouver ton bien en bloquant l'aiguille sur le signe du plaisir, la boussole est faussée et tu t'en vas à la dérive. »

Lanza del Vasto[2]

Clés psycho-énergétiques

On apprivoise ici une sorte de *douleur utile* qui, même si elle n'est pas vraiment de l'ordre de l'agréable, est perçue par le corps et la conscience attentive, comme bénéfique. Après quelques jours ou semaines d'entraînement, on ne ressent plus aucune douleur et l'exercice est devenu plaisant, intégré.

Bénéfices

- Cet exercice complète les bienfaits énergétiques du travail effectué lors de l'exercice 34.
- Devenant plus forts, les orteils résistent mieux à la marche, aux efforts et même aux mycoses[3].
- Développe la volonté, la vigilance, la détermination, le centrage.
- Stimule les organes liés aux méridiens concernés (foie, rate, vésicule, rein, vessie…).
- Très utile aux éternels « pieds gelés ».

1 Il est bon d'alterner des exercices éprouvants avec d'autres qui câlinent les organes sollicités, comme pour gratifier les cellules et ne pas mémoriser une douleur sans son contraire. Exemple : après des gestes de percussion, en massage, pratiquer des gestes d'effleurage doux.

2 In *Éloge de la vie simple*, éditions du Rocher, 1996.

3 Si un organe est mal irrigué, il est mal nourri et mal drainé de ses déchets ; il devient ainsi peu à peu de moins en moins « habité » par la conscience, moins *érotisé* disent les analystes, et se fragilise face aux infections microbiennes, virales ou mycosiques. Bien des pathologies pourraient être décodées à la lumière de ce processus bien connu des énergéticiens ou des thérapeutes somato-émotionnels.

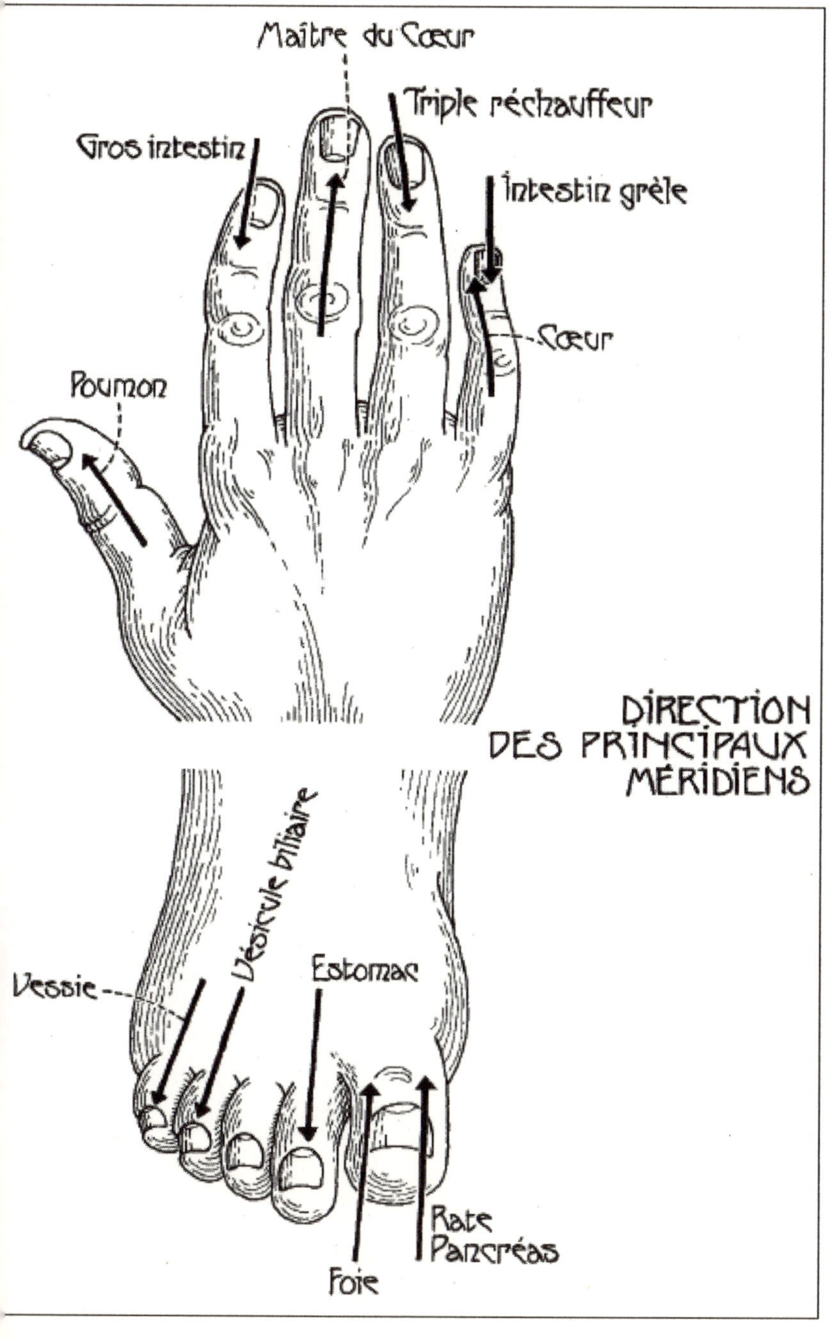

55 •

Méridiens chinois en relation avec les extrémités des mains et des pieds[1]. (Les énergies *yang* descendent vers les pieds, les *yin* montent vers la tête.)

1 In Rishi Bernard, *Do-In, l'art du massage*, Centre Européen du yoga, Paris, 1975.

36. Stimuler les reins et les surrénales

Les reins[1] sont le siège, dans la médecine traditionnelle chinoise, de l'énergie dite ancestrale. *Celle-ci correspond à la fois à notre capital-santé constitutionnel (héréditaire, génétique) et à une part de notre système défensif et adaptatif. Les reins sont donc extrêmement précieux car leur énergie peut se dilapider plus vite que se régénérer. L'image de la lampe à huile est très appropriée : si l'on peut y ajouter de l'huile tout au long de sa vie (les bons aliments, la respiration, l'ensoleillement, toutes les sources de vie à notre portée), il est impossible de changer la mèche (énergie Rein, génétique). Alors prenons soin de nos lampes[2] plus que jamais !*

1 Plus particulièrement le rein gauche.

2 Cf. parabole biblique des vierges sages et des vierges folles, très pédagogique.

Pratique

Il existe plusieurs variantes. Voici celle que nous préférons.

- Debout, pieds plus écartés que la largeur des épaules, genoux un peu pliés (position du cavalier), mains sur le centre *hara* (sous le nombril).
- Respirer calmement et lentement en conscience : accompagner le souffle essentiellement ventral, l'abdomen se gonflant un peu à l'inspiration et se rétractant un peu à l'expiration. Imaginer un point de force, quelque chose de personnel, précieux et sacré sous les mains[3].
- Inspirer largement, se pencher un peu en avant sans laisser tomber la tête (elle reste dans l'axe, cervicales étirées) et bloquer le souffle.
- Percuter les surrénales pendant quelques secondes, sans violence mais rapidement et alternativement, avec les mains *en godet* ou *en conque* (comme pour faire claquer un pétale de rose sur son poing). La zone exacte est en haut des lombes, sous les côtes flottantes, donc au-dessus des reins proprement dits).
- Cesser les percussions et souffler en lâchant les bras et la tête.
- Reprendre l'exercice 3 à 9 fois.
- Pour terminer, frotter énergiquement la même région avec le plat, voire le dos des mains, comme pour diffuser l'énergie, la répartir au large des reins.
- Retrouver la posture de départ et jouir de la sensation subtile de dilatation, de vibration, d'expansion corporelle, de régénération.

3 Selon son ressenti : point de lumière, flamme, braise, diamant, rubis, Sainte Face, Bouddha...

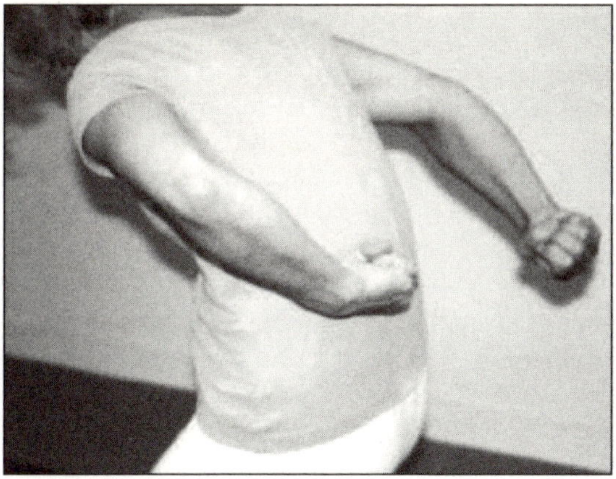 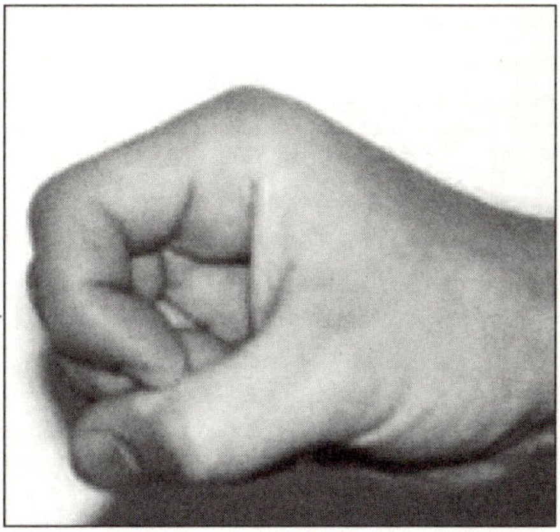

56 •

Percuter les reins. (À droite, détail du poing « en godet ».)

Clés psycho-énergétiques

Si des éjaculations trop fréquentes fragilisent l'homme, car le *ki* (l'énergie, *ch'i* ou *ji*) du sperme tient son origine dans les reins, le mouvement et le chant font harmonieusement circuler ce *ki* dans tout le corps.

Bien des traditions évoquent les reins comme une région du corps à protéger, à couvrir, à *ceindre* avant l'épreuve, le combat, l'initiation. Les ceintures des Sumotori en sont une illustration.

Bénéfices

- Dynamise, fortifie, tonifie, prépare à l'action, régénère après l'effort.
- Utile aux déprimés, asthéniques, grands frileux, insuffisants immunitaires.
- Les reins (énergétiques) sont liés à la racine du centre vital *hara*. Ainsi, percuter et frotter ses reins, c'est :
  - prendre soin de la mémoire de ses ancêtres, se réconcilier avec leur héritage biologique, voire psychologique[1] et karmique ;
  - accompagner consciemment ses capacités adaptatives (glandes surrénales pour la physiologie occidentale) et les fortifier ;
  - puiser en ses racines, oser la descente aux profondeurs du biologique et du sacré, là où sommeillent tigres et dragons ailés[2].

1 Quelle aventure pour l'Occidental moyen, assuré de son autonomie, de son indépendance et piégé bien souvent dans ses contentieux familiaux et ses secrets de famille... D'où l'intérêt grandissant pour les thérapies dites généalogiques qui fleurissent aujourd'hui et invitent à faire la paix avec les générations passées.

2 Aïvanhov O. M., *La puissance sexuelle ou le dragon ailé*, Prosvéta, 1990.

37. Rotations de la taille

Attention, simple et porteur de nombreux bienfaits, cet exercice doit être exécuté très prudemment par les personnes souffrant de lombalgies ou de tendances aux sciatiques. Toutefois, les indications précises qui suivent permettent une réalisation sans danger :

- *Ne pas insister et cesser la pratique à la moindre sensation de pincement ou d'écrasement lombaire.*
- *Il est essentiel de pratiquer en maintenant la conscience d'une réelle* extension *de tout le dos, et jamais d'un* tassement. *Imaginer qu'on grandit, quelle que soit la position durant les rotations.*

Pratique

- Debout, bien campé sur les jambes, largement espacées, genoux à demi fléchis (posture du cavalier).
- Le bassin est un peu rétroversé (fessiers effacés, pubis à peine monté vers le menton), les épaules basses, les cervicales un peu étirées comme pour tous les exercices vus précédemment.
- Travailler les yeux mi-clos.
- Mains sur les hanches, prendre conscience d'une respiration ample et tranquille.
- Exécuter de petites circonvolutions du tronc en veillant à :
  - expirer sur l'avant et inspirer sur l'arrière ;
  - bien plier les genoux, surtout sur les demi-cercles avant, afin de protéger les lombaires ;
  - durant les demi-cercles arrière, bien serrer les muscles fessiers et remonter le pubis le plus possible vers le menton ;
  - durant ces mêmes phases, ne pas chercher à cambrer au niveau des lombaires, mais plutôt au niveau des dorsales, entre les omoplates (voir photo) ;
  - garder la tête dans l'axe, l'essentiel se déroulant au niveau de la taille et non des cervicales.
- Ne pas dépasser 9 tours dans chaque sens.

Clés psycho-énergétiques

Classique assouplissement sportif, commun à de nombreux cours de gymnastique, de musculation, de danse ou d'arts martiaux, cette pratique a des implications énergétiques qui dépassent l'objectif de souplesse.

C'est la médecine ayur-védique qui explore cette posture nommée en sanskrit « Utthita Kumdhakâsana », l'une des clés propres à vitaliser le centre abdominal (*hara*, 2e chakra) et sa racine vertébrale lombaire.

Bénéfices

- Assouplissement évident de la zone dorsolombaire, dans ses aspects musculaires, tendino-ligamentaires et vertébraux.
- Tonification de la sangle abdominale (muscles obliques et transverses).
- Auto-massage viscéral intéressant les intestins, l'estomac, le foie, la rate, le pancréas.
- Irrigation et vitalisation optimales des lombes (muscles lombo-sacrés, carrés des lombes) et des reins.
- Au plan énergétique et subtil, vitalisation du centre de l'équilibre (*hara*) et de sa racine (au niveau de la 2e lombaire) d'où :
- Gain en puissance d'action, en fertilité, stabilité, enracinement.
- Peut très favorablement être enchaîné par l'exercice où l'on percute les reins (36).

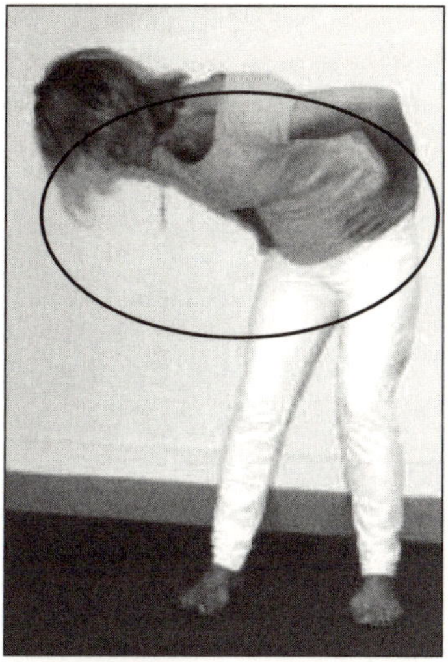

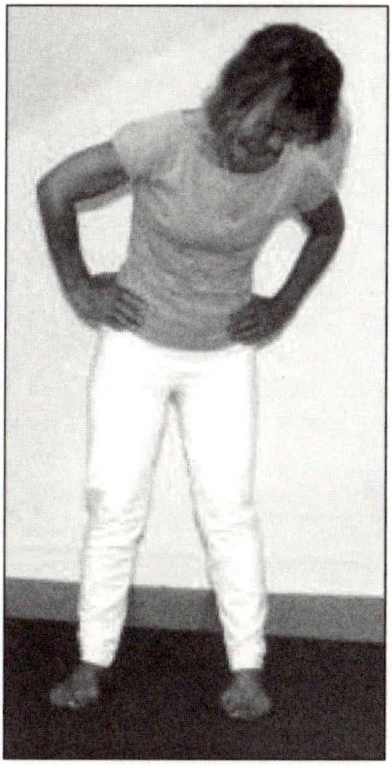

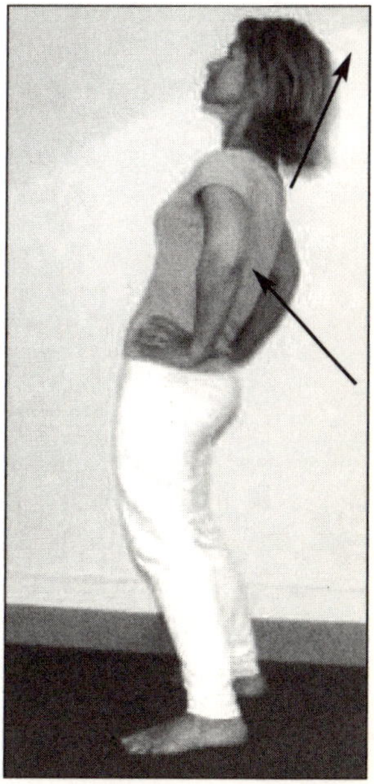

57 •

Rotations de la taille.

Bien respirer pour bien vivre

Chapitre 7

Comment traiter des clés de longévité et des conseils de santé holistique sans développer quelque peu l'art du souffle ? Pas une discipline traditionnelle ne néglige la respiration : depuis le yoga jusqu'aux arts martiaux, en passant par la méditation zen, la danse ou les pratiques corporelles soufies ou zoroastriennes[1], le souffle est systématiquement enseigné. Sauf exception[2], les pratiques spirituelles occidentales sont plus discrètes, voire muettes à ce sujet, comme si respirer d'une façon particulière ramenait *trop* au corps et à la matière. À moins que la raison ne réside dans un désir d'occulter les clés opératives de certains exercices, le souffle en demeurant bien souvent le sésame. Heureusement, bien des enseignements spirituels délivrés au XXe siècle ont su tenir compte de la respiration[3], et, plus récemment, toutes les gymnastiques dites douces l'ont clairement intégrée ainsi que de nombreux sports et le chant professionnel.

On peut vivre plus de 40 jours sans manger, 4 à 6 jours sans boire[4], mais seulement 4 à 5 minutes sans respirer.

> *« Un sujet sain consomme 126 000 litres d'air dont 26 000 litres d'oxygène chaque 24 heures. Chaque inspiration idéale doit livrer près de 5 litres d'air, soit 90 litres par minute, 5400 litres par heure. »* (Dr Salmanoff)

1 Cf. les ouvrages du Dr Hanish et la respiration mazdéenne.

2 Exercices spirituels de saint Ignace de Loyola, de maître Eckart, philocalie orthodoxe...

3 Exercices de recentrage de K. Graf Dürckheim, anthroposophie de Rudolf Steiner et son *eurythmie* ; *paneurythmie* de Peter Deunov puis O. M. Aïvanhov, exercices spirituels de Gurdjieff, de maître Philippe de Lyon, d'Abd-Ru-Shin, d'Annie Besant...

4 Si la naturopathie intègre volontiers l'utilisation de jeûnes hygiéniques et thérapeutiques, ces records ne doivent être aucunement envisagés sans supervision professionnelle.

Que contient l'air ?

Selon le professeur Raymond Lautié, même si le taux d'oxygène se situe habituellement entre 15 % (haute montagne) et 21 % (plaine), l'homme entre en hyposphyxie s'il subit souvent un air dont le taux de gaz carbonique dépasse 0,06 %. C'est, hélas, aujourd'hui le cas de nombreuses cités, de zones urbaines ou industrialisées, surtout par temps chaud ou en absence de vent, où les taux dépassent alors 0,10, voire 0,14 % !

L'air contient 20 % d'oxygène, 70 % d'azote et 10 % d'un complexe de gaz neutres (néon, fréon, krypton, hélium, argon), un peu de vapeur d'eau, des arômes, mais aussi une majorité d'indésirables : CO_2, acide nitreux, acide formique, ammoniac, ozone, amiante, fumées, suies, goudrons, cyanure, plomb, poussières, cendres, moisissures, pollens et spores, composés chlorés, sulfurés, bacilles...

On compte zéro bacille (microbe)/m³ dans l'air de la pleine mer.
5 à 6 en rase campagne verte.
100 000 place de l'Étoile à Paris, un vendredi à 18 h.

Les capacités respiratoires normales (ou amplitudes)

On doit distinguer le petit volume *courant* (VC), correspondant au volume habituellement utilisé au repos. Il est de 0,5 litre.

Lorsqu'on inspire à fond, comme avant de soupirer, on intègre un volume de 3 litres ; c'est l'*inspiration forcée* ou volume de réserve inspiratoire (VRI).

Lorsqu'on décide de vider à fond les poumons, on expire entre 1 et 1,5 litre ; c'est l'*expiration forcée* ou volume de réserve expiratoire (VRE).

VC, VRE et VRI constituent la *capacité vitale*.

Il reste toujours un volume dit *de réserve*, partiellement brassé à chaque respiration, et qui évite que les alvéoles pulmonaires ne se collent. Ce volume est de 1 à 1,5 litre.

Au total, une respiration complète (de l'expiration maximale à l'inspiration maximale) brasse donc 4,5 à 5 litres d'air. Bien entendu, ces mesures dépendent de l'âge, de la morphologie et de l'entraînement. Chez la femme, il faut diminuer de 10 à 15 % ces volumes.

Pour rêver un peu, notons les volumes respiratoires des plus fameux nageurs et plongeurs en apnée :

- 7 litres pour Jacques Mayol ou Pelizzari ;
- 9 litres pour Stéphane Caron.

Le rythme respiratoire

Le rythme respiratoire est assez constant chez l'adulte au repos, de l'ordre de 14 à 16 ventilations par minute. Mais on note avec étonnement qu'il était de 13 à 15 dans les livres de physiologie publiés dans la première moitié du XXe siècle... Ce qui invite à réfléchir sur l'impact du stress, croissant de génération en génération, et inducteur évident d'accélération.

Le rythme respiratoire semble biologiquement lié à la longévité des espèces : celles qui vivent le plus longtemps (tortue, éléphant, dauphin...) respirent le plus lentement. À l'opposé, les insectes ou les oiseaux, qui ont l'espérance de vie la plus courte, respirent très rapidement (une respiration par battement d'aile par exemple). L'éphémère ne vit ainsi que quelques heures... Cette constatation a peut-être nourri l'intuition des grands sages de l'Orient qui enseignent l'art de la maîtrise du souffle[1] et insistent pour qu'on *économise* ses respirations, celles-ci nous étant pour ainsi dire *comptées*.

> *« La respiration est la grand témoin de la vie, le lieu où se réalise l'attitude fondamentale de l'homme en tant que transparence à l'Être divin »*
>
> K. Graf Dürckheim[2]

Les lieux (ou sites) respiratoires

Même si le diaphragme, muscle respiratoire principal, effectue toujours le même mouvement de pompe verticale, il est possible de distinguer en particulier :

- la respiration dite *thoracique*, ou pulmonaire, ou encore haute, où c'est la poitrine qui se gonfle et se dégonfle visiblement ;
- la respiration dite *abdominale*, ou ventrale, ou encore basse, où c'est le ventre qui se gonfle et se dégonfle comme un ballon.

On peut affiner encore cette simple classification binaire en distinguant :

- la respiration dite *claviculaire*, visible lorsqu'on inspire très à fond et mobilise le haut de la poitrine, le sommet des poumons, sous le cou, au niveau des clavicules ;
- la respiration dite *solaire*, visible essentiellement au repos, lorsque seule la région de l'estomac est animée de petits mouvements ;
- la respiration dans le *hara*, plus basse que la précédente et identique à la respiration ventrale, qui implique la zone située entre le nombril et le pubis ;
- la respiration dire *rénale* où les lombes participent à la respiration abdominale, comme si toute la ceinture se dilatait à l'inspiration et se rétractait à l'expiration.

1 Une nuance importante peut être perçue entre le *contrôle*, évoquant la volonté crispée de l'ego, et la *maîtrise* ou « art du maître », ce dernier étant libéré des récupérations égotiques (performance, compétition, désir intéressé, quête de pouvoir...), il est devenu *respiré*.

2 « Dieu au cœur de mon souffle », dialogue inédit, revue *Le Chemin*, éditions Béthanie, Prieuré de Saint-Thiébault, 54 680 Gorze.

1 Exceptée la *claviculaire*, rarement conseillée.

Lorsque la respiration mobilise l'ensemble de ces zones[1], on parle de respiration *complète*.

Voici une proposition de correspondance :

- normale dans l'action : thoracique ;
- normale au repos : solaire ;
- à cultiver : abdominale, rénale, *hara*, complète.

Observons la respiration de ces cas particuliers :

	Thoracique	Solaire	Ventrale & *hara*	Rénale
Sommeil	rêve seulement	sommeil profond		
Colère	oui			
Peur	oui			
Chant	parfois	oui	oui	souhaitable
Méditation			oui	
Arts martiaux			oui	souhaitable
Sensiblerie, hypersensibilité	oui		souhaitable	souhaitable
Asthme	oui		souhaitable	souhaitable
Enracinement, stabilité, équilibre, puissance			oui	oui

Le stress modifie systématiquement le souffle dans ses 3 paramètres :

- La respiration *monte* de la zone basse à la zone thoracique.
- Elle accélère ou se noue (blocages, apnées).
- Elle s'amplifie (hyperventilation des émotifs spasmophiles par exemple ou des emphysémateux anxieux) ou se réduit (inhibition de l'inspiration et/ou de l'expiration).

Il est donc aisé de comprendre pourquoi les thérapies psycho-corporelles (somatothérapie, bioénergie, sophrologie, psychothérapies d'inspiration zen, chant, gymnastiques douces…) invitent à :

- accueillir et installer plus souvent le souffle dans la zone abdominale (sauf course à pied par exemple) ;
- ralentir et réguler son rythme (se rapprocher de 10 à 12 souffles par minute par exemple) ;
- libérer l'amplitude optimale nécessaire selon les activités du moment.

Le tableau suivant propose des correspondances psychologiques et spirituelles sur lesquelles méditer.

	Clés négatives	Clés positives
Zone tête, nuque et épaules (neuropsychique)	Anxiété, doutes, ruse, tergiversations, illusions, rumination mentale, croyances négatives, pensées ténébreuses et égotiques... Responsabilité/culpabilité (épaules)...	*Paix du mental.* Sagesse, discernement, lucidité... États supérieurs de conscience (synthèse, inspiration, méditation, révélations, intuitions)...
Zone thoracique (cœur + poumons : rythmique)	Angoisses, passions, colère, sensiblerie, hypersensibilité, amour égotique (attachement, harcèlement, dépendance, jalousie...), sentimentalisme, romantisme et relations sado-masochistes...	*Paix du cœur.* Amour inconditionnel, joie, compassion, miséricorde, pardon, fraternité...
Zone abdominale et pelvienne (métabolique)	Peur, lâcheté. Indolence, impuissance, stérilité. Instabilité, décentrement, déracinement. Insécurité. Pulsions déstabilisantes. Force égotique (pouvoir personnel)...	*Paix du corps et centrage dans le hara.* Confiance, vigilance, créativité et pouvoir formateur. Stabilité, enracinement. Instincts justes. Sécurité inconditionnelle. Puissance spirituelle...

Respiration volontaire ou involontaire ?

La respiration est pour ainsi dire la seule fonction humaine pouvant être abandonnée à nos automatismes physiologiques, par exemple, en dormant, mais pouvant aussi passer sous le contrôle de la volonté, par exemple, retenir son souffle un moment ou l'allonger pour souffler une bougie d'anniversaire.

Ayant observé ces évidences avec sagesse, les anciens ont tiré des conclusions audacieuses mais qui se révèlent justes à l'expérience : en intervenant volontairement sur la respiration, plutôt qu'en la subissant comme le font les animaux, on peut modifier positivement les automatismes de notre physiologie. Ainsi par exemple, *ralentir consciemment* le souffle :

- abaisse le rythme cardiaque et la tension artérielle, en modérant la branche orthosympathique du système nerveux végétatif (autonome) ;
- neutralise une part de la perception de la douleur ;
- apaise les fluctuations[1] du mental et en oriente la concentration ;
- modère les ardeurs des éjaculateurs précoces ;
- apaise les émotions jugées parasites (trac, angoisses...).

1 « *Cet incessant caquetage du mental* », disait Krishnamurti.

Les *respirations anti-âge* qui suivent s'inspirent de ces principes et visent à :

- modérer et réguler les rythmes respiratoires trop rapides ou trop anarchiques (hyperventilations) qui induisent un phénomène d'oxydation (hyperoxygénation tissulaire néfaste, qui accélère le vieillissement chez les grands sportifs par exemple) ;
- intégrer une liberté de souffle dans les différentes zones physiologiques, en privilégiant la zone abdominale et rénale, pour les qualités auxquelles elles sont associées (voir tableaux ci-dessus) ;
- harmoniser ou optimiser, via le souffle, diverses fonctions neurologiques ou psychiques importantes.

« Si ton souffle est juste,
alors ta pensée est juste,
tes sentiments sont justes
et tes actes sont justes[1]. »

1 Attribué, selon les sources, à différents philosophes : Lao Tseu, le Maître de Justice (Esséniens), Zoroastre, Peter Deunov...

Quelques respirations anti-âge

38. La respiration rénale

Pratique 1

- Assis sur une chaise, se pencher en avant et placer les mains à plat sur les lombes, doigts sur la colonne vertébrale, au-dessus des reins (organes). Repérer pour cela les basses côtes flottantes (les pouces sont à la frontière entre la dernière côte et le creux des flancs).
- Inspirer en tâchant de gonfler les reins sous les mains : l'expansion de la ceinture repousse les mains sur les inspirations.
- À l'expir, la taille s'affine, et les mains retrouvent leur position de départ.

Pratique 2

- Même exercice, mais position de départ différente : se placer accroupi ou, mieux, assis sur les talons. Même position pour les mains.
- La compression de l'abdomen par les cuisses favorise nettement la dilatation de la région rénale postérieure et la prise de conscience souhaitée.

Clés psycho-énergétiques

Il s'agit ici d'*imaginer* les poumons dans les reins plutôt que dans la poitrine. La mobilisation de cette zone respiratoire paradoxale est bien connue des chanteurs d'opéra et des pratiquants d'arts martiaux. Dans sa dimension achevée, cette respiration doit s'associer à celles de toute la ceinture[1] et du *hara*.

Bénéfices

- Respiration de l'enracinement : elle est source de stabilité physiologique et psycho-

1 Imaginer pour cela qu'on désire faire craquer une ceinture trop serrée, en dilatant consciemment toute la taille.

58 •

Sentir les lombes se dilater en inspirant.

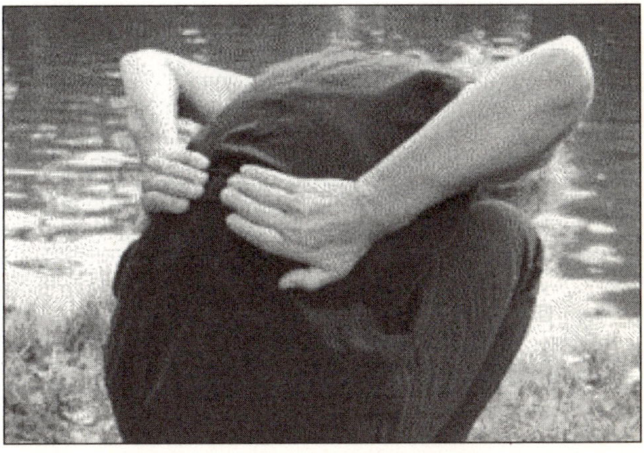

logique. Utile donc en cas de marche ou de statique instable, de même qu'en cas de comportement lunatique, cyclothymique, dystonique...

- Elle déplace les centres actifs liés au mental ou aux émotions vers le centre de l'équilibre et de la puissance spirituelle. On passe ainsi de la confiance (limitée et limitante) en soi à un *lâcher-prise* où peuvent s'accueillir instinct juste (message des cellules) et intuition juste (inspiration supérieure). On peut parler d'*alignement cosmo-tellurique* resituant l'homme, à l'image de l'arbre, entre ciel et terre, selon l'une de nos devises :

  Les pieds sur la terre,
  la tête dans les étoiles,
  le cœur avec les Hommes.

- Elle réhabilite la créativité attribuée au principe masculin, l'*animus* (au sens non mental et non émotionnel du terme), et le pouvoir formateur attribué au principe féminin, l'*anima* (fécondation et grossesse en sont les exemples les plus pédagogiques[1]).

1 *Le pouvoir formateur de la femme*, Aïvanhov O. M., Prosvéta.

39. La respiration complète

Préliminaires

- Assis, le dos droit sans effort, éventuellement soutenu au niveau des lombes par un dossier, cervicales un peu étirées et menton rentré, ouvrir suffisamment les genoux afin que la cambrure des reins soit correcte (légèrement concave).
- Poser la main gauche sur l'abdomen et la main droite sur la poitrine tout en gardant les épaules détendues et basses.

Pour mieux prendre conscience de la respiration naturelle de repos

- Soupirer une fois tranquillement et penser à tout autre chose qu'à un exercice de respiration[1] ! Normalement, seule la zone de l'estomac (au-dessus du pouce de la main gauche) témoigne de l'automatisme respiratoire, voire celle de l'abdomen[2]. La poitrine demeure absolument passive.

1 Sauf entraînement assidu, le simple fait de penser à sa respiration en modifie en effet le rythme, l'amplitude ou le lieu.

2 C'est la respiration juste de l'enfant qui dort (jeune et non stressé !) ou de tout mammifère qui sommeille.

- Pour beaucoup, cet exercice sera plus aisé s'il est pratiqué allongé, avant de s'endormir par exemple ; il sera déjà plus difficile en position assise et encore plus difficile en position debout. À tester.

Pour mieux prendre conscience de la respiration thoracique

- Amplifier simplement le mouvement du souffle sous la main droite : la poitrine s'élève à l'inspiration (au niveau du sternum) et s'abaisse à l'expiration. Rester concentré sur la région pulmonaire : rien ne bouge sous la main gauche !
- On peut aussi objectiver cette respiration en plaçant les mains à plat sous les aisselles et en sentant comment les côtes s'élargissent à l'inspiration et se rétractent à l'expiration. C'est l'exercice de l'*accordéon*.
- Respirer ainsi 3 à 12 fois, lentement, par le nez.

Pour mieux prendre conscience de la respiration abdominale

- Imaginer un ballon à la place du ventre et le laisser se gonfler doucement à l'inspiration (la main gauche avance) et se dégonfler à l'expiration (la main gauche recule). Tâcher de ne pas utiliser la poitrine durant cet exercice : la cage thoracique doit demeurer tout à fait immobile.
- Autre possibilité pour s'aider à accueillir la respiration basse : essayer de repousser la main gauche en *osant* gonfler franchement mais lentement le ventre et ramener l'abdomen en position de départ sur l'expiration.
- Respirer ainsi 3 à 12 fois, lentement, par le nez[1].

1 On peut aussi s'entraîner en pratiquant la « respiration de la pompe » : poumons à demi remplis, en bloquant la gorge (sans inspirer ni expirer), faire passer l'air de la zone haute à la zone basse alternativement. On gonfle la poitrine, et le ventre se rétracte, puis on gonfle le ventre et la poitrine se creuse. S'exercer sans violence, une dizaine de fois, avec le minimum de saccades (bien « huiler » l'exercice).

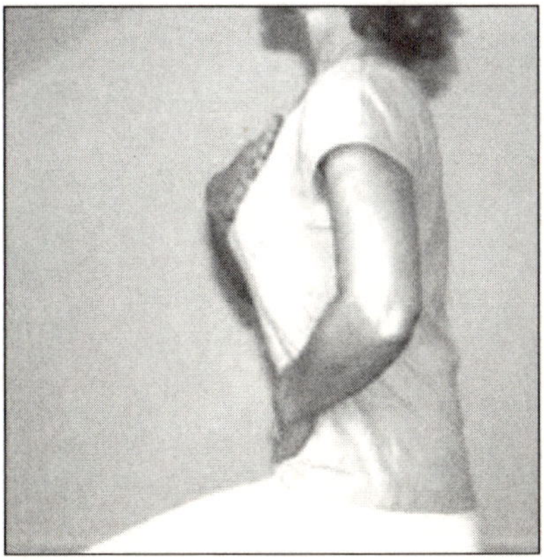

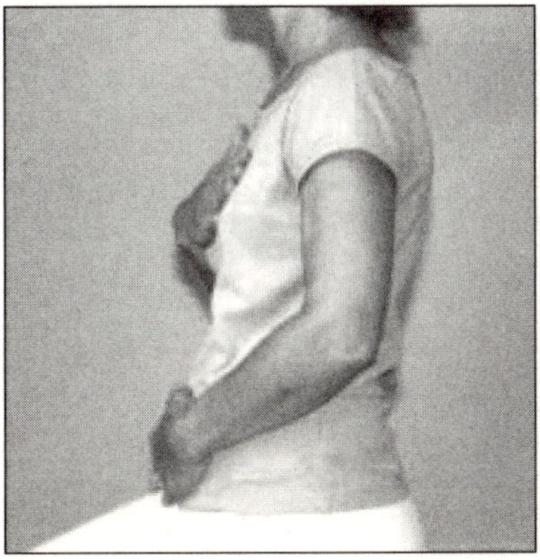

59 •

Respiration thoracique et respiration abdominale.

Pratique de la respiration complète

- À la fin d'une expiration profonde, commencer par gonfler lentement le bas du ventre et la région des reins, continuer en dilatant les basses côtes, puis écarter le thorax et lever le sternum. Parvenu à cette apnée haute, les épaules demeurent détendues, le visage aussi.
- Sensation de plénitude, jamais de surpression inconfortable.
- Pour l'expir, vider lentement le haut du buste : le sternum s'abaisse, les côtes se resserrent. Pour le moment, l'abdomen est toujours dilaté (convexe).
- Vider l'abdomen en rentrant le ventre et en serrant la ceinture. Ne pas se pencher en avant pour autant. C'est l'apnée basse.
- À pratiquer 3 à 12 fois.

Clés psycho-énergétiques

- Imaginer la respiration comme le lent remplissage d'une bouteille d'huile, où le fond se remplit tout d'abord, puis le niveau s'élève peu à peu jusqu'au remplissage complet.
- L'expiration se fait dans le sens inverse, bien que certains enseignements conseillent le contraire : c'est tout à fait acceptable mais moins compatible avec la visualisation de la bouteille.

Attention

- Ne jamais forcer l'inspiration : les alvéoles pulmonaires sont de petits sacs d'une grande fragilité dont l'élasticité est très limitée dans le sens de l'expansion. Le risque de dilatation irréversible (insuffisance respiratoire chronique et emphysème) est réel chez les adeptes de pratiques inspiratoires forcées.
- Si on pratique allongé, quelques petits vertiges peuvent se manifester chez les sujets hypotendus. Ils sont liés à la décongestion veineuse qui s'opère au niveau du crâne. On peut y remédier simplement en pratiquant avec les jambes surélevées.
- Bien « huiler » les enchaînements, comme fondus dans un même mouvement pour l'inspir et un autre pour l'expir. Éviter les saccades, les paliers.
- Plus on avance dans cette pratique et plus elle est confortable et fluide ; plus s'effacent les petites contractions parasites (surveiller attentivement les tensions pouvant se maintenir dans les fessiers, les épaules, la mâchoire, le front...).

- Bien distinguer ces tensions indésirables de la constante mais douce extension des cervicales qui garantit de ne pas se pencher sur les expirations ni de lever le menton sur les inspirations (sensation d'un élastique attaché au sommet de l'occiput, comme une marionnette).

Bénéfices

- Cette respiration, correctement pratiquée une demi-douzaine de fois, fait merveille pour chasser la fatigue à tout moment de la journée.
- Elle donne une sensation de plénitude, de présence attentive à l'environnement et prépare à l'action comme à d'autres exercices plus intériorisés.
- Elle est calmante, anti-stress, grâce au massage du plexus solaire qu'elle assure (celui-ci est notre *cerveau viscéral* et notre centrale émotionnelle).
- Exécutée avant et après les repas, voire aux changements de plats, elle assure le calme et le rythme paisible indispensables à une bonne digestion et à une bonne assimilation. Utile donc à celles et ceux qui se plaignent souvent de ballonnements, gaz, lourdeurs après les repas.
- Le brassage humoral est important, que cette respiration soit pratiquée allongé, assis ou debout. Le bénéfice cardiovasculaire est donc certain, et la circulation de retour grandement favorisée.

40. La respiration alternée

Connue aussi sous le nom traditionnel de Nadi Sodhâna Prânayâma, *voici l'une des respirations les plus bénéfiques à tous les âges de la vie. Sans aucune contre-indication, elle devrait être enseignée dès l'école primaire dans le cadre de l'hygiène et de la santé publique !*

Précautions

- Prévoir de pouvoir s'accorder une dizaine de minutes de tranquillité, assis, dos droit sans effort, éventuellement soutenu par un dossier au niveau des lombaires.
- On peut aussi, selon ses habitudes, pratiquer assis sur le sol, sur un coussin type *zafu*

60 •

Respiration alternée : ici narine droite bouchée, narine gauche libérée.

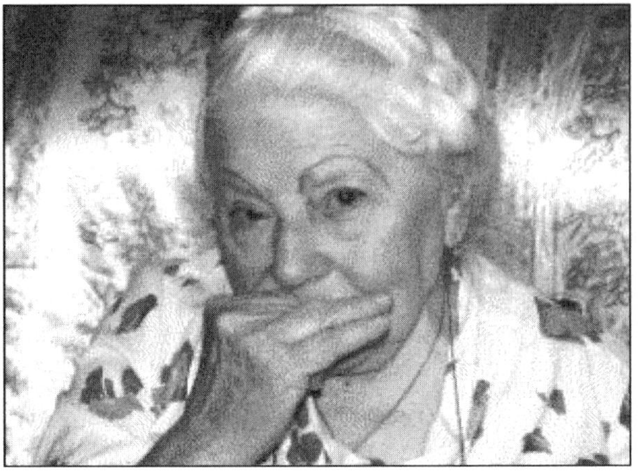

ou un petit banc type *shoggy*. Sans ces supports[1], il est exceptionnel (danseurs ou yogis entraînés) de pouvoir tenir longtemps le dos droit et le ventre libre sans s'avachir.

- Dégager toutes contraintes au niveau du col ou de la ceinture.

1 On trouvera facilement ces sièges dans les salons de type Marjolaine, Médecines douces, etc. ; ils sont utilisés depuis des siècles par les méditants zen. Pour leur pratique d'assise silencieuse, les Esséniens ou les Égyptiens les employaient aussi.

61 •

Position correcte des doigts pour pincer les narines.

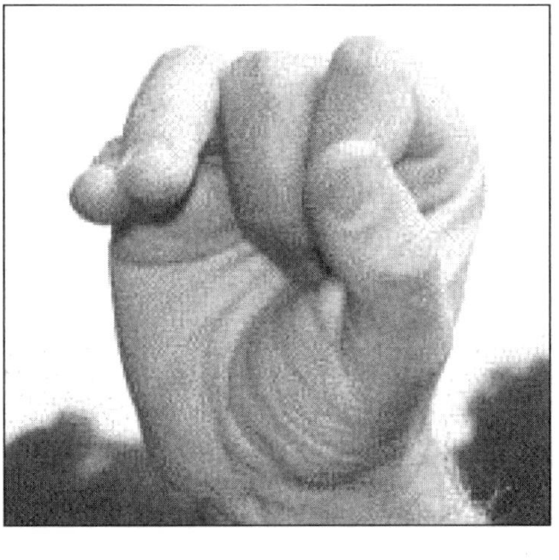

Pratique

- La main gauche est posée sur la cuisse gauche, paume vers le ciel.
- En formant une pince avec le pouce et l'annulaire de la main droite (l'index et le majeur sont repliés), on va pouvoir respirer par l'une ou l'autre narine.
- Commencer par expirer à fond, sans se pencher en avant ni baisser la tête.
- Boucher la narine gauche et inspirer franchement par la droite sur 4 secondes (respiration complète si possible, exercice 43). Aucune violence.
- À la fin de l'inspir, boucher les narines pour 8 à 16 secondes de rétention pleine (faire de son mieux et progresser de jour en jour).
- Libérer la narine gauche, puis expirer très lentement

par cette narine pendant 16 secondes si possible.
- À la fin de l'expir, boucher le côté gauche et inspirer par la narine droitesur 4 secondes.
- Continuer ainsi les alternances.
- Durée idéale de l'exercice complet : 12 alternances.

Clés énergétiques

- Ne pas pratiquer juste après un repas : l'idéal est le matin après la douche et avant le petit déjeuner, ou le soir avant dîner.
- Pour contrôler correctement le débit du souffle, il est très souhaitable de posséder la « respiration freinée » (dite « du dormeur » ou *Ujjaï*), vue précédemment (p. 95). Faute de quoi, il est quasiment impossible de faire durer à la demande les temps d'inspiration et surtout d'expiration[1].
- Éviter de toucher les narines avec les ongles, ce qui est mauvais au plan énergétique.
- Éviter de même de placer l'index et le majeur sur le centre du front, comme souvent enseigné.
- Pour s'aider à compter les 12 cycles tout en ayant l'esprit libre, utiliser le principe du boulier chinois : les phalanges des 4 doigts de la main gauche sont au nombre de 12 (4 x 3), et le pouce sert de compteur qui se déplace de phalange en phalange, tout simplement. Une fois automatisé, ce geste permet de se concentrer sur sa respiration et d'y associer éventuellement des exercices de visualisation.
- Veiller à garder les épaules basses, la nuque étirée et le menton rentré durant toute l'exécution de cette respiration alternée.

Bénéfices

Cette respiration ajoute aux bienfaits de la respiration complète (exercice 39) ceux de l'alternance :

- Elle harmonise, équilibre les polarités cérébrales cerveau droit/cerveau gauche.
- Elle harmonise en chacun la part de masculin (*animus*) et de féminin (*anima*).
- Elle régule le flux des énergies *yin* et *yang*.
- Elle équilibre ortho et parasympathique, les deux branches du système nerveux végétatif responsables de la régulation de toutes les fonctions organiques (rythme cardiaque, contractions vasculaires, digestion, péristaltisme intestinal, diamètre des bronches, etc.). En effet, on attribue aux narines des polarités pouvant se résumer sur le tableau des correspondances qui suit.

1 *Rappel :* cette respiration freine le passage de l'air au niveau de la gorge (bouche fermée) évoquant le petit bruit du dormeur (pas le ronflement, mais juste avant).

Narine gauche	**Narine droite**
Lunaire (*Shandra*)	Solaire (*Surya*)
Cerveau droit et ses fonctions (intuition, créativité, sensibilité, synthèse, mémoire des visages, imaginaire, sens artistique et esthétique, spiritualité…).	Cerveau gauche et ses fonctions (rationalisation, logique, calcul, mémoire des noms, mise en ordre et méthode, sens critique…).
Yin	*Yang*
Féminin (*anima*)	Masculin (*animus*)
Parasympathique	Orthosympathique

Comment optimiser les bienfaits de cet exercice

En allongeant de semaine en semaine les temps consacrés à l'inspiration, à la rétention et à l'expiration, mais en respectant les proportions suivantes :

- À court terme : inspirer sur 2 (ou 3), retenir sur 8 (ou 12) et expirer sur 4 (ou 6).
- À moyen terme : inspirer sur 4, retenir sur 16 et expirer sur 8.
- À long terme : inspirer sur 8, retenir sur 32 et expirer sur 16.

Les « saisons respiratoires »

On peut aussi associer à ces 3 respirations une attitude intérieure méditative pouvant s'ancrer dans un symbolisme universel :

- L'inspiration : *le printemps*, l'accueil, l'éveil... ; se concentrer sur le « oui à la vie », l'entrée de l'énergie vitale par le souffle, sa propre revitalisation ou régénération.
- La rétention : *l'été*, la plénitude, l'expansion... ; se concentrer sur la dilatation du Cœur (sa capacité d'amour inconditionnelle), l'expansion, le rayonnement de telle ou telle qualité ou vertu.
- L'expiration : *l'automne*, la chute des feuilles et du bois mort... ; se concentrer sur l'abandon de telle ou telle faiblesse, habitude négative, fatigue, toxine[1], ou bien encore sur l'intégration d'une qualité inspirée (l'automne, c'est aussi les moissons, les vendanges, l'engrangement).

1 Comme précédemment développé dans l'*Encyclopédie de revitalisation naturelle* (éd. Sully), ce travail est beaucoup plus que de l'autosuggestion et mobilise bien des processus impliqués en neurophysiologie et en psychologie transpersonnelle. Le secret demeure probablement dans cette formule d'un de mes vieux maîtres : *« Croire que, s'attendre à et faire comme si »* (Matthew Manning).

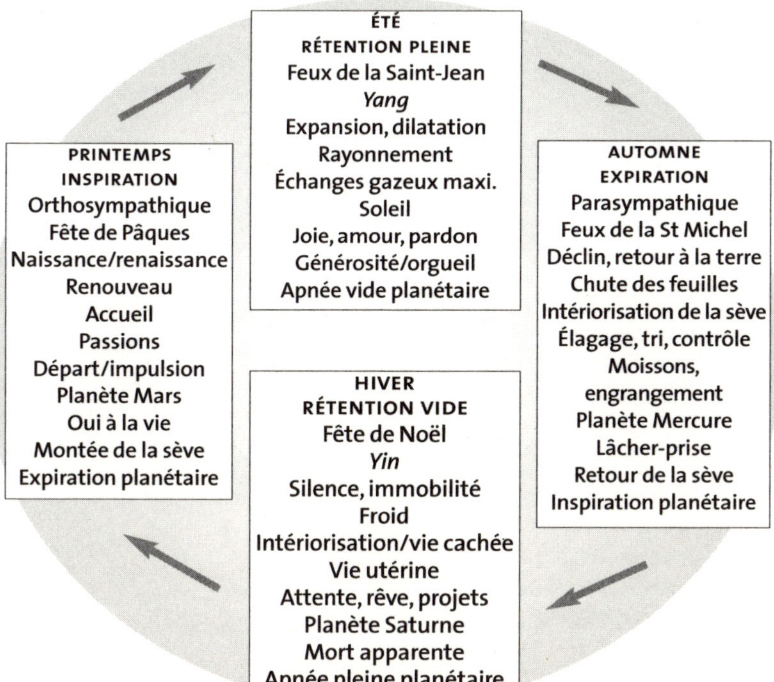

Relations symboliques entre les 4 temps respiratoires et les saisons[2].

2 Les analogies proposées ici ouvrent à la méditation ou une exploration en sophrologie par exemple. En observant soigneusement ses propres résistances ou, au contraire, ses facilités à respirer sur tel ou tel temps, on peut aussi en tirer des leçons en termes de psychologie.

41. Savoir soupirer

S'il semble banal de soupirer, il est rare d'observer consciemment un authentique soupir de qualité et de profiter consciemment de ses bienfaits.

Pratique

- Assis ou debout, préparer un grand soupir en inspirant amplement.
- Soupirer librement, spontanément.
- Apprécier la détente obtenue durant 2 ou 3 secondes de pause respiratoire.
- Renouveler 3 fois.

Clés psycho-énergétiques

Ce qu'il ne faut pas faire :

- Soupirer bouche fermée (le lâcher du soupir se fait spontanément et favorablement par la bouche).
- Soupirer par paliers, comme si l'expiration était saccadée (presque un sanglot). Manque d'huile assuré !
- Faire durer son soupir comme sur une *expiration freinée*, au ralenti : cela témoigne d'une difficulté à lâcher prise, d'une rémanence de contrôle, indésirable ici.
- Au contraire, pousser volontairement son soupir, comme pour se débarrasser puissamment de l'air, c'est en faire trop. Cette fois encore, pas de liberté, pas de soupir correct.

Les conseils pour bien soupirer

- Observer un chat qui dort paisiblement (ou un chien ou un jeune enfant) et, sans le réveiller, prendre doucement une de ses pattes et la relâcher. Elle est comme désarticulée, sans tension aucune, lourde, abandonnée, en totale confiance.
- Faire de même en jouant avec son propre bras droit à présent, tenu par sa main gauche, et essayer d'imiter cette « patte de chat qui dort » : le soupir s'exécute avec cette même passivité, cette même pesanteur, ce même abandon du souffle.
- S'exercer en « soupirant avec les épaules » : sur une inspiration profonde, les bras ballants, lever les épaules au maximum, jusqu'aux oreilles, jusqu'à l'inconfort. Puis, en soupirant, les lâcher de tout leur poids, abandonnées, lourdes, passives. Renouveler au moins 3 fois et apprécier la détente obtenue[1].

1 Ne pas oublier qu'aux épaules s'associent les surcharges de tension en général, et plus particulièrement les responsabilités et les culpabilités.

Bénéfices

- Exercice très simple mais souverain pour profiter d'une pause, d'une relaxation expresse.
- À pratiquer souvent, surtout si on travaille intellectuellement, au bureau, sur écran, chez soi, en voiture…
- Apporte une détente globale, un abandon des crispations involontaires (microcontractures parasites qui s'accumulent durant le travail).
- Peut s'affiner encore en associant au soupir l'abandon conscient de telle ou telle fatigue, de tel ou tel stress ou émotion malvenue.
- Régule toutes les fonctions biologiques souffrant d'une dominante *orthosympathique* (tout ce qui tend à s'accélérer, se tendre, se crisper face au froid, au bruit, à la douleur et à toutes les formes de stress).
- Aide au recentrage paisible.

42. Respirer pour mieux dormir

Les respirations qui suivent favorisent l'endormissement, la qualité du premier sommeil et la récupération.

Pratique 1

- Au lit (ou sur la balancelle), se préparer par une courte relaxation de base en ressentant la lourdeur des membres, un à un, puis la pesanteur de tout le corps. Imaginer par exemple que les jambes, puis les bras, le crâne s'enfoncent doucement de quelques centimètres dans du sable chaud. Visualiser la trace du corps laissée dans le sable.
- Installer ensuite la respiration basse (abdominale, ventrale) et accompagner le gonflement et le dégonflement du « ballon » ventral. La région thoracique demeure parfaitement passive, immobile.
- Cette pratique est très supérieure au comptage des moutons, et elle est conseillée à tous : la respiration abdominale ouvrant aux fonctions parasympathiques (vagales) qui correspondent à l'endormissement, le sommeil ne tarde pas. Confiance !

Pratique 2

- *Attention* : cette respiration n'est pas conseillée aux personnes dépressives[1] ni à celles souffrant d'« apnée du sommeil ».
- Après la même relaxation basique (conscience de la pesanteur du corps), pratiquer une « respiration soupir » (exercice 41) et apprécier, à la fin du soupir, la ou les secondes d'immobilité complète, de passivité de tout le corps.
- Soupirer à nouveau très profondément et prendre conscience du temps de « non-faire » complet qui prend place à la fin du soupir.
- Il s'agit simplement de pousser plusieurs soupirs, mais en veillant à *attendre* le véritable besoin de ré-inspirer à chaque fois, sans provoquer volontairement l'inspiration suivante.
  Cette attente peut durer, selon les physiologies de 1 seconde à... beaucoup plus.

Clés psycho-énergétiques

- Surtout, ne chercher aucun record car cette respiration doit rester confortable et naturelle.
- Il ne s'agit *en aucun cas* de retenir le souffle ou de bloquer son inspiration mais d'être simplement très attentif à l'impulsion naturelle qui induit chaque nouvelle inspiration, en toute simplicité mais aussi en toute confiance.

Bénéfices

Ces deux exercices permettent de s'abandonner au sommeil plus rapidement.
Ils permettent aussi une autre forme de relaxation-minute propice à l'abandon des tensions de stress et à la récupération.
La pratique 2 ouvre aussi à la dimension transpersonnelle de l'« accueil » du souffle, qui, demeurant conscient, échappe à la fois au *vouloir respirer* et au *vouloir ne pas respirer*.

> *« Se lâcher au début de l'expiration, se donner et descendre au cours de l'expiration, et enfin s'abandonner à la fin de l'expiration (...) de là pourra jaillir la quatrième phase de la respiration : l'inspir, nouvelle naissance, dans une liberté indescriptible, portée par des forces inconnues, à ne pas prendre mais à accueillir avec reconnaissance : Visitation mystérieuse, haleine divine qui me remplit de sa Présence. Quand l'inspir atteint alors son sommet, ne rien ajouter, ne pas gonfler les poumons, ne rien vouloir, mais redonner aussitôt le souffle dans une nouvelle expiration et se lâcher... Ainsi la roue de la métamorphose ne cesse de tourner, et plus j'en deviens conscient, plus elle me transforme, jusqu'à la percée vers l'Être, un jour ou l'autre... »*
>
> K. Graf Dürckheim[2]

1 Ou souffrant de phobie majeure liée à la mort

2 « Dieu au cœur de mon souffle », dialogue inédit, revue *Le Chemin*, éditions Béthanie, Prieuré de Saint-Thiébault, 54 680 Gorze.

43. Une respiration pour dynamiser sa marche

Sans prétendre mettre à la portée de tous la marche méditative *enseignée dans le bouddhisme zen, cette respiration apporte de grands bienfaits lorsqu'elle s'associe à la marche.*

Pratique

Sur le modèle des respirations dites géométriques (car pouvant se schématiser par un carré, un triangle, un cercle, etc.), cette pratique s'inscrit dans un triangle pointe en bas, comme pour la respiration alternée (exercice 40).

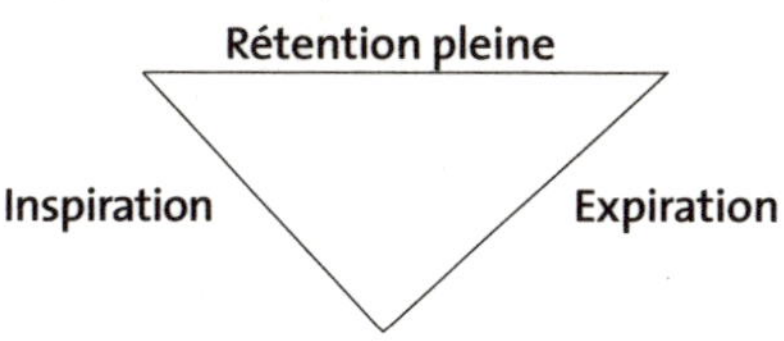

- À chaque inspiration (non forcée), consacrer 3 pas.
- À la rétention, consacrer 2 pas.
- À l'expiration, consacrer 6 pas.
- Avec un peu d'entraînement, il est aisé de marcher plusieurs minutes au rythme de 4/4/8 par exemple.

Clés psycho-énergétiques

- La respiration se pratique, encore et toujours, par le nez.
- Il est évident qu'il faut adapter son souffle au rythme de la marche : aux pas très lents, une respiration du type 2/1/4, et aux pas très rapides, un rythme de 6/4/8 par exemple.
- Cette respiration ne se pratique pas longtemps, surtout au début, sans que de très légers malaises se fassent ressentir : vertiges, bouffées de chaleur… ; il suffit alors de cesser l'exercice et de continuer sa marche en respirant normalement.
- *Important :* l'expiration doit toujours rester plus longue que l'inspiration, voire double.

Bénéfices

- Oxygénation optimale utile aux masses musculaires en action.
- Rejet maximal du gaz carbonique, déchet principal du métabolisme.
- Auto-massage diaphragmatique de l'abdomen et des viscères, utile à la digestion, au péristaltisme…, et s'opposant aux spasmes internes (points de côtés).
- Tonification de la sangle abdominale.
- Utile pour se concentrer et

gagner en détermination, en affirmation de soi et de ses objectifs personnels.
• Réchauffe rapidement en saison froide.
• Rafraîchit en saison chaude si on inspire souvent de cette façon : dents desserrées, pointe de la langue collée à la racine des incisives du haut, amorcer un sourire pour ouvrir un peu les lèvres en largeur. À chaque inspiration, faire ainsi passer l'air frais par les côtes de la langue, avec un petit bruit de frottement. Expirer normalement par le nez. Cette respiration (bien connue des yogis pratiquant sous les tropiques) rafraîchit vraiment.

43 bis. Le plus des randonneurs : « se laisser tirer par le *hara* »

Les marcheurs du dimanche comme les grands randonneurs avaleront les kilomètres en pratiquant souvent la respiration qui précède, tout en tâchant de demeurer le plus « centré » possible dans leur centre hara*, surtout sur les routes montantes.*

Observer comment marchent les passants est vraiment riche d'enseignement : la marche, comme la voix, la poignée de main ou le regard[1]*, bien mieux que le vêtement ou le maquillage, trahissent la personnalité du marcheur, son unité psychosomatique.*

1 Cf. *Guide personnel des bilans de santé*, éditions Jacques Grancher.

Pratique

• Imaginer (et ressentir surtout) qu'un fil invisible mais très solide vous tire dans le sens de votre direction. L'attache de ce fil est exactement 3 ou 4 cm sous le nombril.
• Sans pour autant projeter le ventre en avant, *sentir que l'énergie motrice vient du bassin* et non de la tête (marcher tête baissée), des épaules (sac à dos mal équilibré) ou de la poitrine.

44. La « respiration de l'immortalité »

Nommée aussi « petite orbite microcosmique », « petit cercle céleste » ou « respiration taoïste », cette respiration suppose, pour être efficace, un certain entraînement.

Pratique

- Assis dos droit, cervicales doucement étirées, donc menton un peu rentré, épaules basses, ceinture et col libres.
- Il s'agit de déplacer sa conscience le long de deux lignes centrales, devant et derrière le tronc, nommées en acupuncture Vaisseau Conception (face antérieure) et Vaisseau Gouverneur (face postérieure). Sur ces lignes (méridiens), des points particuliers sont choisis, et la respiration y fait des haltes, un peu comme une guirlande de Noël sur laquelle on allumerait une à une les ampoules.
- Se concentrer sur le centre *hara*, sous le nombril, et y respirer calmement, d'un souffle nasal et libre, ample, mais pas pour autant d'une respiration très profonde ou complète. Souffler à fond avant de débuter vraiment l'exercice qui suit.
- En inspirant, faire glisser la conscience (le regard intérieur) de ce point *hara* à un point « périnée », situé entre les organes sexuels et l'anus[1].
- Expirer sur place, dans ce point « périnée ».
- Inspirer de ce point jusqu'à la pointe du coccyx.
- Expirer sur place, dans ce point « coccyx ».
- Y inspirer à nouveau.
- Expirer à présent de ce point au creux des lombaires (le point situé habituellement dans la courbure lombaire, sur la vertèbre la plus concave (2e ou 3e lombaire).
- Inspirer dans ce point « lombaire », sur place.
- Expirer de ce point vers le point « surrénales », à peine 3 cm plus haut, à hauteur des dernières côtes flottantes.
- Inspirer dans ce point « surrénales ».
- Expirer de ce point vers le point « omoplates », entre les omoplates, à hauteur de la 5e dorsale.
- Inspirer dans ce point « omoplates », sur place.
- Expirer de ce point vers la charnière cervico-dorsale,

1 Chez la femme, entre vagin et anus, chez l'homme, entre bourses et anus.

à la base de la nuque (« bosse de bison »), point « base de la nuque ».

- Inspirer dans ce point, sur place.
- Expirer de ce point « base de la nuque » vers un point sous l'occiput, dit « base du crâne » (creux sous l'os postérieur du crâne, entre occiput et 1re cervicale).
- Inspirer dans ce point, sur place.
- Expirer de ce point « base du crâne » vers le « sommet du crâne ». Le menton étant rentré, ce point est exactement situé à la verticale des oreilles, au « sommet du crâne ».
- Inspirer généreusement en ce point (comme par un « entonnoir recevant l'énergie cosmique »).
- Expirer de ce point « sommet du crâne » vers le point « centre du front », au milieu et juste au-dessus des sourcils (« 3e œil » des Tibétains).
- Inspirer en ce point « centre du front » (sensation de frémissement, comme un imperceptible battement d'ailes de papillons).
- Expirer de ce point « centre du front » vers *l'intérieur du crâne*, jusqu'à placer sa conscience au sommet du palais (la partie la plus haute de la voûte palatine).
- Y placer la pointe de la langue et inspirer dans ce point « palais », sur place.
- Expirer à nouveau, sur place.
- Inspirer de ce point « palais » en se dirigeant vers le point « gorge », entre les clavicules, entre la partie osseuse et la partie molle exactement. Relâcher la langue.
- Expirer sur place, dans ce point « gorge ».
- Inspirer du point « gorge » au point « cœur », entre les mamelons (4e espace intercostal, en plein sternum)[1].
- Expirer dans ce point « cœur ».
- Inspirer du point « cœur » au point « plexus », au creux de l'estomac (creux de la fourchette des côtes, sous le sternum, lieu de l'appendice xiphoïde souvent plus présent chez les hommes).
- Expirer sur place en ce point « plexus ».
- Inspirer du point « plexus » au hara. La boucle est achevée.
- Respirer librement en ce point hara, avant… une autre révolution.

Clés psycho-énergétiques

- Attention : Comme tous les exercices exigeant beaucoup de concentration et de visualisation, cette pratique n'est pas conseillée aux individus souffrant de névrose obsessionnelle ou de tendance schizophrène.

1 Ce point, « entre les mamelons », est facile à repérer pour les hommes et les femmes à petite poitrine. Pour les autres, pesanteur oblige, il faut le découvrir en étant allongé au sol.

- Pour les professionnels de l'énergétique, voici les correspondances semblant les plus fiables avec les points d'acupuncture traditionnels :
  - Point *Hara* : VC6, *« Champ de Cinabre », « Mer de l'énergie ».*
  - Point Périnée : VC1.
  - Point Coccyx : VG1.
  - Point Lombaires : VG4.
  - Point Surrénales : VG6.
  - Point Omoplates : VG10.
  - Point Base de la nuque : VG14.
  - Point Base de l'occiput : VG16.
  - Point Sommet du crâne : VG20, *« les cent réunions ».*
  - Point Front : VG24.
  - Point Palais : *Tianch'i, « l'étang céleste ».*
  - Point Gorge : VC24.
  - Point Cœur : VC17.
  - Point Estomac : VC12.

Pratique

- Être vigilant : la conscience « avance », « se déplace » de point en point, selon la règle précise suivante : l'avancée se fait sur l'inspiration, de point en point le long de la ligne ventrale (*yin*), mais sur l'expiration de point en point, sur la ligne dorsale (*yang*).
- 2 points de « permutation » où l'on change de moyen de progression : les points « palais » et « périnée ». Cela explique pourquoi on s'y attarde pour inverser le souffle.
- Le point « *hara* » demeure le lieu de départ et le lieu d'arrivée du voyage.
- Une fois une révolution achevée, tâcher de ressentir la « mémoire résiduelle de l'exercice » : celle-ci peut être alors vécue comme une « queue de comète », une guirlande de Noël éclairée plus ou moins régulièrement, une vibration subtile le long des méridiens.
- Variante pour pratiquants avancés : la « grande orbite macrocosmique ». Ce « grand cercle céleste » inclut les membres inférieurs et supérieurs dans le grand voyage énergétique, et les lecteurs intéressés pourront se reporter à la bibliographie du ki-gong.
- Avec de l'expérience (plusieurs mois ou années de pratique assidue), on peut envisager d'affiner l'exercice en « allumant » chaque point sur une seule et même inspiration pour la ligne antérieure, et sur une seule et même expiration pour la ligne postérieure. Plus tard encore, une seule respiration pour un grand cycle… jusqu'à d'autres subtilités bien plus ésotériques encore plus passionnantes, mais que nous ne pouvons partager ici sans danger.
- Dernier conseil pratique pour mieux sentir et visualiser les points : toucher au préalable ces derniers, simplement du bout du doigt, pour bien en mémoriser l'emplacement.

Par exemple, s'il est assez facile de ressentir les points de la ligne antérieure, c'est bien plus difficile en général pour ceux de la ligne postérieure. Ainsi, le point « coccyx » est souvent perçu beaucoup plus en arrière qu'il n'est en réalité, le point « surrénale » est perçu trop haut, etc.

Bénéfices

- Selon les enseignements traditionnels taoïstes, cette pratique assure, un peu comme l'exercice « Cerf, grue et tortue » (47), santé, vitalité, beauté, jeunesse, immunité, fertilité, prospérité et rien de moins que… l'immortalité.
- Il est cohérent – sans pour autant en faire une panacée magique –, de lui reconnaître d'innombrables bienfaits puisqu'elle régule et harmonise 2 des plus importants méridiens (Conception – *Jen Mo* –, et Gouverneur – *Tu Mo*), circuits centraux sur lesquels se greffent les autres méridiens bien connus des acupuncteurs. Or, comme nous le verrons plus loin (exercice 49, « Lisser les méridiens »), l'énergie a la primauté sur la matière. Donc, en optimisant la circulation énergétique, on assure une amélioration de *toutes les fonctions* biologiques.
- Autre bénéfice important : nous avons pu personnellement vérifier très souvent l'intérêt de cette respiration pour recentrer, « recaler » les champs bioénergétiques perturbés. Mieux que bien des soins énergétiques donnés par des magnétiseurs de talent, mieux que certaines séances d'acupuncture, cette respiration, qui plus est, s'avère autonome et d'efficacité rapide.

Personnes concernées

Sont concernées les personnes :

- à l'équilibre instable ;
- souvent debout en déhanchement (en appui préférentiel sur une jambe) ;
- ne marchant pas parfaitement droit (comme une voiture qui « tire » à droite ou à gauche) ;
- dont la tête, voire le tronc, penche un peu d'un seul côté, sans cause mécanique décelable ;
- sujettes aux vertiges dits *essentiels* (ou *idiopathiques*, c'est-à-dire sans cause connue) ;
- fragilisées régulièrement d'un seul côté du corps.

Ces sujets présentent, pour le regard attentif entraîné, un net décalage latéral[1] des corps subtils (éthérique notamment). Ce décalage peut aussi être objectivé à la palpation du thérapeute. On peut même le photographier en partie (Kirlian, électrophotonique).

1 Ou antéro-postérieur, voire sur un mode plus complexe (tête-bêche, vrilles…).

44 bis. Respirer avec les arbres

On connaît la posture debout, « Embrasser l'arbre », parmi les exercices de ki-gong les plus fameux, mais nous avons choisi de ne pas la faire figurer dans cet ouvrage, car, très statique, elle n'est pas compatible avec la dynamique cardiovasculaire ni avec celle de la balancelle.
Respirer avec les arbres est par contre une pratique plutôt ludique[1] *et très profitable aux énergies vitales.*

1 Heureux ceux qui savent rire d'eux-mêmes, car... ils n'ont pas fini de s'amuser...

Pratique 1

- Debout, voire assis le dos contre un gros arbre de son choix, placer la main gauche dans le dos, contre l'écorce, à hauteur de l'estomac.
- La main droite vient se placer à plat sur le plexus solaire.
- Laisser circuler l'énergie de l'arbre jusqu'à soi en respirant librement.

Pratique 2

- Embrasser avec respect et confiance un gros arbre de son choix (attention aux écorces trop rugueuses).
- On peut également rester à distance, bras fléchis, mains en contact avec l'arbre.
- Jouir de l'instant présent, quasiment *fusionnel* avec l'arbre.

Clés psycho-énergétiques

- Choisir un arbre très sain.
- Éviter de pratiquer après le coucher du soleil (et bien évidemment par temps d'orage).
- Pratiquer uniquement entre le printemps et la fin de l'été, lorsque les énergies sont montantes ou rayonnantes.
- L'énergie des conifères est moins accessible, semble-t-il, à la pratique (sève gommeuse et non aqueuse).
- Dans la pratique 1, *inspirer par la main gauche* (imaginer ses narines ou un petit aspirateur, au creux de cette main), conduire l'énergie de l'arbre le long du bras gauche jusque dans la poitrine, puis l'expirer par le bras droit, la main droite, pour la laisser couler dans le plexus solaire.
- Dans une variante tibétaine, on invite à conduire cette énergie au niveau du plexus abdominal (centre *hara*).
- Se mettre en état de sympathie avec l'arbre, et surtout d'accueil, ouvert, avec la simplicité et la confiance de l'enfant intérieur. C'est la clé essentielle de la réussite de cet exercice énergiquement très fort.

Bénéfices

- Revitalisation anti-fatigue et anti-stress.
- Recharge subtile en énergie éthérique végétale (le plexus solaire est en affinité avec cette fréquence, alors que le centre *hara* suppose une alchimie plus difficile).
- Véritable séance de *magnétisme sylvestre*, cette pratique peut être quotidienne. Elle est tout particulièrement profitable aux citadins fatigués, surmenés, convalescents, et aux personnes soucieuses d'avancer harmonieusement en âge.

45. De la musique et des couleurs pour s'accorder aux énergies saisonnières

Musicothérapie et chromothérapie (ou chromatothérapie) figurent parmi les techniques secondaires de la naturopathie. Leur impact est souvent plus important qu'on ne le croit, particulièrement sur le plan psychologique (musiques de relaxation, couleur de la chambre...), ou sociologique (musiques publicitaires, musiques militaires, couleurs à la mode...). Toutefois, il existe une dimension hygiéno-thérapeutique de l'art de vivre qui propose de s'accorder simplement aux énergies saisonnières. Le tableau ci-après résume l'essentiel de ses clés.

	Élément symbolique	Couleurs harmonisantes	Organes en plénitude	Tonalité harmonisante	Sons harmonisants	Instruments harmonisants
printemps	bois	vert vert-bleu	foie & vésicule	la	Xu (voire Su)	flûtes bambous
été	feu	rouge	cœur & intestin grêle	do	Hé (voire Ha)	cordes
fin de l'été (inter-saison)	terre	jaune ocre	rate-pancréas & estomac	fa	Hu (voire Ho)	galets ocarina pierre de Yu
automne	métal	blanc (air)	poumon & gros intestin	sol	Si (voire Shi)	cloches gongs
hiver	eau	noir	rein & vessie	ré	Chui (voire Shui)	tambours peaux

Correspondances saisons / organes / sons & instruments

Exemples d'applications pratiques

- Au printemps (vers mi-février, lorsque la sève commence à monter, quand les oiseaux chantent différemment), afin de favoriser les fonctions du foie et de sa vésicule biliaire, porter surtout du vert ou du bleu (même en sous-vêtements, l'information sera perçue), écouter de la musique de flûtes en la et fredonner le son *Xu* ou *Su*, également sur la note la[1].
- En été, pour optimiser les fonctions du cœur et de l'intestin grêle, porter plus de rouge, écouter de la musique en do, si possible jouée par des cordes (violon, guitare, harpe…), et chanter le son *Hé* sur un do également.
- Globalement, on peut observer que les musiques en mode majeur stimulent, dynamisent (orthosympathique) et que les modes mineurs apaisent, relaxent, modèrent (parasympathique). Ainsi, un sujet hypertendu, en été, préférera des mélodies en do mineur… voire en ré (note de l'hiver) si une insuffisance rénale est à l'origine de son trouble.
- Bien des travaux ont été effectués[2] pour localiser l'impact précis des notes sur les organes, voire sur les centre énergétiques (chakras). Si la gamme ordinaire peut symboliquement s'accorder à une conception simpliste (do pour le bas du corps, fa pour le centre, si pour le haut) – valable en partie dans le plan physiologique –, on sait à présent qu'il convient de distinguer les impacts des sons sur le plan physique et de ceux qui agissent sur le plan subtil, bioénergétique (chakras).

Voir page suivante le fruit de ces travaux sur les correspondances, fort peu connus encore mais utiles pour les musiciens et thérapeutes.

1 Offrez-vous un diapason, pour quelques euros, ou décrochez le téléphone : la tonalité est en la. Il a été démontré que ce la (440 hertz) est la seule note à optimiser toutes les cellules vivantes.

2 Dont ceux de Marie-Louise Aucher, Fabien Maman, Joël Sternheimer, ainsi que l'art du *Kototama* traditionnel.

	Impacts dans le plan organique (corps physique)	Impacts sur les centres subtils (chakras)[1]
Centre pinéalien	si (pinéale, néo-cortex...)	si 5 (*Sahâsrara*)
Sommet du crâne		
Centre frontal	la (encéphale, bulbe, cervelet, hypophyse...)	mi 5 (*Ajna*)
Centre laryngé	sol (gorge, larynx, thyroïde...)	la 4 (*Vishuddha*)
Centre cardiaque	fa (cœur, poumons, thymus...)	ré 4 (*Anahâta*)
Centre solaire	mi (estomac, rate et pancréas, plexus solaire...)	sol 3 (*Mânipura*)
Centre abdominal	ré (organes génitaux, reins...)	do 3 (*Svadhishthâna*)
Des pieds au périnée	do (ut) (membres inférieurs, plancher pelvien, vessie, surrénales...)	fa 2 (*Mûladhâra*)

1 Les numéros qui suivent les notes renvoient à leur hauteur : la 3 = la de la 3e gamme du piano (la 440 hertz) ; ré 4 = ré de la 4e gamme du piano (ré 880 hertz), etc. Les noms des chakras sont traditionnellement indiqués en sanscrit.

EXERCICES ET TRANSPERSONNALITÉ

CHAPITRE 8

Pour prétendre à une réelle qualité de vie et d'avancée en âge sereine, la santé doit intégrer la pleine dimension de la vie intérieure. Car le corps serait le carrefour, *l'espace de rencontre* incontournable entre la *santé humorale* (si chère aux anciens comme à Lydia Sébastien et aux naturopathes) et la santé *spirituelle*. Bien des enseignements l'affirment, et notre pratique de thérapeute le confirme depuis bientôt 30 années[1]. Il nous était donc impossible de garder pour nous seuls et pour quelques élèves les quelques exercices qui suivent, fruits peu à peu mûris de l'expérience et devenus de véritables joyaux de la thérapie corporelle transpersonnelle[2].

1 Hommage soit rendu ici aux maîtres et pédagogues rencontrés sur le chemin et auxquels je dois tant. Par ordre chronologique, Karuna, Krishnamurti, T. Deshimaru, Lanza del Vasto, Matthew Manning, Jean Goss, K. G. Dürckheim, A. van Lysbeth, P. V. Marchesseau, M. Kardos, R. Clerc, S. Satyananda, M. Flak, O. M. Aïvanhov, B. Brout, frère Patrick, maîtres Li et Zu, P. Drouot...

2 Transpersonnel : de *trans* (« par-delà », « au-delà ») et *persona*, masque que portaient les acteurs de la comédie classique ; se dit d'une expérience propre à explorer ou à dépasser les masques : passer de la conscience personnelle (égotique, existentielle) à la conscience spirituelle (essentielle, transcendantale).

Les exercices suivants peuvent se pratiquer comme des postures de yoga ou de gymnastique douce, et leurs bénéfices se limiteront alors à des bienfaits physiologiques tels qu'assouplissement, circulation, tonification musculaire…

Mais pratiqués en endurance et en conscience, c'est-à-dire en associant au travail corporel le souffle juste, la concentration, une attitude orientée du cœur et du mental (accueil méditatif et lâcher-prise spirituel), ces mouvements pourront participer humblement au processus de *métamorphose*[1] auquel aspire l'âme humaine.

Ces postures incarnent des *archétypes* : elles relient[2] celui qui les pratique assidûment à des mondes transcendantaux (plans supérieurs de conscience). En cela, elles participent à *spiritualiser la matière et à matérialiser l'esprit.*

1 Dans la pensée de Jung, évoque la transformation psycho-spirituelle du *petit moi* vers le *Soi.*

2 Cela évoque les postures où l'on *imite* un arbre, un animal…, pour se *greffer* sur ses énergies, ses qualités ou vertus et les incarner ; de même pour le conseil de Pascal : « *Mettez-vous à genoux et bientôt vous prierez, faites semblant de croire, et bientôt vous croirez.* »

46. Le grand singe

Joyau issu de l'inspiration de quelques maîtres des thérapies transpersonnelles dans l'objectif de sensibiliser les pratiquants au lâcher-prise et au recentrage, cet exercice est à pratiquer, dans sa version poussée *d'endurance, sous la supervision d'un thérapeute.*

Pratique

Debout, prendre la posture étape par étape.

- Joindre la pointe des pieds et écarter un peu les talons (pieds en A).
- Plier un peu les genoux.
- Écarter les genoux sans déplacer les pieds…, l'épreuve commence.
- Rétroverser complètement le bassin en effaçant les fesses et en remontant le plus possible le pubis vers le menton.
- Arrondir le dos en gardant son axe de gravité vertical.
- Avancer les épaules et placer les bras en avant, coudes un peu pliés (sensation de petits fils qui tirent les coudes en avant).
- Lâcher les mains, poignets *cassés*.
- Baisser complètement les épaules (trapèzes passifs).
- Étirer la nuque et rentrer le menton (sans que celui-ci touche le sternum). Le regard est mi-clos, posé à quelques mètres, au sol.
- Laisser le sternum devenir concave, c'est-à-dire effondré, passif : la respiration est essentiellement ventrale

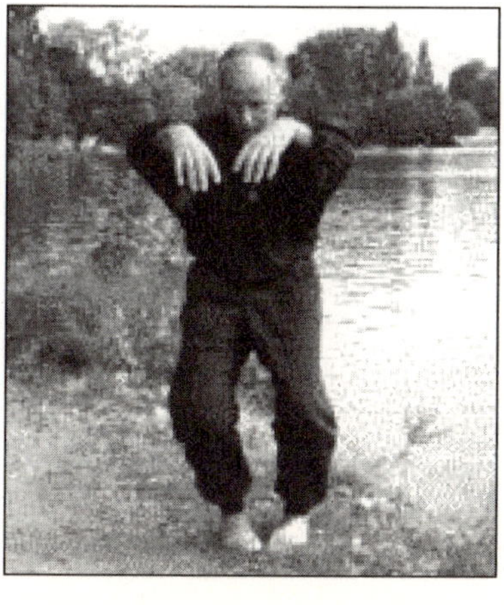

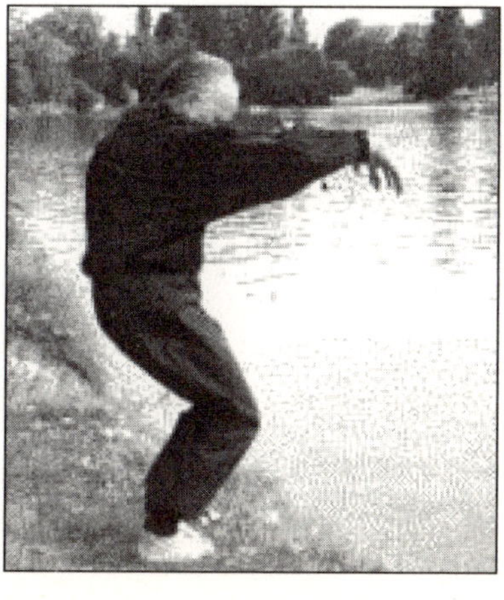

62 •

Le grand singe : face et profil.

et rénale (respirer dans toute la ceinture, pas dans le thorax).

- Il ne s'agit à présent que de tenir cette posture – bien peu esthétique il est vrai –, le temps d'une douzaine de respirations profondes (basses). Plus longtemps pratiqué, cet exercice demande la supervision d'un professionnel, nous le répétons[1].

Clés psycho-énergétiques

- Pendant l'exercice, demeurer vigilant pour vérifier et ajuster tous les détails importants qui tendent à échapper au contrôle :
  - genoux qui tendent à se resserrer ;
  - bassin qui tend à se cambrer ;
  - respiration qui tend à remonter dans la poitrine ;
  - épaules qui tendent à s'élever ;
  - bras qui tendent à s'abaisser ;
  - doigts (pouce notamment, ego est-tu là ?) qui tendent à se redresser ;
  - nuque qui tend à se creuser.
- Pour mieux profiter des bienfaits de l'exercice, rester concentré sur le centre *hara* (comme dans l'exercice 36). Bien *planter ses racines* en terre.
- Laisser monter le *feu* des cuisses dans le dos (les quadriceps, devant les cuisses commencent vite à chauffer) comme un feu de joie.
- Avec beaucoup d'entraînement, il est favorable d'associer à ce « grand singe » la *respiration de l'immortalité* (exercice 44). Le travail nourrit alors tous les méridiens d'acupuncture.
- Ne pas pratiquer par temps de canicule, d'orage, après un gros effort physique, enceinte ou pendant les règles.
- Éviter de garder la posture plus de 3 respirations en cas d'hypertension artérielle ou d'hypotension.

Bénéfices

- Cette pratique, un peu déroutante il est vrai, dynamise puissamment les *reins énergétiques* ; elle peut ainsi être favorablement précédée ou suivie de l'exercice 36.
- Elle fait affluer beaucoup de sang neuf dans la colonne vertébrale dont elle tend à revitaliser toutes les fonctions.
- De type très *yang*, elle réchauffe, stimule, régénère les principaux centres subtils de l'énergie vitale.
- Elle recentre, développe la volonté, la confiance en soi[2], la concentration, la vigilance.

1 Formé aux thérapies somato-émotionnelles, aux accompagnements psychothérapeutiques de type zen et bioénergétiques.

2 Ou dans le Soi ?

2 Ou dans le Soi ?

- Elle invite à prendre conscience des résistances de l'ego menacé par le lâcher-prise, puisqu'elle *désarticule, démantèle, voire ridiculise* une à une les caricatures de l'« homme moderne au garde-à-vous ».

« Le lâcher-prise est un se confier. »
Graf Dürckheim

47. Cerf, grue et tortue

Parmi les nombreuses écoles de gymnastique interne d'Extrême-Orient (ki-gong, tai-chi-chuan, tao-in-fa...), certaines n'enseignent que très peu d'exercices, ceux-ci étant considérés comme très puissants et polyvalents. Parmi ces clés jalousement gardées pendant des siècles et partagées aujourd'hui avec les Occidentaux, le trio cerf + grue + tortue.
Le cerf est l'équivalent chinois de Mula Bandha *du yoga, littéralement la* contraction racine.
La grue est simplement la respiration abdominale (hara) *lente et consciente.*
La tortue mobilise la tête et les cervicales.

Pratique

- Se tenir assis sur un siège ou au sol (seulement si ce choix est confortable, c'est-à-dire dos droit sans effort, avec respect des courbures physiologiques[1]). Fermer les yeux pour intérioriser sa conscience sur le travail effectué.
- Écarter un peu les genoux pour obtenir une antéversion du bassin propre à cambrer doucement les lombaires et libérer l'abdomen.
- Frotter énergiquement ses mains à hauteur des yeux sans bloquer le souffle.
- Tenir les bourses (testicules) dans le creux de la main gauche – pour les femmes, placer la main gauche sur la vessie, talon de la main et bout des doigts à hauteur des ovaires – ; la main droite se place sur le *hara* (creux de la paume 4 cm sous le nombril).
- Contracter fortement le périnée, en particulier sur chaque expiration. Tâcher de ne pas lâcher la contraction[2] (les muscles ont une tendance naturelle à trembler). C'est *l'exécution complète du cerf* (animal qui rétracte ostensiblement l'anus après

1 Cf. exercice 33.
2 Contracter comme pour se retenir d'aller à sa selle ET comme pour se retenir d'uriner.

63 •

La tortue.

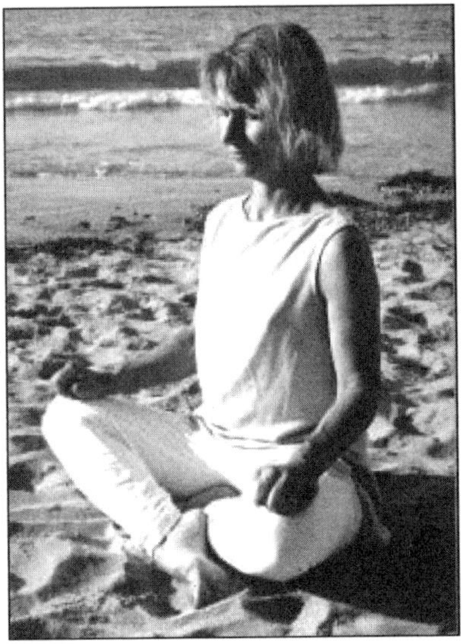

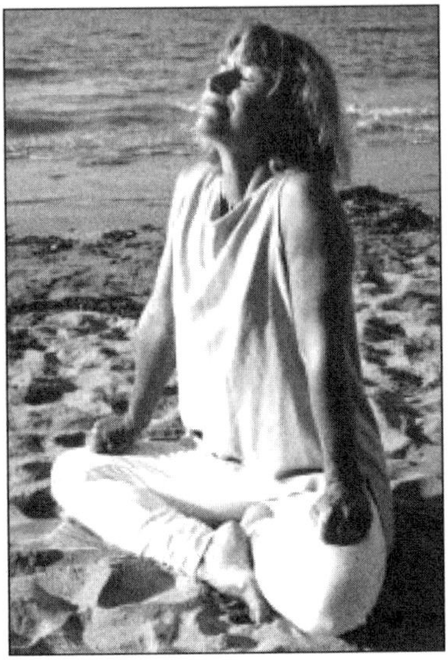

avoir déféqué, évoquant la propulsion de son énergie vitale et sexuelle le long de son épine dorsale, vers ses bois réputés aphrodisiaques…).

- Frotter à nouveau les mains à hauteur des yeux.
- Respirer lentement, consciemment et essentiellement par le ventre. Poser les mains à présent de chaque côté de l'abdomen, doigts pointés vers les aines. *Oser* gonfler le ventre en inspirant librement, et accompagner fortement sa contraction en expirant. La poitrine, le thorax, le sternum demeurent immobiles. Seul le « ballon » ventral se gonfle et se dégonfle sous les mains. Vécu en pleine conscience, *c'est l'exécution correcte de la grue*.
- Pour pratiquer la tortue, frotter à nouveau les mains à hauteur des yeux, puis fermer les poings, pouces à l'intérieur, et les poser sur les cuisses, près des genoux.
- Inspirer par le ventre en étirant les cervicales à fond, menton bien rentré, et baisser les épaules.
- Expirer en levant le menton (ne pas écraser les cervicales, garder l'extension comme prioritaire, surtout en cas d'arthrose) tout en montant les épaules vers les oreilles et tendant les bras. *La tortue est alors maîtrisée*.

Clés psycho-énergétiques

La légende raconte que ce ki-gong aurait pour origine l'aventure initiatique d'une famille chinoise, un jour prisonnière d'un éboulement, dans une grotte. Privés de nourriture, ils n'avaient pour subsister qu'un peu d'eau gouttant d'une stalactite. C'est en observant une tortue, résidente du lieu depuis toujours, et survivant en captant le précieux goutte-à-goutte, que l'ancêtre, sage de la famille, eut l'intuition d'imiter l'animal... Quelques siècles plus tard, lors d'une fouille dans la région, on retrouva la famille (et la tortue !) en bonne santé...

Bénéfices

- Ils conjuguent :
  - *les intérêts du cerf* : favorable aux adénomes de la prostate, aux tendances hémorroïdaires, aux troubles de la libido (éjaculation précoce, impuissance, frigidité)... ;
  - *les bienfaits de la grue* sur l'appareil digestif, la constipation, l'assimilation des nutriments, l'insuffisance hépatobiliaire et pancréatique, la circulation de retour, le diaphragme et l'estomac, l'hypercholestérolémie, l'asthme, la beauté de la peau... ;
  - *ceux de la tortue*, harmonisant les fonctions thyroïdiennes et parathyroïdiennes, les organes du cou et de la gorge, les ganglions lymphatiques, la voix, les tensions musculaires proches des cervicales, l'arthrose de ces vertèbres...
- Mais le tout étant toujours bien supérieur à la somme de ses parties (holisme), la tradition orientale fait de cette pratique une panacée promettant mille et une grâces à ceux qui l'intègrent quotidiennement : dynamisme, santé, beauté, courage, jeunesse, longévité, fertilité, prospérité, créativité et même invulnérabilité, éveil spirituel, et, pourquoi pas, immortalité !
  Comme pour *Mula Bandha*, la « contraction racine » du yoga, la tonification du plancher pelvien apporte bien plus qu'une musculation utile aux jeunes mamans (la kinésithérapie du *post-partum* s'occupe notamment de re-muscler cette région), car elle prétend accompagner l'ascension subtile du feu génital[1].
- Plus modestement, on peut affirmer que l'exercice correctement et régulièrement pratiqué, c'est-à-dire 3 à 9 minutes par jour, participe au bon entretien des système nerveux, glandulaire et

1 Dans la pensée ayurvédique de l'Inde, Kundalini est représentée comme un serpent sacré, lové à la base du rachis, qui doit ainsi s'éveiller et se dresser en direction du sommet du crâne, portant son énergie de centre subtil en centre subtil (les chakras). Telle l'Épouse (Shakti) montant à la rencontre du Promis (Vishnou), c'est la trame de toutes les initiations chevaleresques (légendes arthuriennes, lutte contre le Dragon, quête du Graal, Cantique des Cantiques...), tendant à transcender les pulsions sexuelles personnelles voire à faire fusionner les deux principes, masculin et féminin, vers l'androgynie. La voie tantrique (Inde) et celle du Tao se rejoignent ici clairement. Les « noces cosmiques » se vivent lorsque l'union se fait dans le crâne (glande pinéale, 6e chakra), ouvrant à la libération suprême, à l'éveil (7e centre).

digestif, à la souplesse des vertèbres cervicales et de la ceinture scapulaire (épaules). En toute logique, ce dernier point s'opposera à l'installation de l'arthrose cervicale.

- Puisqu'il n'est pas de fonction qui soit isolée des grandes régulations neuro-endocriniennes, on comprend mieux la grande polyvalence de ce ki-gong qui profitera tout particulièrement :
  - aux dystoniques (stressés, anxieux, dépressifs, frileux, insomniaques, spasmophiles, asthmatiques...) ;
  - aux colitiques chroniques, constipés, hépatiques, hémorroïdaires, prostatiques... ;
  - aux insuffisants gonadiques (troubles prémenstruels, femmes ménopausées, andropause, tendances aux chutes de libido...) ;
  - aux dysthyroïdiens (hypo ++++, hyper ++) et insuffisants parathyroïdiens ;
  - aux migraineux, sujets au torticolis, acouphènes, insuffisances d'audition...

Difficulté de l'exercice

Elle tient en la synchronisation indispensable des gestes, des contractions et des respirations. Ainsi :

- sur toutes les expirations, bien veiller à contracter le périnée, à rentrer le ventre, à lever les épaules et à basculer la tête en l'étirant vers le haut et l'arrière ;
- sur toutes les inspirations, relâcher le périnée (le maintenir contracté tout le temps est réservé aux adeptes ayant pratiqué très longtemps, c'est-à-dire, selon les enseignements traditionnels, entre 6 mois et 10 ans !), gonfler l'abdomen, étirer les cervicales, rentrer le menton et baisser les épaules.

48. Jeu de langue et d'« eau céleste »

Il s'agit, dans cet autre antique exercice de longévité, de « faire danser le Dragon Rouge (la langue) au-dessus de l'océan (la salive), pour créer le vent, la pluie et les nuages (les bienfaits). »
Éviter de pratiquer au coucher.

Pratique

- Assis dos droit sans effort, menton légèrement rentré (cervicales étirées), épaules basses, mais concentré sur le *hara* (sous le nombril).
- Respirer lentement, amplement et consciemment par l'abdomen.
- *Ne pas déglutir* pendant l'exercice, mais accumuler la salive.
- Fermer la bouche sans serrer les dents.
- Faire tourner la langue dans la bouche, contre les gencives internes, à la racine des dents, pendant 9 tours vers la droite.
- Enchaîner de même pour 9 tours vers la gauche.
- Faire tourner ensuite la langue à l'extérieur des dents, contre les gencives, 9 fois vers la droite.
- Enchaîner de même pour 9 derniers tours vers la droite.
- Avaler très consciemment sa salive en 3 fois (1/3 puis 1/3 puis 1/3).
- Terminer l'exercice en claquant des dents 36 fois[1].

Clés psycho-énergétiques

- Cette pratique est souvent conseillée, ainsi que le frottement des mains, pour débuter toute séance d'exercices internes.
- La salive est ici considérée dans sa dimension *prânique* (subtile, éthérique, énergétique, quantique…) et s'associe au *nectar* évoqué dans certaines traditions et initiations. Qu'on pense, pour exemples, au symbole de la salive du prêtre durant le baptême, à l'échange des salives dans les jeux amoureux tantriques, à la salive que crachotent les vieux Grecs pour bénir ou mépriser leurs proches[2], à celle de Jésus, mêlée à l'argile, pour guérir les yeux de l'aveugle…

Bénéfices

- Plus prosaïquement, au plan physiologique, la salive est antiseptique (lysozyme), et ce « bain de bouche » alcalin est très favorable à l'hygiène buccale.

1 Certaines traductions du chinois précisent de *grincer* des dents plutôt que de les claquer.
2 Accompagnée d'une expression favorable ou défavorable.

- Au plan réflexologique, la langue contenant elle aussi le schéma corporel dans son ensemble, l'exercice procure une stimulation globale de toutes les fonctions.
- En médecine chinoise, la langue est l'extériorisation du méridien Cœur (le cœur spirituel, les aspirations de l'âme, car le cœur, en tant qu'organe, est lié au méridien Maître Cœur). Cette pratique favorise donc les fonctions supérieures de la conscience et de l'expression spirituelle : paroles justes[1], chants, baisers…
- La friction douce mais insistante de la langue sur les gencives (parodonte) est profitable aux racines de dents donc à leur santé, surtout en cas de déchaussement ou de tendances aux caries répétées.
- Dans sa dimension énergétique traditionnelle, cette pratique est conseillée aux personnes fatiguées, hypotendues, convalescentes, déprimées.
- Elle revitalise aussi les fonctions liées au méridien Estomac, indissociable de l'énergie alimentaire et digestive ; elle favorise le stockage de l'énergie vitale lorsqu'on a trop tendance à la gaspiller naturellement.
- On peut utilement faire suivre cet exercice d'une friction énergique de deux points, situés entre la lèvre supérieure et le nez pour le premier, et entre la lèvre inférieure et le menton pour le second. Masser horizontalement à l'aide des doigts de la main droite, tendus en V.

1 « Ce qui sort de ta bouche est plus important que ce qui y entre. »

49. Lisser les méridiens ou de l'art de rester jeune « en amont » du corps physique

Voici un autre grand classique de la gymnastique chinoise anti-âge. *Sans grandes difficultés techniques, son efficacité est essentiellement dépendante de sa répétition et de la concentration apportée.*

Préliminaires

- Debout, jambes espacées de l'écartement du bassin (ou des épaules), bien campé sur ses jambes, genoux à peine fléchis.
- Le bassin est un peu rétroversé (fessiers effacés, pubis à peine monté vers le menton), les épaules basses, les cervicales un peu étirées comme pour tous les exercices vus précédemment.
- Travailler les yeux mi-clos.

Pratique

- Installer la respiration abdominale, lente et consciente, et ajouter si possible le léger contrôle qui *freine l'air (Ujjaï)*. Le petit bruit glottique du passage de l'air est à peine audible mais assez efficace pour favoriser le contrôle respiratoire.
- Frotter un moment les mains l'une contre l'autre à hauteur des yeux.
- Épaules bien basses, décider que le bras droit sera actif et le bras gauche passif : ce dernier est placé horizontalement devant soi, coude fléchi, main molle (poignet cassé), paume plutôt vers le sol. C'est ce bras qui va recevoir le peignage éthérique (lissage des éthers, ou champs morphogénétiques qui nimbent le corps physique).
- En commençant d'inspirer lentement, caresser le dessus des doigts puis de la main gauche (passive) avec la main droite (active) à 2 ou 3 cm de la peau ; enchaîner dans le même souffle en caressant le dessus de l'avant-bras, puis du bras, jusqu'à l'épaule.
- Arrivé à l'épaule, les poumons sont pleins (sans forcer).
- Pour lisser à présent la face inférieure du bras gauche, casser le poignet droit à 90°, commencer d'expirer, et caresser lentement les éthers sous le bras, puis l'avant-bras (on peut s'aider par une petite rotation externe du bras gauche, afin de présenter la face inférieure du bras), le dessous du poignet et de la main, jusqu'au bout des doigts.

64 •

Lisser les méridiens.

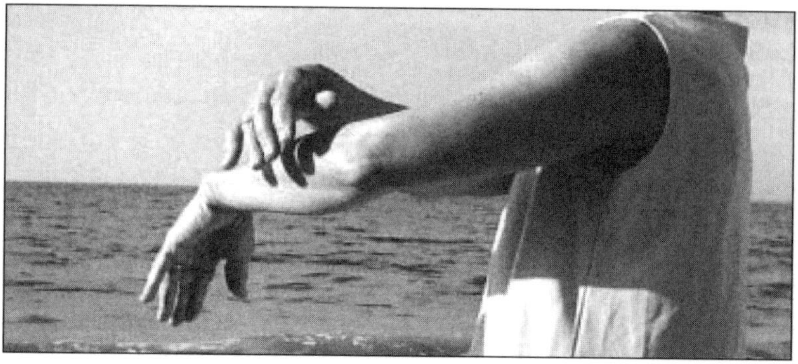

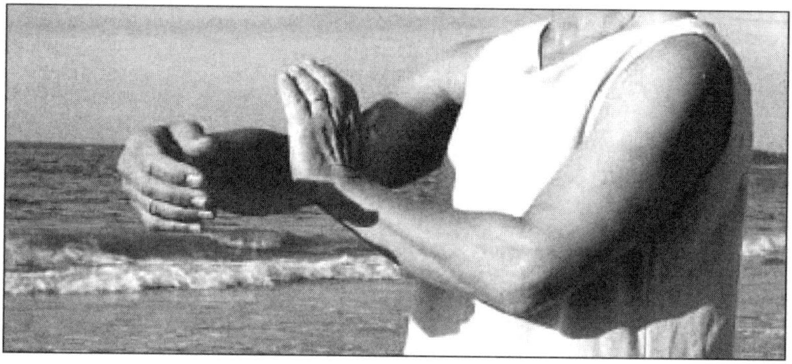

- À ce point, les poumons sont vides.
- Reprendre 9 à 12 fois.
- Vérifier que la posture est toujours correcte (préliminaires) puis changer de bras : le gauche devient actif, le droit, passif.

Pour les membres inférieurs

- Souffler en se penchant en avant et en pliant franchement les jambes pour épargner les lombaires.
- La tête est abandonnée (ne pas lever le nez). Les mains sont proches de la face interne des orteils.
- En inspirant très lentement, tout en se redressant en déroulant les vertèbres une à une, jambes toujours pliées, caresser à l'aide des mains grandes ouvertes une ligne passant par la face interne des pieds, puis le long de la face interne et avant des mollets, des genoux, des cuisses, et parvenir aux aines et aux hanches : l'inspiration est alors complète (toujours sans forcer).

- Expirer lentement en redescendant, jambes pliées, et entamer le lissage de la face externe et postérieure des jambes : mains bien ouvertes, passer par les fessiers, les cuisses, les mollets, et terminer en glissant le long des talons et des pieds jusqu'au petit orteil. L'expiration est alors maximum.
- Reprendre 9 à 12 fois.
- Terminer sur une montée (inspiration) et regrouper les mains sur le centre *hara*.
- Tourner les mains (l'une sur l'autre) rapidement dans un sens en respirant généreusement 12 à 36 fois, puis changer de main et de sens. L'exercice complet est achevé.

Clés psycho-énergétiques

- Il est essentiel de respirer très lentement durant l'exercice (5 secondes pour un lissage, ascendant ou descendant, est un minimum). Pratiquer *comme dans un film au ralenti.*
- Garder les épaules bien basses (muscles trapèzes détendus) durant tout l'exercice.
- Sentir, imaginer, visualiser que de la main active sortent des rayons lumineux, comme des brosses dont chaque poil serait un petit laser. Sentir aussi que ce peignage est bien réel et que les couches énergétiques sur lesquelles on travaille possèdent leur texture, leur densité (comme du coton ? une membrane élastique ? de la gelée ? un champ magnétique ? une vibration sonore ?...).
- Le doute (*« ça ne marchera pas, je n'y crois pas, c'est ridicule, ce n'est pas rationnel... »*) et la crainte (*« je n'y arriverai pas, je ne suis pas capable de ressentir cela, et si c'était dangereux ?... »*) sont les obstacles principaux à la bonne réalisation et à l'efficacité hygiéno-thérapeutique de cet excellent exercice.
- Les personnes « ayant la main verte » et les magnétiseurs, sourciers, guérisseurs..., de même que beaucoup d'enfants et d'artistes et une majorité de femmes[1], ressentent très vite ces lissages énergétiques avec leur main active, comme sur la peau de la main receveuse.
- Il est possible d'objectiver les bénéfices de cet exercice à l'aide de photographies de type Kirlian (électro-photonique) avant et après.

Contre-indications

- Aucune. Peut (et devrait) être pratiquée à tous les âges de la vie.
- En cas d'hypertension

1 Dénominateur commun : un cerveau droit bien fonctionnel.

artérielle sévère,
de congestion crânienne,
migraine ou glaucome,
il suffit de ne se pencher que très peu en avant en pliant plus nettement les jambes.

Bénéfices

- À nouveau, voici un exercice ayant vocation de panacée : peigner, lisser son corps énergétique harmonise ses énergies vitales, qui, elles-mêmes, conditionnent la qualité de la santé physique.
- Puisque la santé des énergies vitales conditionne celle de notre physiologie – et non l'inverse, comme persistent à l'enseigner les matérialistes les plus cartésiens –, il est tout à fait logique de croire qu'une bonne hygiène énergétique (celle du corps vital, éthérique) peut prévenir et traiter les maladies corporelles : les sciences modernes (physique quantique, médecine énergétique) peuvent en effet aujourd'hui objectiver que des *informations* perturbatrices sont identifiables dans les corps subtils bien avant d'être somatisées (descendues dans la physiologie)[1].
Prévenir la maladie n'est pas uniquement affaire d'hygiène alimentaire, de culture physique, d'hydrothérapie ou de compléments nutritionnels, c'est aussi prendre soin de ses énergies vitales (« corps subtils » des Orientaux) selon la règle absolue des « cascades informationnelles » :
Conscience —> *Information* —> *Énergie* —> *Matière*
- Comprendre cette cascade comme un enchaînement incontournable de causes et d'effets, des plans les plus subtils aux plus denses : si la *Matière* est notre corps physique (structure et métabolisme), l'*Énergie* est le plan éthérique (corps vital, prânique…), l'*Information* est de l'ordre du champ quantique lié à nos émotions (*astral* des anthroposophes) et la *Conscience* renvoie au plan psycho-spirituel.
- Cet exercice (comme, bien entendu, tous les ki-gong, tous les exercices utilisant la couleur, le son ou le magnétisme…) *agit en amont* de la physiologie[2], d'où sa *grande polyvalence*.
Il ne dispense pas des hygiènes physiologiques (corporelle, nutritionnelle…) correctes, mais les complète utilement, la santé siégeant en quelque sorte au carrefour de la psychosomatique (informations descendantes) et de la somatopsychique (informations montantes) :

1 Les travaux du Dr Lambin Dostromon, parmi bien d'autres, ont objectivé qu'un infarctus du myocarde pouvait être dépisté quelques jours *avant* son déclenchement tragique grâce à des photographies des champs morphogénétiques. Cette médecine prédictive échappe totalement aux connaissances des cardiologues qui savent bien qu'on peut « faire un infarctus » en sortant d'une consultation avec un électrocardiogramme parfait.

2 Ainsi, les médecines nouvelles devront-elle intégrer l'acupuncture, le magnétisme, l'homéopathie, la morathérapie, la bioénergie, les imageries Kirlian, les cristallisations sensibles… en complément des interventions chirurgicales ou médicamenteuses par exemple.

Conscience spirituelle

↓ ↑

Psychisme
(mental, émotions)

↓ ↑

Corps énergétique

↓ ↑

Matière (corps physique)

En d'autres termes, on peut illustrer ainsi la cascade avec plus de détails où le lecteur se reconnaîtra :

VIE SPIRITUELLE

(transcendance, foi, amour et joie inconditionnelles, non-attachement, pardon, fraternité, éveil, sagesse…)

↓ ↑

VIE PSYCHIQUE

(intellect, sens critique, études, logique, synthèse, pensées négatives ou positives, désirs, passions, colère, peur, tristesse, attachement, possessivité…)

↓ ↑

VIE ÉNERGÉTIQUE

(qualité et quantité des *Ki*, équilibre *yin/yang*, vitalité personnelle ou dévitalisation…)

↓ ↑

VIE MÉTABOLIQUE

(morphologie, anatomie, physiologie, pathologie, homéostasie…)

Dans le cadre d'un exemple de cascade pathologique descendante, nous pourrons observer :

Perte de l'idéal.
Rupture d'avec la source cosmique.
Croyances matérialistes exclusives.
Négation absolue de la transcendance…

↓

Mental dominant mais négatif et obsessionnelles dont :
pensées déprimées, ténébreuses, « égocentrées »
où dominent l'anxiété, le doute, l'orgueil…

↓

Émotions égotiques dominantes dont :
peurs et phobies, rancune, jalousie, possessivité maladive, frustrations, ressentiment, arrogance, isolement, abandon, angoisses, désir de paradis artificiels…

↓

Lésions éthériques dont :
dépolarisations, décalages et décentrements subtils, blocages des centres énergétiques (chakras), plénitudes et/ou vides d'énergie dans les méridiens…
Dévitalisation locale ou globale…
Déprogrammation des champs morphogénétiques…

↓

Installation progressive de la maladie.
Pathologies fonctionnelles (chroniques) puis lésionnelles et dégénératives.

Dernier exemple dans le cadre d'une cascade ascendante (somatopsychique) – à lire de bas en haut cette fois :

Isolement (égocentrage).
Fuites dans les univers refuges
(drogues, jeu, sexe, alcool, sectes, intégrisme…).

↑

Changements des centres d'intérêt et culture de l'illusion.
Installation de troubles anxieux et dépressifs.

↑

Perte de l'esprit de synthèse, de la tolérance,
de la créativité et du raisonnement analogique.
Pensée de moins en moins lucide, lumineuse et positive.

↑

Déséquilibres émotionnels divers.
Altération du désir.
Multiples troubles du comportement et de la personnalité.

↑

Altération des éthers et des « mémoires cellulaires » :
dévitalisation ou surcharge locale, troubles des polarités,
vides ou plénitudes de yin ou de yang,
perturbation des *souffles* (*Ki*)
décalages et décentrages divers…

↑

Nutrition dévitalisée, carencée, surchargée en toxiques,
non spécifique, déséquilibrée au plan des 5 saveurs…
et/ou pollutions diverses, sédentarité, travail nocturne,
excès de travail sur écran…
et/ou surcharges toxiques et toxiniques,
mucose et acidose toxiques,
et/ou banalisation d'une constipation chronique,
insuffisance d'apports en eau…
et/ou banalisation d'une lésion ostéopathique
(sub-luxation), d'une mauvaise occlusion dentaire
ou d'amalgames dentaires mercuriels,
de cicatrices toxiques, de vaccinations abusives
ou de médications allopathiques systématiques…
et/ou surmenage musculaire, nerveux, sexuel…

… et le cercle vicieux est devenu évident, puisqu'il est difficile d'affirmer, d'une part, sur quel plan un trouble a été généré en premier, et, d'autre part, combien sont intriquées les cascades descendantes et ascendantes à un instant donné de son existence. Ces exemples de « cascades » hiérarchisées montrent l'implacable enchaînement des causes et des effets de plan en plan. Seule la perception *holistique* de l'être humain peut éclairer le chaos apparent de la pathologie physique ou psychique en y apportant des clés que chacun peut expérimenter.

50. La torsion égyptienne

65 •

La torsion égyptienne.

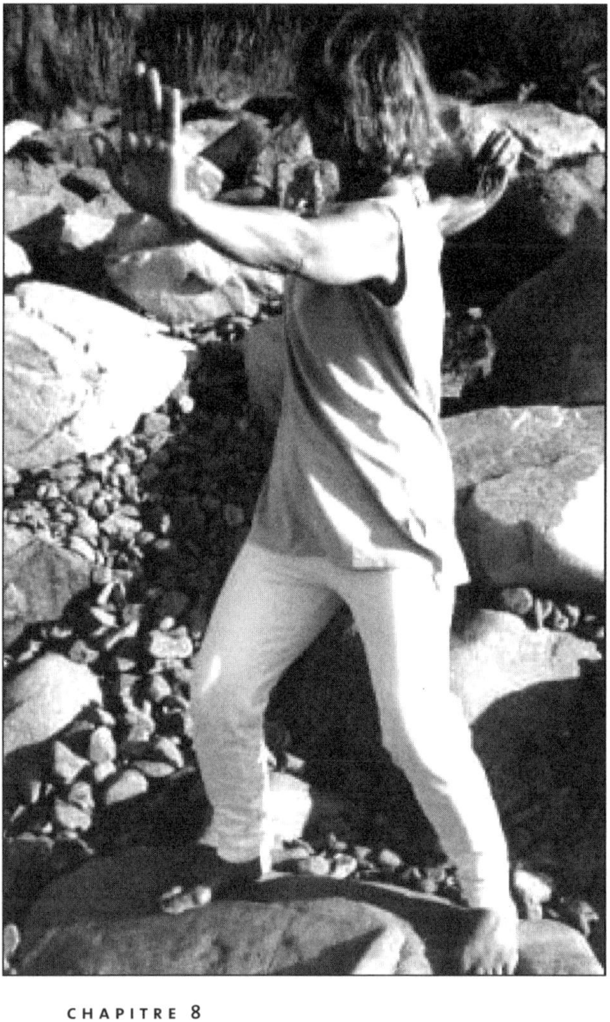

Pratique

- Debout, fermement campé sur ses pieds écartés largement (position de cavalier).
- Plier un peu les genoux et basculer le bassin pour effacer la cambrure des reins (le pubis remonte légèrement).
- Cervicales étirées, menton rentré, épaules basses durant tout l'exercice.
- Respiration *complète*.
- Fermer les yeux.
- Tendre les bras latéralement (en croix) et *casser* les poignets, doigts pointés vers le ciel.
- Sur une lente expiration, pousser des murs imaginaires avec le creux des mains tout en tournant le tronc, les bras et les épaules d'un côté.
- Les yeux et la tête suivent le mouvement de torsion.
- Le bassin doit rester parfaitement fixe : il ne tourne pas.
- Revenir lentement au centre sur l'inspiration.
- Tourner de l'autre côté sur une nouvelle expiration.
- Continuer ainsi.

Clés psycho-énergétiques

- Doit se pratiquer *comme dans un film au ralenti*.
- La respiration est nasale, lente, consciente et doucement freinée (*Ujjaï*, voir à de nombreux exercices précédents).
- Se faire aider d'un partenaire, au moins au début, afin de contrôler que le bassin reste bien fixe, les épaules basses et le menton rentré.
- S'aligner verticalement le mieux possible : « prise de ciel » descendant jusqu'à l'arrière du crâne et « prise de terre » s'enracinant par les pieds.
- Se concentrer essentiellement sur la zone entre les omoplates : celle-ci *chauffe* peu à peu (muscles rhomboïdes), ainsi qu'au niveau du centre cardiaque[1]. Une double croix se forme alors à partir de l'axe vertical : à partir des bras (droite - gauche) et à partir du cœur (arrière - avant).
- Pratiquer une douzaine de fois pour un bénéfice physiologique.
- Pratiquer en endurance (voir réserves ci-après) pour un bénéfice transpersonnel.

Réserves

- Se limiter à une douzaine de torsions en cas d'insuffisance veineuse importante, de troubles du rythme cardiaque ou d'hypertension artérielle non stabilisée.
- En cas de pratique en endurance, il est *très souhaitable* d'être accompagné par un thérapeute averti.

Bénéfices physiologiques

- Assouplissement et tonification des vertèbres cervicales, dorsales et lombaires.
- Lutte contre les processus arthrosiques et dégénératifs des disques.
- Permet de dissocier l'usage des muscles releveurs des bras (deltoïdes) et celui, souvent inconscient, des releveurs des épaules (trapèzes supérieurs).
- Stimulation, par voie réflexe et vasculaire, des fonctions cardiaques et pulmonaires.

Bénéfices transpersonnels

- Éveil de la conscience collective : *« je rayonne autour de moi »*.
- Exercice préparant utilement aux massages et aux soins magnétiques : éveil des chakras des mains.
- Éveil du centre subtil cardiaque (4e *chakra*) et de ses fonctions potentielles : amour inconditionnel, pardon, joie, compassion…
- Méditation dynamique sur le thème de la croix.

1 On pourra visualiser une rose, ou un lotus, dont la racine est entre les omoplates, la tige traverse la poitrine horizontalement, et la fleur s'épanouit peu à peu au niveau du cœur.

51. La salutation du palmier

Pratique

- Debout, pieds écartés de la largeur des épaules, bassin un peu rétroversé pour effacer la cambrure excessive, épaules basses, cervicales doucement étirées.
- Garder les yeux ouverts.
- En inspirant, lever les bras par l'avant, régulièrement, tout en se haussant sur les orteils.
- À la fin de l'inspiration, bien étirer les cervicales vers le haut et vers l'arrière sans forcer la cambrure de la nuque.
- Cambrer le plus possible entre les omoplates et non au niveau des lombaires ! Pour protéger ces dernières, bien serrer les fessiers, maintenir la sangle abdominale et monter le pubis vers le menton.
- Sur l'expiration, ramener en même temps les bras par l'avant et plier les genoux en se penchant en avant pour parvenir en position « en boule », assis sur les pieds (à plat ou sur les orteils), tête abandonnée sur le sternum.
- Achever cette expiration et cet enroulement en continuant le mouvement des bras qui remontent un peu vers l'arrière du corps, paumes vers le ciel.
- Remonter comme au début sur une nouvelle inspiration et refaire le mouvement.
- Pratiquer 3 à 12 fois pour un bénéfice physiologique. Beaucoup plus (en endurance) pour un objectif transpersonnel.

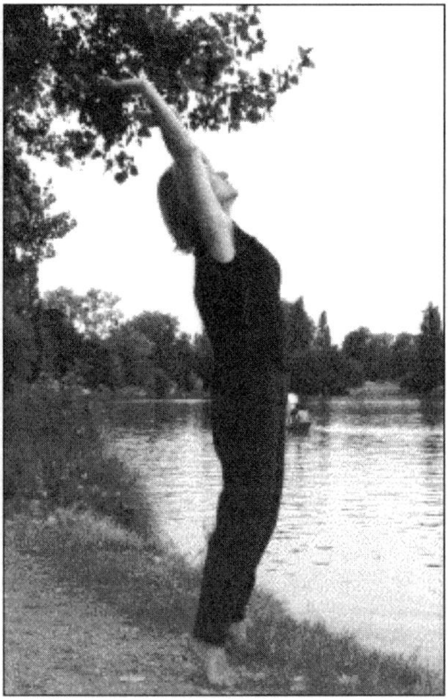

66 •

Salutation du palmier (phase en extension).

Clés psycho-énergétiques

- S'aligner verticalement le mieux possible : « prise de ciel » descendant jusqu'à l'arrière du crâne et « prise de terre » s'enracinant par les pieds.
- Pour mieux tenir l'équilibre, se concentrer sur l'axe vertical et ne pas déserter sa *gravité* dans le bassin.
- Ne pas respirer trop lentement (pour une fois) afin de ne pas perdre son souffle.
- Enfin, bien *huiler* cette posture dans ses enchaînements cycliques, afin d'éviter les saccades, les nœuds, *les arrêts sur image*.

Réserves

- À l'évidence, *ne pas pratiquer* en cas de troubles du rythme cardiaque, de vertiges non identifiés, de glaucome, de menace ou séquelle d'accident vasculaire cérébral ou d'hypertension artérielle non stabilisée.
- En cas de pratique en endurance, il est très souhaitable d'être accompagné par un thérapeute averti.
- Dans tous les cas, arrêter l'exercice en cas de vertige brutal, de *mouches volantes* devant les yeux ou de fourmillements intenses dans les extrémités, les lèvres ou le plexus solaire (sujets à la spasmophilie : prudence !).
- Si l'on ne peut pas descendre sur les pieds à plat, se contenter de l'équilibre sur les orteils, ou bien placer un support (cale en bois, couverture pliée) sous les talons.

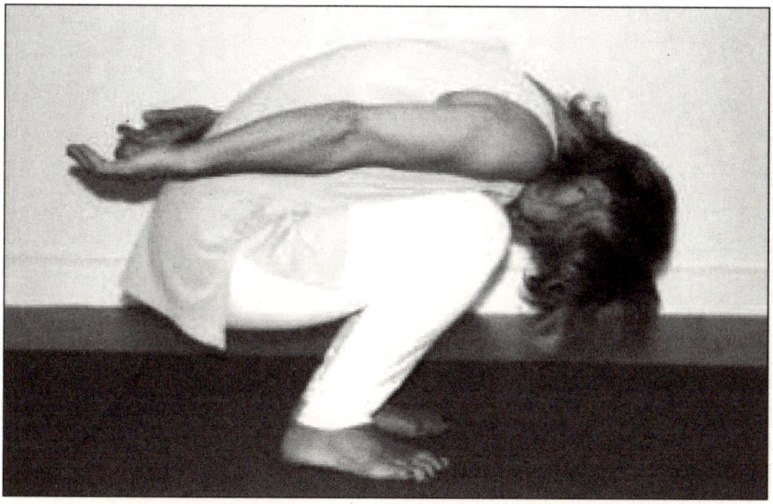

67 •

Salutation du palmier en position finale (expiration).

Bénéfices physiologiques

- Grande stimulation générale humorale et cardiovasculaire, rappelant les innombrables bienfaits des balancements et de la balancelle.
- Lutte contre toutes les formes de dégénérescence cérébrale par l'activation de la circulation sous tous ses aspects (artérielle, veineuse, lymphatique, liquide céphalo-rachidien).
- Développe les centres de l'équilibre.
- Très favorable aux instables, cyclothymiques, lunatiques, dystoniques…
- Assouplissement et tonification des vertèbres cervicales, dorsales et lombaires.
- Assouplissement de la ceinture scapulaire (épaules), des hanches, des genoux et des chevilles.
- Lutte contre les processus arthrosiques et dégénératifs des disques, leur tassement.
- Stimulation, par voie réflexe et vasculaire, de toutes les fonctions (nerfs rachidiens sortant des trous de conjugaison, entre les vertèbres).
- Grand auto-massage des viscères (extensions et compressions).

Bénéfices transpersonnels

- Sur le mode de la classique « salutation au soleil » du *Hatha yoga*, cette salutation est un hommage à la vie en soi et autour de soi.
- Elle participe à l'éveil de tous les centres énergétiques[1].
- Elle prépare à la vie, à l'action *dans ce monde*, sans oublier qu'en essence, nous ne sommes *pas de ce monde*.
- Elle invite à un *lâcher-prise* tout particulier, une fois l'aspect technique de la posture maîtrisé : s'abandonner en confiance, au-delà de la crainte de chuter ou d'échouer, dans une danse harmonieuse et silencieuse rappelant le bercement du peuplier, du blé ou du roseau dans le vent.
- Le puissant symbolisme de la naissance, de la croissance et de l'ascension s'associe aisément et rapidement aux inspirations ; celui du retour à la terre, de l'intériorisation, aux expirations.
- Accueillir ces cycles, sans intellectualiser pour autant, et les laisser œuvrer en soi. S'offrir au Souffle, toute volonté personnelle épuisée.

1 Règle générale pour toutes les postures : sur les ouvertures où le rachis est concave – ici lors des montées –, les centres tendent à s'activer ; sur les fermetures où le rachis est convexe – ici lors des descentes –, l'énergie tend à monter d'un centre au centre qui lui est immédiatement supérieur.

52. L'aigle royal

Pratique

- Debout, pieds écartés de la largeur des épaules, bassin un peu rétroversé pour effacer la cambrure excessive, épaules basses, cervicales doucement étirées, menton rentré.
- On peut garder les yeux clos.
- Vriller les jambes :
  - Plier suffisamment les genoux pour croiser la jambe gauche sur la jambe droite.
  - Tâcher de passer le pied gauche derrière puis à la gauche de la jambe droite.
- Vriller les bras :
  - Croiser les bras tendus, gauche sur le droit, très serrés sur la poitrine.
  - Plier l'avant-bras droit en ramenant la main droite devant le visage, paume vers la gauche, doigts tendus vers le ciel.
  - Plier et tordre le bras gauche pour amener la main gauche en prière, contre la main droite.
  - Pointer au possible les doigts des mains jointes vers le haut et l'avant, tel le bec de l'aigle.
- Ajuster la posture en corrigeant la cambrure spontanée du bassin : remonter le pubis vers le menton.
- Respirer amplement et lentement, cervicales très étirées, pendant 3 à 12 grandes respirations conscientes, voire beaucoup plus pour la version en endurance.

68 •

L'aigle royal.

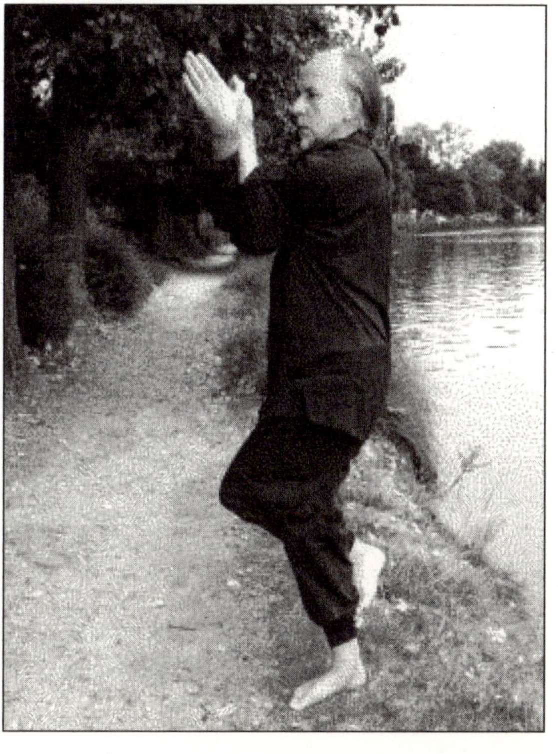

- Déverrouiller soigneusement (lentement) les bras puis les jambes.
- Changer de côté.

Clés psycho-énergétiques

- Selon sa morphologie (constitution) et sa souplesse du moment (tempérament), on réalisera plus ou moins parfaitement la posture. Pas d'héroïsme : l'aiglon mérite autant de gratification que l'aigle achevé…
- Se concentrer sur sa verticalité (axe cosmo-tellurique) tout en respirant calmement : la jambe porteuse bien enracinée en terre, l'arrière du crâne bien étiré vers la ciel, laisser l'énergie vitale irradier dans les membres (chaleur, vibration douce, rayonnement…, regard de l'aigle ?).

Réserves

- La puissante torsion des membres et la relative contrainte vasculaire qu'entraîne cette posture la font déconseiller aux arthritiques (phases aiguës de l'arthrite ou des rhumatismes), aux personnes souffrant de périarthrite scapulo-humérale, d'algoneurodystrophie, de capsulite, d'arthrose avancée et douloureuse, de lésion des ménisques ou des ligaments croisés des genoux. Néanmoins, ces contre-indications s'effacent si on pratique avec les membres très peu croisés, la pensée (concentration) et le cœur (visualisation, imagination[1]) rendant tout de même le travail efficace. Pratiquer alors sur le mode « virtuel » qui n'aura rien de l'échec.

Bénéfices physiologiques

- *Garudasâna*, originalement posture yoguique, favorise à l'évidence l'assouplissement des articulations des épaules, des coudes, des poignets, des genoux.
- Tonification des membres, de leur innervation et de leur vascularisation.
- Confirme le pouvoir de concentration, d'enracinement et d'équilibre.

Bénéfices transpersonnels

- Le regard de l'aigle ouvre à l'esprit de *synthèse* (le regard de la fourmi s'applique à l'*analyse*).
- L'aigle regarde, dit-on, le soleil en face : à pratiquer, pour méditer ce symbolisme, au soleil levant (yeux clos), ou bien imaginer qu'on contemple le soleil et accueillir la Joie[2] au-delà des émotions personnelles.
- Les torsions physiologiques s'accompagnent de vrilles énergétiques intenses, qui,

1 N'y a-t-il pas rien de tel que les rêves pour créer l'avenir ?

2 La contemplation peut être définie comme une activité du cœur (et non du mental), où l'âme se dilate dans le sentiment esthétique (contemplation du beau en toute chose), inconditionnellement.

associées au puissant enracinement, à la verticalisation et au souffle conscient, oblige à un *alignement* étonnant des centres énergétiques. Cet exercice complète ainsi merveilleusement la « respiration de l'immortalité » (exercice 44) et assure un *recentrage* quasi immédiat des corps subtils. Vivre cette expérience en pleine conscience participe à la croissance de l'être « ici et maintenant ».

- Entre puissance et détente, cet exercice invite à réconcilier en chacun une énergie de l'ordre d'un *contrôle* certain (maîtrise de soi) et, tout à la fois, de l'ordre de l'indispensable *tendresse* pour soi-même. Une méditation dynamique s'impose ici sur le thème de l'autodiscipline et de la puissance de la tendresse.

53. Le fœtus dynamique

Pratique

- S'asseoir au sol, sur les talons, pieds en extension (plante des pieds vers le ciel). Si la posture assise au sol sur les talons est difficile à prendre, il est possible de pratiquer sur une chaise, jambes ouvertes.
- Écarter suffisamment les cuisses (pour prévoir d'être à l'aise en se penchant la tête jusqu'au sol).
- Les épaules sont basses, le ventre est libre, les reins légèrement cambrés, les cervicales étirées, le menton rentré.
- Mains dans le dos, tenir, sans se crisper, le poignet gauche avec la main droite.
- Installer la respiration complète (exercice 39).
- À la fin d'une inspiration, commencer d'expirer en enroulant franchement la tête puis enchaîner sur tout le reste de l'expiration :
  - enrouler les épaules,
  - faire le dos rond,
  - basculer en avant au niveau de la charnière lombaire (antéversion du bassin),
  - poser le front au sol à la fin de l'expiration.

- Pour remonter, enchaîner tout au long de l'inspiration :
  - la rétroversion du bassin (le sacrum redevient vertical),
  - le déroulement des vertèbres lombaire puis dorsales,
  - l'ouverture des épaules,
  - le redressement (pas la cambrure) des cervicales et leur extension verticale.
- Reprendre l'enroulement et alterner descentes et remontées, au rythme d'un souffle très lent et complet.
- Pratiquer de 10 à 30 fois, voire beaucoup plus pour la version en endurance.

Clés psycho-énergétiques

- Veiller à bien *huiler* l'exercice, afin que les enchaînements soient fondus, sans pause ni saccades.
- Garder les épaules toujours basses et les bras relâchés, simplement liés par les poignets dans le dos.
- Ne pas pratiquer trop lentement ni trop vite au début, afin de conserver une parfaite synchronisation des ascensions et des descentes avec les inspirations et des expirations.
- Demeurer concentré dans le centre *hara* (« mettre la tête

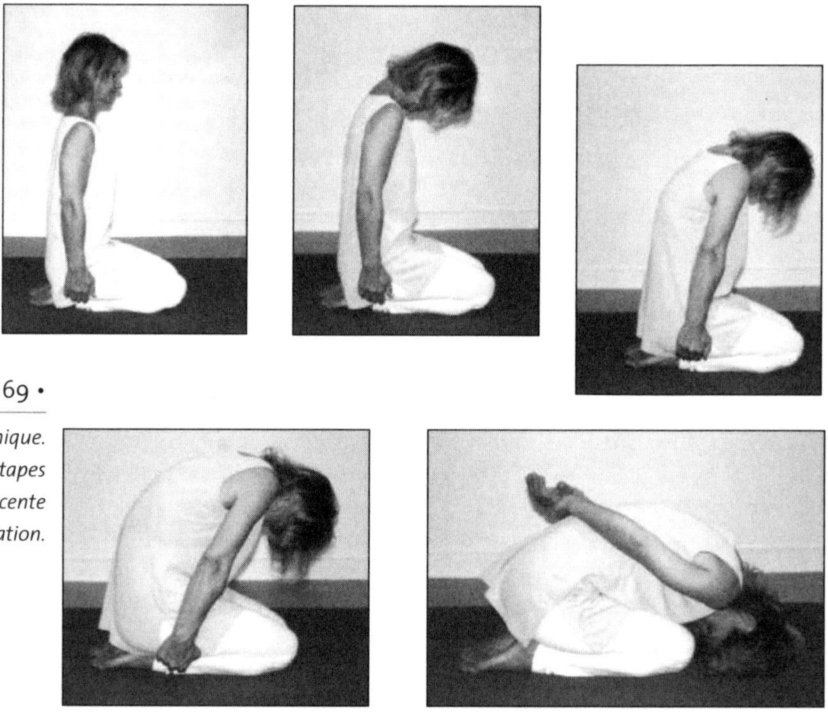

69 •

Le fœtus dynamique. Les 5 étapes de la descente sur l'expiration.

dans le ventre ») plutôt que dans la sphère cérébrale ou dans la poitrine.

Réserves

- Comme pour tous les exercices où la tête se penche en avant, *celui-ci n'est pas indiqué* pour les personnes souffrant de troubles vasculaires cérébraux, de glaucome, migraine, infections aiguës ORL ou dentaires.
- S'abstiendront aussi les sujets souffrant d'inflammation aiguë de l'estomac, du duodénum ou des intestins.
- Si l'assise au sol n'est pas assez confortable au niveau du creux des genoux ou des chevilles, utiliser une couverture roulée sous les fesses pour surélever les ischions (os du bassin, sous les fessiers).
- Assis sur une chaise, placer un gros coussin sur les cuisses et travailler comme au sol : la tête venant reposer sur le coussin (qui sera d'autant plus épais que la souplesse fera défaut).

Bénéfices physiologiques

Inspiré de la posture traditionnelle dite *Yoga Mudra*, ou « grand geste du yoga », cet exercice, ici présenté dans sa version dynamique, procure de grands bienfaits corporels :

- Assouplissement vertébral cervical, dorsal et lombaire profitant aux disques intervertébraux et aux nerfs rachidiens.
- Assouplissement de la ceinture scapulaire.
- Prise de conscience des étages vertébraux tout d'abord analytique (tête, puis épaules, dos, bassin...) mais aussi synthétique (enchaînement devenant très fluide).
- S'oppose aux hyper-lordoses (lors des flexions) ainsi qu'aux cyphoses (lors des redressements).
- Puissante irrigation crânienne, avec les bienfaits développés dans la première partie de cet ouvrage (nutrition et oxygénation des neurones, drainage des déchets métaboliques, tonification des organes de la face et intra-crâniens...).

Bénéfices transpersonnels

- Dans la pratique ci-dessus définie, dite « en dynamique », l'accent est mis sur l'alternance, la rythmicité du souffle et du mouvement : méditation proposée sur le sac et le ressac de l'océan, les jours et les nuits, la naissance et la mort...
- Au début (20 à 30 premiers mouvements, par exemple), le « vouloir bien faire » s'exprime par une vigilance

du mental bien légitime : mobiliser correctement les 4 zones tout en synchronisant parfaitement les montées et les descentes sur les inspirations et expirations, demande en effet une concentration certaine. *Au-delà, il s'agit de s'abandonner à l'essence* de l'exercice, c'est-à-dire à sa valeur intrinsèque, archétypale, qui connecte le pratiquant :

- au fait de croître et décroître,
- à l'action et au repos,
- au prendre et au donner,
- à l'esprit pulsatile de l'océan,
- au rythme des printemps et des automnes, des étés et des hivers,
- à celui des levants et des couchants du soleil,
- aux jours et aux nuits,
- aux extériorisations et intériorisations,
- à tout ce qui pulse et bat dans le corps et l'univers,
- aux renaissances et aux morts apparentes,
- à l'être et au non-être...

• Placer la conscience dans le centre *hara* invite à s'en remettre à son impulsion vitale biologique (et non à la volonté intellectuelle) : c'est de ce centre que doivent partir les inspirations, telles des impulsions de vie (irrésistibles et irrationnelles).

• Dans sa version en endurance, si l'on dépasse très largement la trentaine de mouvements – avec la supervision d'un thérapeute si possible –, il est possible de travailler l'exercice en mode « passif » et non plus « dynamique » :

- À la fin d'une expiration choisie, rester au sol, totalement détendu.
  - Les poignets se libèrent, et les bras tombent mollement de chaque côté du corps, épaules basses et lourdes.
  - Le front est en contact avec le tapis (ou le coussin).
  - Apprécier alors, dans le silence et l'immobilité la plus complète, ce qui témoigne encore de la vie : fraîcheur de l'air à l'entrée des narines, petits mouvements du diaphragme dans la région de l'estomac, perception sourde des battements tranquilles du cœur, conscience globale du corps abandonné de tout son poids, intériorisation...

• Il peut être très précieux, dans cette dernière version, d'être tout particulièrement attentif à l'impulsion qui décidera la remontée, la fin de l'exercice : les minutes peuvent s'écouler (on a même déjà vu des individus s'endormir ainsi), mais un désir viscéral (une fois encore, non mental), de l'ordre de l'instinct peut être, doit finalement s'imposer et initier la remontée sur une inspiration. Méditer sur le symbolisme de la naissance, des renaissances, de la Pâque… est donc ici particulièrement fertile.

- Correctement pratiqué, cet exercice procure un bienfait de l'ordre d'une jouvence psychologique et spirituelle qui ne tarde pas à se communiquer à la biologie : mieux dans sa tête et son cœur = mieux dans son corps !

Attention, cette version de l'exercice (forme passive front au sol) est tout à fait déconseillée aux personnes dépressives, ou souffrant de névrose d'angoisse ou de phobie majeure vis-à-vis de la mort. À réserver dans ce cas à des séances supervisées par un professionnel[1].

1 Après un travail psychothérapeutique de type *rebirth* (pacification avec sa naissance), les personnes qui peinaient pour accueillir l'impulsion spontanée des remontées sont libérées de ces difficultés.

54. La fente de l'Orant

Autre clé à valeur de jouvence *psychosomatique, cet exercice peut être pratiqué par tous, en respectant bien les consignes en cas de difficultés articulaires.*

Pratique

- Sur une surface souple (sable sur la plage, foins coupés à la campagne, tapis épais ou couverture épaisse), se placer genou droit en terre et pied gauche à plat. Étirer les cervicales, menton un peu rentré.
- La plante du pied droit est tournée vers le ciel (pied en extension).
- Veiller à ce que la cuisse droite et le tibia gauche soient parallèles (bien verticaux).
- Ni le genou droit ni la cheville droite ne doivent souffrir d'inconfort (d'où la couverture épaisse).
- Placer les mains :
  - soit en prière dans le dos à hauteur du cœur, auriculaires

1 Ce n'est pas parce que les choses sont difficiles que nous n'osons pas, mais c'est parce que nous n'osons pas qu'elles sont difficiles.

contre le rachis, entre les omoplates (plus difficile[1] mais utile au plan énergétique) ;

- soit en prière devant le cœur ;
- soit ouvertes vers le ciel, bras en croix, épaules bien basses.

- La respiration est ample, complète.
- Travailler les yeux clos.
- Il s'agit à présent de descendre *en fente avant sur une inspiration*, tout en ouvrant le plus possible la poitrine et les épaules, tête à peine levée. Attention : garder l'axe des hanches dans celui des épaules, *ne pas vriller le bassin* (il vaut mieux descendre moins bas) et ne pas décoller le pied gauche ou très peu (talon).
- Remonter sur l'expiration suivante.
- Enchaîner ainsi des fentes avant (sur les descentes et les inspirations) et des remontées (sur les expirations), une douzaine de fois, puis changer doucement de côté.
- Réserver de préférence la version « en endurance » à un travail supervisé par un professionnel des thérapies corporelles et transpersonnelles.

70 •

La fente de l'Orant.

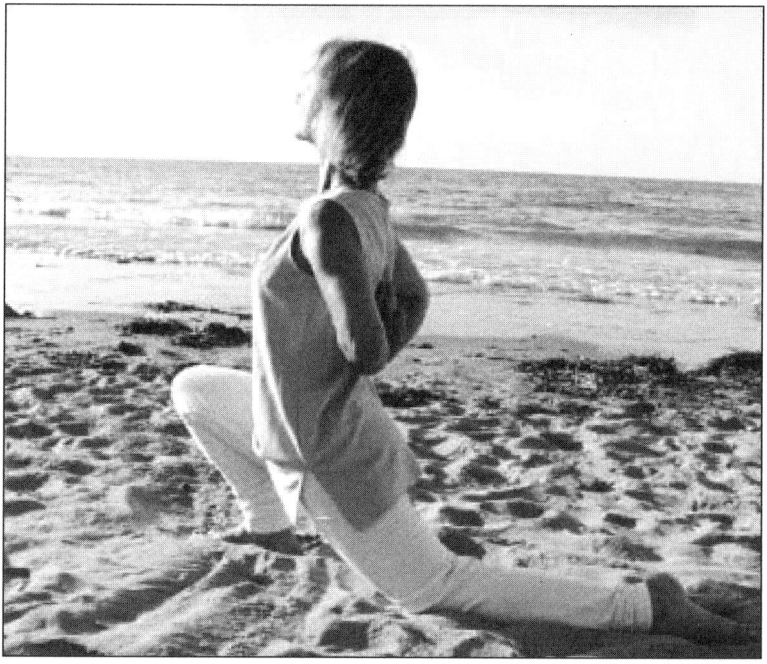

Clés psycho-énergétiques

- Comme pour l'exercice précédent, chercher à entrer dans un rythme naturel du corps, associé à la respiration.
- Rester concentré sur une région allant de la gorge au creux de l'estomac : c'est elle qui reçoit l'impulsion d'ouverture lors des descentes et des inspirations profondes.
- Si les mains sont en prière dorsale (difficile), sentir (ou imaginer) que la pression des auriculaires (méridien du Cœur) initie un mouvement vers l'avant jusqu'au sternum.
- Si ses croyances personnelles le permettent, s'installer dans une prière de louange ou d'action de grâce (traditionnelle ou libre).
- Dans les autres cas, cultiver des pensées de remerciement, d'accueil ou de fusion vis-à-vis de la vie, de l'énergie cosmique, de l'univers, du Grand Architecte, selon l'inclinaison de son cœur.

Réserves

- Pratiquer très prudemment en cas d'arthrose avancée des genoux (gonarthrose) ou des hanches (coxarthrose).
- *Ne surtout pas axer le travail sur la cambrure des lombaires*. L'ouverture souhaitée se situe entre les omoplates : épaules très rejetées en arrière sur les inspirations pour favoriser la dilatation de la zone thoracique et du plexus solaire.

Bénéfices physiologiques

- Excellent assouplissement des articulations coxo-fémorales (hanches) dans leur axe antéro-postérieur.
- Tonification des nerfs, des muscles et des vaisseaux du dos et des épaules.
- Assouplissement et tonification des poignets dans le cas de la prise de prière dorsale.
- Compression rythmée des fosses iliaques droites et gauches, favorables aux ovaires chez la femme et aux fonctions du cæcum et du côlon sigmoïde chez tous.
- Mobilisation de la charnière cervico-dorsale utile à stimuler les fonctions cardio-pulmonaires.

Bénéfices transpersonnels

- La génuflexion révèle en elle-même l'archétype de la prière et de l'humilité.
- L'inspiration et l'ouverture qui lui correspond sur chaque fente avant s'associent à une expérience dans le secret du cœur [1] :
  - joie inconditionnelle[2] d'*être présent au présent* ;
  - sourire intérieur, propre à tout pacifier ;

1 En psychologie transpersonnelle, on parle de phénomène *expérientiel* (S. Groff, P. Weil, K. G. Dürckheim) ou encore *vivantiel* (A. Caycedo) lorsqu'il concerne une expérience consciente et positive de la conscience. Pouvant être répétée, voire partagée, cette expérience entre quasiment dans le champ scientifique qui se réserve le mot *expérimental*.

2 Les larmes éventuelles versées durant ces exercices n'ont rien de commun avec les larmes de « sensiblerie » liées à des émotions passionnelles ou personnelles (tristesse, abandon...). Elles sont précieuses car de la fréquence de la compassion (bouddhique ou christique).

- expansion de capacités insoupçonnées à aimer, à pardonner, à rendre grâce ;
- expérience *holistique* du *oui* à la vie ;
- possible réception d'intuitions, d'inspirations créatrices...[1]

1 Ne jamais oublier que toute *quête de pouvoirs psychiques* est vaine et très dangereuse. Selon les Écritures, si des grâces se manifestent, elles sont « *données par surcroît* » à ceux « *qui se contentent de chercher Dieu* ».

- Méditation dynamique pouvant rejoindre, par l'intégration des flux et reflux qu'elle procure, les bénéfices de l'exercice du « fœtus dynamique » (exercice 53).

55. La croix du Cœur

Cette « croix du Cœur » compte parmi les plus belles sources de métamorphoses chez nos élèves et patients.

Position de base

- Sur une surface souple (sable, tapis épais...), s'asseoir sur les talons, plante des pieds vers le ciel.
- Les genoux sont à peine écartés.
- Le dos est droit sans effort, la taille et le col sont libres.
- Les épaules sont basses, les mains sur les cuisses.

Méditation préliminaire

- S'installer quelque temps dans une respiration complète, en veillant à bien étirer les cervicales vers le ciel tout en rentrant un peu le menton.
- Percevoir la fraîcheur de l'air à l'entrée des narines et méditer un moment sur ce simple bien-être, sur l'accueil de la globalité de l'être.
- Peu à peu, passer de la respiration complète à la respiration basse, essentiellement « ceinture », c'est-à-dire placée dans le centre *hara* et dans les reins (exercice 38).

Déroulement

- Étape 1 : pencher le tronc en arrière (45 à 55° d'angle selon possibilités) en gardant le dos bien droit, du sacrum aux cervicales, menton rentré, nuque étirée.
- Étape 2 : tendre les bras à l'horizontale, les mains doigts tendus, paumes vers la

terre. Dans cette posture, les abdominaux sont tendus, mais la respiration demeure essentiellement basse (*hara*).

- Étape 3 : expirer à fond.
- Étape 4 : sur une inspiration, se sentir irrésistiblement *tiré* vers le haut et l'avant par le centre *hara* : *le tronc ne se penche pas en avant* mais se redresse tout en ouvrant les bras en croix, paumes vers le ciel, épaules basses. Bien serrer les fessiers pour ne pas accentuer la lordose (cambrure lombaire).
- Étape 5 : parvenu à la verticale à la fin de l'inspiration, c'est-à-dire à genoux, bras très ouverts, en croix, chercher le point d'équilibre le plus proche de la chute avant.
- Étape 6 : se concentrer un moment sur l'ouverture du cœur ; les cervicales sont étirées, mais le menton un peu relevé.
- Étape 7 : expirer en revenant en position de départ, en synchronisant le retour des bras à l'horizontale devant soi, paumes vers la terre.
- Recommencer les étapes 4 à 7, de 3 à 12 fois, ou beaucoup plus pour la version en endurance.

Clés psycho-énergétiques

- Il est impératif de travailler avec la puissance des muscles jambiers antérieurs (quadriceps cruraux, devant les cuisses) et dans l'impulsion énergétique du centre hara.
- Passer de l'étape 2 à l'étape 5 en remplaçant l'étape 4 par un redressement invitant par facilité à simplement s'asseoir, annulerait l'essentiel des bénéfices de l'exercice (voir dessin ci-dessous).
- La puissance des cuisses fait opposition à la chaîne musculaire postérieure

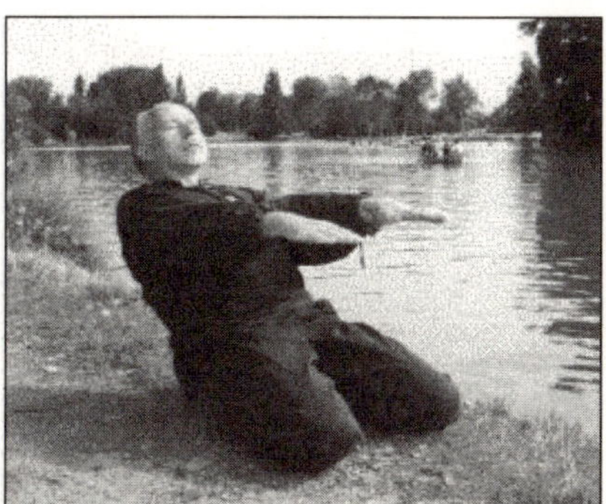

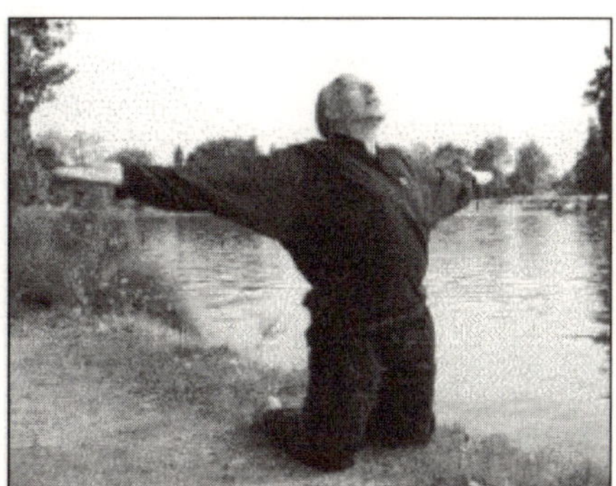

71 •

La croix du Cœur : position de départ et d'arrivée.

(« le tigre » vu dans de nombreux exercices précédents).

- Elle s'associe au symbolisme de Jupiter (sortir de sa cuisse, toute casquée, comme la déesse Athéna illustre bien quelle énergie s'y concentre !) et à celui de l'expansion, de la fécondité, de la générosité de l'être[1].
- La grosse flèche, sur le dessin ci-dessous, montre bien le sens de la propulsion libérée au niveau de l'abdomen sur l'inspiration. Ne pas cambrer les reins pour autant : la sangle abdominale soutient toute la ceinture et, avec l'aide des fessiers bandés, la charnière lombaire doit demeurer protégée.
- Bien enchaîner en un seul mouvement (bien *huilé*) toute l'ascension et toute la descente.
- Ne pas négliger l'ouverture des mains vers le ciel sur l'inspir et vers la terre sur l'expir, mais ne pas lever les épaules pour autant.
- En position finale sur les genoux, en équilibre, la sensation d'ouverture est maximale au niveau du cœur (sternum) ainsi que des épaules ; cette ouverture est aussi perceptible, quoique moins intense, au niveau de la gorge, du plexus solaire et du centre *hara*.

1 Songer, à titre d'exemple, aux moines Shaolin qui peuvent prendre leur déjeuner en position assise, mais sans siège, à la force des cuisses.

72•

La Croix du Cœur : erreurs à ne pas commettre et sens de l'impulsion liée au centre hara.

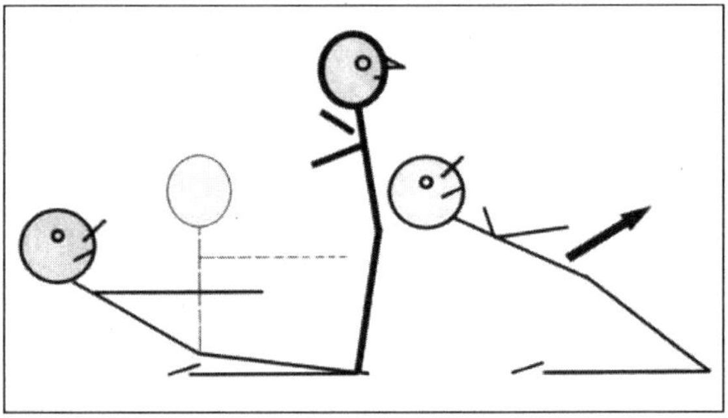

En traits fins : vue de profil, la position de départ.

En gras : position d'arrivée.

En pointillés : position intermédiaire incorrecte.

À droite : position intermédiaire correcte et sens de la propulsion sur l'inspir.

Réserves

- Si la pression au creux des genoux ou sous les chevilles est trop inconfortable, surélever le périnée avec une couverture roulée (s'asseoir à cheval).
- Cet exercice étant aussi puissant qu'éprouvant, ne pas pratiquer en cas d'hypotension, de faiblesse générale, de troubles du rythme cardiaque, d'œdèmes des membres inférieurs, de grossesse, de convalescence, etc., surtout sous sa forme « endurance ».
- Modérer bien évidemment la pratique en cas d'arthrose avancée des genoux.

Bénéfices physiologiques

- Tonifie puissamment les cuisses et la sangle abdominale.
- Assouplit les épaules (ceinture scapulaire), le grill costal et les omoplates.
- Irrigue considérablement les lombes, les reins et tous les organes « ceinture » (foie, rate, pancréas, côlon, estomac...).
- Tonique pour les pectoraux et vivifiant pour les rhomboïdes (muscles qui rapprochent les omoplates), cet exercice favorise un beau port de poitrine.

« Aime ton corps, connais-le et respecte-le.
Parmi les autres choses, c'est la seule que tu sentes à la fois du dehors et du dedans.
C'est donc la seule chose qui te puisse introduire à la compréhension de tout le reste. »
Lanza del Vasto[1]

Bénéfices transpersonnels

On peut bénéficier des mêmes bienfaits transpersonnels que pour la « fente de l'Orant » qui précède, mais s'ajoutent plus spécifiquement à ces possibilités d'expérience :

- L'intégration de la puissance opérative du centre vital *hara* : c'est en lui *faisant confiance* que l'exercice devient possible et révèle tous ses possibles.
- Avec le temps, pourront s'intégrer de plus en plus de calme, de sérénité confiante, d'équilibre (physique et psychologique), de puissance d'action, de créativité.
- La force vitale exaltée ici pourra se convertir aussi en immunité biologique (meilleure résistance aux agressions virales par exemple), en revitalisation de la libido, en capacité de régénérescence et d'autoguérison...
- Il est rare et précieux de pouvoir concilier une expérience

1 in *Principes et préceptes du retour à l'évidence*, Denoël Gonthier, 1979.

où se concrétisent la pleine incarnation du moi (volonté exprimée par la vigilance et le travail puissant des cuisses) *et tout à la fois* l'abandon symbolisé par l'équilibre « au bord du vide », en ouverture confiante.

- La confiance égotique en soi, si elle peut encore leurrer le pratiquant qui est bien entendu *gratifié* par la réussite de cet exercice, s'efface tout naturellement lorsqu'on pénètre la lumineuse dimension de l'*humilité* (la génuflexion bras en croix)[1].
- Si on pratique cet exercice en endurance, il est fréquent de vivre ce que les sportifs nomment le « second souffle », après un passage obligé de relative souffrance (et une furieuse envie d'arrêter l'épreuve...).
- Ce dépassement de soi, non content d'une victoire psychologique déjà très positive pour beaucoup, se transcende en fait dans la dimension du Souffle[2] accueilli.
- Pour les chrétiens, l'identification à la Sainte Croix, bras ouverts, pourra offrir d'indicibles joies. Pour d'autres, c'est le symbolisme de l'*envol de l'oiseau* qui sera source de satisfactions, voire d'expansions de conscience.
- L'ouverture du Cœur (*chakra* n° 4) invite à nombre d'expériences où peut s'intégrer l'*être essentiel* plutôt que l'être existentiel : outre l'amour et ses corollaires (joie, pardon, compassion, etc.), il est donné de participer à la glorification de Cela, quel que soit le nom qu'on Lui donne. Le *trouble ineffable* dont témoignent bien des incroyants ayant expérimenté cet exercice sous supervision thérapeutique, prouve que cette « voie du corps et du souffle » permet souvent l'accès au sacré.
- Toujours forte pour le corps, souvent bouleversante pour l'âme, parfois transcendantale pour l'esprit, cette posture nous semble un fleuron des plus précieux parmi les exercices de *rajeunissement holistique*. Loin de tous les baumes ne traitant que l'extérieur et leurrant sur l'authenticité de la santé, il réconcilie celui qui s'y consacre avec la source de jouvence de son Être profond.

1 Cette posture évoque nombre de prosternations ou de gestes d'adoration des rituels orthodoxes et des pères du désert par exemple.

2 Dans de nombreuses langues dites « racines », le mot « souffle » est à la fois la respiration et l'Esprit : *Ruah* en hébreu, *Pâna* en sanskri, *Pneuma* en grec...

AUTRES CLÉS NATUROPATHIQUES ANTI-ÂGE

CHAPITRE 9

Afin de répéter le moins possible ce qui est déjà publié[1], nous avons sélectionné ici une re-mise à jour des meilleures clés profitables à une avancée en âge de qualité. Seront successivement proposés dans ce chapitre les outils de santé que sont l'eau et l'air. D'autres outils, la nutrition, les compléments alimentaires et les plantes, seront présentés dans le chapitre suivant.

1 *Encyclopédie de revitalisation naturelle* (éditions Sully), *Naturopathie, la santé pour toujours* (éditions Grancher), *L'Homme empoisonné* (éditions Grancher), *Guide personnel des bilans de santé* (éditions Grancher).

HYDROTHÉRAPIE POUR TOUS

Il existe des techniques sophistiquées (thalassothérapie, thermalisme, bains de rachis, purifications internes du yoga…), mais nous ne les développerons pas dans le cadre de cet ouvrage. Nous souhaitons seulement ici réhabiliter pour tous l'usage des hydrothérapies familiales dont les bénéfices humoraux sont au moins aussi grands : les pédiluves (bains de pieds), les douches écossaises, les bains chauds, le sauna et le hammam, la cure intestinale Xantis.

Pédiluves froids

Pratique

Les pédiluves *froids* sont pris à température de l'eau de la ville. On peut y ajouter des glaçons, voire quelques gouttes d'huiles essentielles rafraîchissantes correctement diluées dans du *Disper* ou du savon liquide[1]. Par exemple, 10 gouttes d'un mélange à parties égales d'huile essentielle de menthe poivrée, de menthe verte et de citronnelle de Ceylan.

Durée

Garder les pieds dans ce bain pendant quelques minutes, rarement plus d'un quart d'heure (sauf en cas de canicule).

Réserves

Ne pas pratiquer :

- en cas de grossesse,
- pendant les règles,
- en cas de crise d'arthrite ou de rhumatismes,
- en cas de frilosité.

Bénéfices

- C'est le *pédiluve de confort* des pieds gonflés par la marche ou rendus œdémateux par temps de canicule.
- Utile aussi en cas de pieds rouges et chauds, chez des individus de constitution sanguine[2] en particulier.
- C'est une *pratique hygiéno-thérapeutique* en cas de luxation, foulure, ou œdème du pied ou de la cheville, en attendant les soins médicaux.

1 Type Moussant Cattier (boutiques d'alimentation biologique) ou Lactacid (pharmacies).

2 Teint rouge, surpoids, jovialité, sudation abondante…

Pédiluves chauds

Pratique

- Ils se prennent entre 40 et 43 °C (faire monter la température progressivement).
- Masser soigneusement les pieds, en les posant alternativement sur le genou opposé.
- On peut y ajouter favorablement :
  - une poignée de gros sel complet (gris) ;
  - une poignée d'argile verte ;
  - des seltrates (Rodel) ou l'équivalent des regrettés sels du Dr Salmanoff (bains Scapidar) : les sels Yunohama[1] ;
  - des huiles essentielles de nature « chaude » (*yanguisantes*), par exemple une dizaine de goutte d'un mélange à parties égales d'huiles essentielles de thym à thymol (dit « thym rouge »), de clous de girofle et de gingembre, diluées dans du Disper ou du savon liquide, comme précédemment. *Attention* : toujours tester une éventuelle allergie aux huiles essentielles[2] (une trace sur la face externe de la cuisse par exemple).

Durée

De 10 à 20 minutes

Bénéfices

- Ces « bains chauds du pauvre » sont souverains pour faire venir le sommeil, surtout chez les anxieux et cérébraux, par saison froide.
- Ils soulagent vite les éternels pieds froids, sans danger pour les vaisseaux des jambes (tant que l'eau ne dépasse pas le niveau des malléoles).
- Ils décongestionnent rapidement les énergies accumulées au pôle cérébral (travail intellectuel, travail sur écran…) et les ramènent vers le bas.
- Ils soulagent bien des céphalées, voire des migraines (dès les premiers symptômes).
- Ils aident aussi à la venue des menstruations difficiles et soulagent ces périodes douloureuses.
- Particulièrement anti-stress, ils réhabilitent les fonctions du système nerveux parasympathique, via le plexus solaire auquel les pieds sont liés d'une façon réflexe : dès les premières minutes, bâillements, soupirs, sensation de dilatation dans le creux de l'estomac témoignent de l'intense activité neurovégétative de ces bains.
- En cas de menace de congestion grave (apoplexie, accident vasculaire cérébral), première mesure en attendant le médecin[3].

1 En vente au collège CENATHO (01 42 82 09 78) ou via nanounature@chez.com

2 Avoir à disposition de l'huile végétale (sésame, olive, tournesol…) pour diluer et effacer les projections indésirables éventuelles (muqueuses, plis, yeux …). Jamais d'eau !

3 Avec, pourquoi pas, une saignée du lobe de l'oreille.

« Douche écossaise »

La « douche fraîche » est une pratique souveraine, très polyvalente et qui devrait suivre habituellement toute douche chaude.

Pratique

- Alterner douches ou affusions (l'eau coule sans jet, en enveloppant le corps) *chaudes* (38, 39 °C) et *fraîches* (pas froides ni glacées).
- À pratiquer au minimum sur les membres inférieurs pour s'habituer aux contrastes, puis, peu à peu de jour en jour, sur le périnée, les organes génitaux, les lombes, tout le dos, puis la face ventrale.
- Alterner de préférence :
  - chaud, frais, chaud, frais... *pour terminer sur le chaud chez les constitutions arthritiques* (frileux, pâles, anxieux, rhumatisants...) ;
  - frais, chaud, frais, chaud... *pour terminer sur le frais chez les sanguins* (constitutions dilatées).
- Peut aussi se pratiquer comme *pédiluves alternés* : prévoir une bassine d'eau fraîche et une bassine d'eau chaude, et alterner les bains, dans l'idéal toutes les 10 secondes. Souverains pour participer à la rééducation vasculaire des membres inférieurs et modérer la croissance des varices.

Réserves

- Les « douches écossaises » sont souples d'emploi : il suffit de tiédir un peu plus les phases fraîches pour qu'elles soient supportées par tout le monde.
- Néanmoins, dans l'alternance chaud/frais, pourront être un peu choquées les personnes très sensibles au froid et les grands malades du cœur.
- À éviter en cas de troubles importants du rythme ou d'hypertension artérielle non stabilisée.
- Ne pas recourir à l'usage de l'eau trop froide :
  - celle-ci tend à *sidérer* (paralyser momentanément) les nerfs régulateurs du diamètre des vaisseaux ;
  - à l'information très froide succède biologiquement une réponse de vasodilatation non souhaitable.

Bénéfices

- Par le « brassage humoral » important qu'elle procure, la « douche écossaise » se situe dans le même camp que l'usage de la balancelle, les postures inversées du yoga, les massages ou le drainage lymphatique.

• Tonification certaine des circuits veineux (vasodilatations et vasoconstrictions alternées), de leurs fragiles valvules, des sphincters précapillaires des artérioles et des vaisseaux lymphatiques.
• Soumet les capteurs (qui régulent les contractions du cœur et l'irrigation du cerveau) à un *stress adaptatif bénéfique*.
• Active l'émonctoire hépatique et surtout l'émonctoire rénal : diurèse de quantité et de qualité assurée après ces douches (surtout dans la variante se terminant sur l'eau froide). Utile en particulier aux insuffisants (relatifs) rénaux, sujets aux lithiases rénales, rétention d'eau...

Bains chauds

Hommage incontournable au génie du grand Dr Salmanoff (voir bibliographie) qui faisait de ces « bains hyperthermiques » la clé de sa « capillothérapie ».

Pratique

• Entrer dans un bain à 35 ou 36 °C.
• Faire couler peu à peu l'eau chaude jusqu'à son maximum personnel, généralement autour de 39 °C.
• En l'absence de thermomètre de bain (utile pour éviter les erreurs grossières), le signe que la bonne température est atteinte est que *le front se met à perler de sueur*.
• Rester alors 10 à 20 minutes dans ce bain, quitte à y ajouter régulièrement de l'eau chaude.
• Avant de se lever, laisser s'écouler l'eau du bain.
• S'asseoir, passer doucement à genoux avant de sortir de la baignoire.
• Se sécher grossièrement, passer un peignoir ou s'envelopper dans un drap de bain et se coucher tout de suite pour bénéficier de la sudation qui est loin d'être achevée.

Réserves

• La présence d'un tiers à proximité peut être utile, chez les personnes sensibles, légèrement hypotendues ou sujettes aux vertiges.
• Ne pas pratiquer pendant les règles ni en cas :
- d'hypotension artérielle vraie[1] (l'appel massif de sang veineux en périphérie fait naturellement baisser la tension artérielle de 1 ou 2 points) ;
- d'hémorroïdes ;
- de bradycardie (rythme trop lent du cœur) ;
- de suspicion de phlébite (urgence médicale) ;
- d'infection gynécologique ou cutanée (furonculose par exemple).

1 T. A. inférieure ou égale à 90 mmHg systolique (9 pour premier chiffre).

- Par confort et prudence, il est très possible de garder une aération fraîche de la salle de bains.
- Si la sudation est difficile (peaux très pâles, sèches, dites « fermées »), il est souhaitable de se frictionner au préalable au gant de crin et de prendre avant ce bain une infusion bien chaude, par exemple associant des plantes sudorifiques telles que fleurs de sureau, bourrache, buis ou jaborandi.
- En cas de jambes à la circulation fragile (varicosités, varices, œdèmes), les poser sur chaque côté de la baignoire.
- Peut se pratiquer 1 à 6 fois par semaine selon les cas.

Bénéfices

- Thérapie douce parmi les plus polyvalentes, les « bains hyperthermiques » mobilisent, drainent, épurent, activent les humeurs *presque* aussi bien que l'exercice physique, raison pour laquelle bien des hygiénistes en faisaient une de leurs techniques majeures et incontournables.
- Provoquant pour quelques minutes (voire quelques heures) une légère *fièvre artificielle*, ces bains œuvrent remarquablement[1] lors des épisodes infectieux en général (débuts de grippe par exemple) et soutiennent les forces autoguérisseuses (leucocytose notamment). Ne pas hésiter à accompagner ainsi la *flambée centrifuge* (sortie des éruptions et sueurs profuses) des maladies infantiles lorsque les enfants possèdent trop peu de force vitale et que leur fièvre n'est qu'un fébricule de 37,5 à 37,8°.
- Ces bains font office de mini-sauna ou de mini-hammam à domicile et procurent une salutaire sudation (la sueur est en quelque sorte de l'urine diluée).
- Bains des rhumatisants (sauf en phase inflammatoire et œdémateuse aiguë) et des arthritiques en général, ils participent à l'entretien de la souplesse articulaire des arthrosiques, luttent contre l'ankylose (effet hyperémiant propice aux articulations), participent même à la régénérescence des tissus lésés, surtout dans le cadre d'une nutrition adaptée et des corrections de terrain qui s'imposent.
- Bains des stressés, anxieux, angoissés (phobiques de l'eau exceptés), tendus, ils dé-spasment presque immédiatement les muscles sujets aux contractures et libèrent les nœuds émotionnels qui paralysent souvent le plexus solaire.

1 Le biomimétisme (qui imite la vie) est l'un des grands principes naturopathiques.

Le sauna

Pratiques parfaitement intégrées dans les sociétés nordiques ou nord-africaines[1], le sauna (chaleur sèche) et le hammam (chaleur humide) sont encore trop peu utilisés en France.

Pratique

- Comme expliqué dans l'excellent ouvrage de l'un de nos confrères[2], le sauna présente infiniment moins de contre-indications qu'on pourrait le supposer.
- Se confier à l'expérience du professionnel où l'on pratiquera est gage de prudence pour ses premiers essais.
- Dans les saunas à étages, préférer les places basses pour commencer (la chaleur monte).
- Profiter de la chaleur sèche sans esprit de performance : alterner passages dans le sauna, des pauses en position de relaxation et douches tièdes ou fraîches.
- Toujours terminer le dernier passage par une longue plage de repos respectant le retour au calme du rythme cardiaque et l'abondante sudation physiologique.

Réserves

- Prudence en cas d'hypotension artérielle et de grande faiblesse (cf. bains chauds).
- Ne pas pratiquer en cas de pathologie infectieuse cutanée, par respect pour l'hygiène des lieux.

Bénéfices

- Très globalement, tous ceux des bains chauds de type Salmanoff.
- Technique la plus puissante pour activer les fonctions des glandes sudoripares (véritables reins microscopiques répartis sur la peau) et drainer les acides organiques résiduels.
- Pratique hygiénique et familiale faisant office de toilette cutanée, de relaxation et de training cardiovasculaire pour bien des populations nordiques.

1 Plus de saunas que de baignoires en Norvège ou en Suède ; un hammam par habitant dans la région de Hammam Souss, en Tunisie par exemple.

2 Alain Rousseaux, *La santé par le sauna*, éditions à compte d'auteur, 46 rue de la Victoire 75 009 Paris.

Le hammam

Comment ne pas renouveler et faire connaître avec enthousiasme, une fois qu'on en a fait l'expérience, ces moments de bonheur et de convivialité à l'orientale ?

Pratique

- Là aussi, pas de performance : choisir la ou les salles les moins chaudes pour commencer.
- Dans l'idéal, après une longue douche chaude, s'offrir le massage maure et/ou l'enveloppement à l'argile (ou aux algues). Inoubliables, les chants ou les psalmodies coraniques pendant un massage quelque peu musclé !
- De salle en salle, profiter de cette suée souvent plus spectaculaire que dans le sauna, mais qui fait confondre aux novices la sueur et la condensation de la vapeur roulant sur le corps.
- Ne pas hésiter à se relaxer dans les salles appropriées entre deux passages chauds et surtout au final (comme pour le sauna).
- Un massage très particulier peut être aussi reçu, véritable gommage (effet *peeling*) à la fin duquel le praticien exhibe fièrement les boulettes de peaux mortes qu'il a éliminées sur votre dos !
- Terminer enfin par une douche fraîche, et, pourquoi pas, le thé à la menthe (à commander peu ou pas sucré) entre amis.

1 Pour se protéger de la chaleur, la peau transpire pour favoriser l'évaporation : l'humidité saturant l'atmosphère du hammam, elle se substitue en partie à cette sueur, et l'organisme a donc moins besoin d'éliminer son eau.

Réserves

- Les mêmes que pour le sauna.
- À tester prudemment chez les asthmatiques qui supportent souvent mal l'air saturé d'humidité.

Bénéfices

- Moins draineur que le sauna, plus doux en quelque sorte, la hammam est avant tout un temps de grand bien-être et une technique de profonde hygiène cutanée.
- Peut se pratiquer quotidiennement en hiver, 1 à 2 fois par semaine sinon.

La « cure intestinale Xantis »

Parmi toutes les méthodes qui prétendent assainir le côlon[1], la « cure Xantis » a notre préférence pour son innocuité, son parfait respect de l'autoguérison et ses résultats hygiéniques ou thérapeutiques réguliers. Hommage soit à nouveau rendu à feu monsieur Xanty[2], initiateur de la méthode, et auprès duquel nous avons eu le bonheur de l'expérimenter et d'obtenir beaucoup de conseils bienveillants dans les années 70. Vingt ans plus tard, nous avons retrouvé avec joie son fils Marc parmi nos élèves, et c'est lui qui dirige aujourd'hui l'entreprise perpétuant la même qualité et la diffusion de cette prodigieuse méthode[3] qui est, selon nous, l'une des incontournables clés naturelles de jouvence, à découvrir absolument, avec le « Bol d'air Jacquier » et la balancelle, dans le cadre des cures naturopathiques bien entendu.

Pratique

- Il s'agit de simples *douches rectales*, comprenant un extrait très élaboré de végétaux et des sels minéraux, à diluer dans de l'eau tiède pour l'emploi.
- Alors qu'un lavement se garde plusieurs minutes et gagne la moitié ou la totalité du côlon, une douche rectale ne fait qu'entrer et sortir, car son efficacité est essentiellement d'ordre *réflexe*.
- S'injecte à l'aide d'un bock ou d'une poche souple et d'un tuyau souple muni d'une canule, chaque matin avant le petit déjeuner ou le soir avant le dîner, pendant plusieurs jours. (« La cure Xantis » propose le produit et le matériel nécessaire à l'utilisation.)
- Dans les 30 minutes qui suivent la douche, on élimine très étonnamment l'équivalent de 2 ou 3 selles, sans être pour autant en diarrhée. Faire l'expérience des contractions péristaltiques du côlon ascendant jusqu'au descendant est assez mémorable.
- On peut s'alimenter juste après.
- Aucune inquiétude pour le reste de la journée : le côlon est vidé.
- Dans certains cas (souvent chez des individus au lourd passif alimentaire nutritionnel), se produisent, pendant plusieurs jours des éliminations très spectaculaires telles que mousses, pseudo-algues, croûtes organiques évoquant des fragments de pneus de bicyclette (!) et autres déchets[4] se décollant de la paroi du côlon.
- Selon nous, l'efficacité exceptionnellement détoxicante de la cure Xantis réside en ses actions qui assurément se complètent :
  - l'activation réflexe, systématique, répétée et complète du péristaltisme intestinal ;
  - ce que monsieur Xanty nommait le déclenchement de la « transpiration interne du côlon ».

1 Hydrothérapie colonique, cure Iron, grand nettoyage yoguique Shankâprashalâna, lavements, douches rectales, suppositoires glycérinés...

2 Voir *L'homme empoisonné*, éditions Grancher.

3 Xanti, BP 4, 24 150 Lalinde, 0820 90 24 24, www.xantis.fr

4 Bien connus des hygiénistes américains, de nombreux chirurgiens de l'intestin et des chiropracteurs, ces déchets sont faits en grande partie de cellules mortes accumulées et mêlées de toxiques et toxines spastiques (corps gras estérifiés, molécules de Maillard, parasites et leurs œufs ou larves, etc.). Peu ou pas visibles aux radios car de nature organique, ils encombrent, surchargent et paralysent néanmoins les fonctions du côlon. Ces déchets sont à la fois conséquence et source des fermento-putrescences intestinales, et on leur associe nombre de pathologies (allergies, troubles cutanés, gynécologiques ou broncho-pulmonaires chroniques, épuisement...).

- Il est conseillé de pratiquer au moins 1 fois dans sa vie, puis, selon les cas ou les conseils de son naturopathe (paresse intestinale rebelle, hygiène nutritionnelle impossible à assurer, surcharges pondérales, pathologies chroniques ou lourdes...), à intervalles réguliers (1, 3, 5, voire 10 ans).

Réserves

À l'évidence, cette technique est contre-indiquée en cas de tumeur du rectum ou de l'anus, d'hémorroïdes en phase aiguë, de colopathie[1] aiguë, de fistule ano-vaginale, de recto-colite hémorroïdaire.

1 Ou colite : syndrome du côlon irritable.

Bénéfices

- Hygiène préventive avant toute chose (« la mort commence dans le colon » répètent beaucoup de spécialistes, outre-Atlantique).
- Amincissement. C'était même la vitrine principale de monsieur Xanty, qui exhibait, outre ses précieux bocaux contenant les « peaux mortes » recueillies, des photos *avant* et *après* la cure : fonte graisseuse globale chez la femme, perte de la « bedaine » chez l'homme.
- Rééducation des constipations chroniques.
- Traitement *causaliste* de multiples maux : troubles cutanés (diverses dermatoses), mauvaise haleine, allergies, troubles ORL à répétition, infections gynécologiques ou urinaires, asthme, indigestions chroniques (lourdeurs, fermentations, putrescences, spasmes...), insuffisance hépatique...
- Traitement d'appoint à valeur considérable dans les troubles neurologiques graves : sclérose en plaque, Parkinson, sclérose latérale amyotrophique...
- Utile en complément des soins médicaux des cancers et des autres pathologies lourdes.
- Au plan psychologique, ce *grand ménage* intestinal accompagne, voire induit l'avancée des psychothérapies et des psychanalyses (vidange de la *cave* freudienne oblige...).

EAUX DE BOISSON : MORT DOUCE OU JOUVENCE ?

« Bois de l'eau. Elle contient toutes les boissons comme le blanc triomphe sur toutes les couleurs. Celui qui a fait le tour des voluptés du monde sait que la chasteté contient tous les plaisirs : et l'eau ne trompe pas la soif ».
Lanza del Vasto

Quelques points essentiels

L'importance de la qualité des eaux de boisson a été précisée dans de précédents ouvrages. Voici l'essentiel à retenir :

- L'organisme humain est fait de 95 % d'eau chez le fœtus, 76 % chez le nourrisson, 60 % chez l'adulte et d'environ 55 % chez le vieillard.
- Notre cerveau est constitué à 85 % d'eau (comme nos disques intervertébraux) et notre sang à 95 %.
- Se déshydrater de 2 % peut altérer de 20 % le tonus mental et physique.
- On élimine 1,5 litre d'eau par 24 heures (urines, transpiration, vapeur d'eau expirée, selles).
- Les tests kinésiologiques montrent qu'on manque d'eau de boisson toutes les 45 minutes environ.
- Le thé, le café, les jus de fruits ou de légumes n'hydratent pas de la même façon que l'eau pure et vivante, en parfaite affinité avec le milieu intérieur et capable de diffuser au travers des membranes cellulaires (osmose) pour y véhiculer notamment le précieux oxygène.
- L'eau de la ville – n'en déplaise aux trusts cautionnant des contre-vérités, puisque étant commercialement impliqués – est en fait impropre à la consommation humaine quotidienne.
- L'eau de boisson demeure l'un des facteurs les plus courants et les plus insidieux sur lesquels il est aisé d'agir positivement en sachant discerner et choisir : l'eau idéale, au plan bioélectronique, est donc la moins alcaline (pH < ou = à 7), la moins oxydée (< à 28) et à la résistivité la moins basse (chiffre le plus élevé = la plus pure). Cette eau sera, selon les possibilités :
  - issue d'une source domestique (privilège assez rare) ;
  - de source, conditionnée mais hélas dévitalisée ;
  - issue d'un appareil de filtration à osmose inverse (diverses marques sur le marché).

LES TRAVAUX DE LOUIS-CLAUDE VINCENT

L'eau de ville, qui est (officiellement) bactériologiquement saine – même si, chaque été, quelques bavures nous sont relatées par la presse –, est pourtant fortement aseptisée par filtration (moindre mal) mais surtout par apports massifs de chlore, voire d'ozone. On peut lui reprocher clairement :

- d'être trop alcaline (pH 7,5 à 9 selon les régions) ;
- d'être trop oxydée (rH^2 30 à 33) ;
- de présenter une résistivité trop basse (Rô 500 à 3000 ohms/cm^3/cm^2).

Ce dernier point révèle qu'elle est saturée de métabolites : chlore, minéraux non assimilables, dangereux résidus de métaux lourds, nitrates...

Or, les travaux du professeur Louis-Claude Vincent et de ses brillants successeurs[1] ont confirmé que la santé humaine était observée pour des paramètres sanguins (urinaires et salivaires également) bien précis dont voici les mesures moyennes (effectuées sur des sujets jeunes et en parfaite santé, immédiatement à la sortie de la veine avec le bioélectronimètre de Vincent ; en laboratoire courant, ces mesures diffèrent car le sang s'oxyde dans les éprouvettes de prélèvement) :

- pH 7,17 à 7,27 ;
- rH^2 21 à 24,5 ;
- Rô 200 à 230.

Toute déviance vers l'alcalose, l'oxydation et la chute de la résistivité est à la fois cause et conséquence biologique des maladies dites « de civilisation » : cancers, thromboses, psychoses, ainsi que de l'arthritisme et du tableau du vieillissement en général. Chez les malades, on observe ainsi couramment :

- pH 7,20 à 8,5, voire plus de 9 ;
- rH2 25 à 35 ;
- Rô 240 à 323.

L'alimentation, la sédentarité, le stress, les vaccinations, diverses pollutions ou médications altèrent bien évidemment les mesures correctes en entraînant le terrain vers la zone propice aux pathologies.

1 Lucien Roujon, Pierre Bressy, J. A. Gonzalez, Jean-Pierre Garel, Marie-Françoise Tesson... ; cf. bibliographie « bioélectronique » E3.

VOICI, À NOTRE CONNAISSANCE, LES MEILLEURES EAUX DE SOURCE (SANS AUCUNE PRESSION COMMERCIALE) :

- Lauretana[1],
- Rosée de la Reine,
- Mont Roucous,
- Celtic,
- Spa,
- Montcalm,
- Charrier,
- Sancy (Auchan),
- Montagne (Carrefour).

Pour exemple, Lauretana possède un pH de 5,82, un rH^2 de 27,9 et un Rô > à 65 000 (avec seulement 14 de résidus secs).

1 Issue d'une source italienne, cette eau est encore très peu distribuée en France, mais on la trouve facilement en Belgique.

2 Cela n'empêche pas de faire quelques cures périodiques, par exemple 10 à 20 jours tous les 3 mois, avec une eau minérale.

- Quant aux eaux dites *minérales*, elles devraient, si les pressions économiques n'avaient pas changé les habitudes depuis quelques générations, demeurer des eaux de cures thermales à vocation essentiellement thérapeutique. « Prendre les eaux » à Contrexéville et 3 ou 4 verres augmenteront énormément votre diurèse. Aller à Hépar et 3 verres seront un maximum pour vous donner rapidement des effets hépatiques et laxatifs. Mais ces mêmes eaux, une fois conditionnées, stockées et consommées à table, ont perdu 50 à 80 % de leurs bienfaits draineurs après quelques jours seulement (expérience facile à faire par tous) : la valeur d'une eau dépend donc aussi beaucoup de sa fraîcheur, celle-ci conditionnant sa vitalité et sa bio-disponibilité. Toute eau minérale devrait donc être bue à la source (au *griffon*, là où sont souvent faites les mesures à usage publicitaire bien entendu).
- Pour prétendre assimiler partiellement les minéraux de l'eau (chlorures notamment et oligo-éléments), il faut :
  - la boire aux repas (chélation possible avec les acides aminés des aliments) ;
  - la dynamiser le mieux possible.

Il demeure qu'une eau de boisson doit être pure, la plus pure possible, afin de drainer au mieux les déchets et de demeurer en affinité avec toutes les cellules, via le milieu intérieur.

Sa vocation n'est pas du tout d'être « minérale » car les aliments (légumes, céréales, fruits…) sont là pour cela[2].

Comment dynamiser son eau ?

- En la secouant fortement (principe de la dynamisation homéopathique).
- En l'ensoleillant (soleil du matin, en bouteille de verre).
- En y ajoutant un jus de citron biologique (puis agiter fortement).
- En y ajoutant une cuillerée d'argile verte surfine non ionisée[1] (puis agiter fortement)
- En la magnétisant personnellement (bouteille entre les mains : tester son propre fluide !).
- En la plaçant sur un plateau dit renaturant ou dans un pichet dynamisant[2] ;
- En utilisant des conteneurs aimantés[3] ;
- En utilisant l'appareil Marcel Violet[4].

Ainsi dynamisée, l'eau redevient plus vivante, c'est-à-dire ionisée, et ses molécules s'organisent même en « grappes » très esthétiques, telles les eaux vives des sources de montagne ou les eaux d'orage, et nos cellules ne s'y trompent pas.

HYDROXYDASE : LA SEULE EAU MINÉRALE DU COMMERCE (CIRCUITS D'ALIMENTATION BIOLOGIQUE OU PHARMACIES) QUI SOIT À CE JOUR VIVANTE[5]

- Excellente pour :
  - faire des cures de diurèse,
  - perdre quelques kilos superflus,
  - lutter contre les excès de cholestérol, d'urée ou d'acide urique.
- Elle doit son efficacité extraordinaire à de très bonnes coordonnées bioélectroniques et à son embouteillage direct sous l'eau. Elle ne voit en effet ni le jour ni l'oxygène, car immédiatement conditionnée en petits flacons jusqu'au consommateur.
- Comme pour toutes les eaux minéralisées, éviter de consommer en abondance si l'on souffre d'hypertension artérielle non stabilisée et bien évidemment d'insuffisance rénale vraie.
- Cures saisonnières (1 mois de cure au printemps et à l'automne par exemple) à raison de 1 à 3 flacons par jour, voire plus sur les conseils d'un praticien de santé naturopathe.
- Boire lentement (à la bouteille pour limiter encore l'oxydation).

1 Argiletz par exemple, en boutiques d'alimentation biologique.

2 Par exemple celui qui est distribué par la société Davidson.

3 Auris, BP 823, 42 952 Saint-Étienne cedex 9. Lire aussi *Traité de magnétothérapie*, Monique Vial, éditions APIPresse (pour lequel j'ai eu plaisir à rédiger la préface).

4 Laboratoire Marcel Violet, 82, rue Saint Lazare 75 009 Paris.

5 Une eau morte a subi une modification des 3 paramètres bioélectroniques : elle s'oxyde, puis son pH s'élève légèrement ; quant à sa minéralisation d'origine, elle ne change pas en quantité mais en qualité : désionisation importante, altération du spin des électrons, passage de l'état « clusturisée » à d'autres agencements moléculaires la rendant moins biodisponible (de monomère, dimère à X molécules de grosse taille, sauf pour l'eau trimère qui elle, est parfaitement disponible).

« MICROFLUID » : SURTOUT APRÈS 40 ANS

À l'opposé des eaux minérales, citons la toute nouvelle eau « Microfluid[1] » dont les coordonnées sont uniques[2] et dont les *clusters* – amas moléculaires, micro-grappes d'H_2O – pénètrent l'organisme comme avec aucune autre à ce jour afin d'y véhiculer la vie et de drainer les déchets.

Elle rappelle à la fois une eau de rosée ou d'orage (qui n'aurait traversé aucune pollution atmosphérique), l'eau bue sur les hauts plateaux du Pamir par les Hunzas, et une eau bi ou tri-distillée[3] (mais qui serait demeurée vivante en dépit de la distillation).

Cette eau d'exception semble une réelle boisson de jouvence puisqu'elle s'oppose aux processus de sclérose et d'oxydation tout en favorisant les éliminations toxiques et toxiniques.

Les images bioénergétiques de cette eau confirment aussi sa qualité[4].

Rappelons qu'à partir de la quarantaine, l'humain (surtout la femme) perd 10 % par tranche de 10 ans de son *réflexe naturel de soif*[5].

La plus hydratante des eaux, elle sera parfaite pour les sportifs et ralentira la formation des rides et de tous les processus délétères liés à l'avancée biologique en âge.

Utilisation : 1 flacon par jour, loin des repas, par cures de 3 semaines, par exemple aux changements de saison, voire plus sur les conseils d'un praticien de santé naturopathe.

1 Microfluid, BP 139, 06 157 Cannes La Bocca cedex, 0 493 902 127, email : info@microfluid.com

2 pH6, $rH^2 < 27$ et résistivité maximale (50 000 ohms).

3 P. V. Marchesseau conseillait d'utiliser périodiquement de l'eau bi-distillée, qu'il qualifiait d'extrêmement « happante », propre à drainer les cristaux résiduels comme nulle autre.

4 Masaru Emoto (lire *The Message from the Water*), cristallisations sensibles, Kirlian...

5 La scandaleuse hécatombe d'août 2003 en France a notamment touché les personnes âgées n'ayant que très peu conscience de leur soif.

Améliorer la qualité de l'air

Avec l'eau, l'air est probablement l'élément essentiel à la vie dont on se soucie le moins au quotidien, tant sont banalisées les pollutions qui laissent leurs traces jusqu'aux pôles de la planète…

Faute de pouvoir s'installer tous demain en moyenne altitude, entourés de forêts de pins, loin de toute source de pollution et, pourquoi pas, en réparant le trou de la trop célèbre couche d'ozone, nous devons nous résoudre à améliorer l'air de nos cités, ou plus modestement, celui de nos habitats et lieux de travail. Quelques solutions s'offrent, à peu de frais :

- les ioniseurs,
- les diffuseurs d'huiles essentielles,
- le « Bol d'air Jacquier », qui représente un investissement-santé exceptionnel.

Signalons au passage que nous expérimentons actuellement une méthode respiratoire d'origine russe, la « respiration endogène » selon Vladimir Frolov, qui semble promettre d'étonnants résultats[1].

1 Cf. http://www.intellectbreathing.com

Histoire d'ions

L'air de la planète est en permanence régénéré en *ions négatifs* (ceux qui sont favorables à la santé, les *anions* ou *oxions* du professeur Métadier) :

- par les orages,
- la fonction chlorophyllienne,
- les UV (dans la stratosphère et au-dessus de 1000 m),
- la radioactivité naturelle des sols granitiques,
- la friction dans les chaos rocheux présentant des arêtes vives,
- les aiguilles des conifères,
- les cascades et les torrents,
- les volcans en éruption…

Toutefois, dans les villes, les sources d'*ionisation positive* (défavorable) sont bien supérieures et déséquilibrent la balance ionique :

- pollutions chimiques, électriques, magnétiques et électromagnétiques liées aux champs de haute tension,
- appareils ménagers ou industriels,
- écrans cathodiques,
- revêtements de sol,
- matériaux plastiques,
- fibres vestimentaires synthétiques,
- tabac,
- air conditionné,
- éclairage au néon…

La liste est bien longue.

Notre ioniseur coup de cœur, l'« œuf d'albâtre[1] »

Il s'agit d'un appareil alliant qualité de fabrication, grande performance et esthétique. Idéal pour la chambre, le séjour et le bureau, peu coûteux et quasiment inusable, il satisfera surtout les personnes les plus sensibles aux *déséquilibres ioniques* : allergiques, insomniaques, spasmophiles, dépressifs fatigués chroniques, migraineux, asthmatiques, hypertendus, affaiblis immunitaires, sportifs, étudiants.

Pour reprendre les mots du docteur Lévy[2], les *oxions* rechargent directement les membranes cellulaires (polarisation), s'opposent à la floculation (effondrement des organites intra-cellulaires maintenus physiologiquement en place sous forme de micelles dans un bain colloïdal, c'est-à-dire ionisé), aident à lutter contre la viscosité excessive du sang, neutralisent l'excès de sérotonine produit par le stress, etc.

Un outil incontournable, hygiénique et thérapeutique, à tous les âges de la vie.

Les microdiffusions d'huiles essentielles

Elles méritent aussi d'être intégrées pour quiconque souhaite être plus en cohérence écologique et naturopathique. Leur intérêt est grand[3] pour :

- parfumer agréablement l'air ambiant,
- assainir l'atmosphère (effet antiseptique important sur les bactéries, virus, champignons, parasites) ;
- bénéficier des vertus spécifiques des familles d'huiles essentielles utilisées (par exemple, les huiles essentielles à phénols sont très anti-infectieuses, celles à aldéhydes sont très anti-inflammatoires, celles à cétones sont plus mucolytiques, celles à alcools aromatiques sont plus stimulantes) ;
- tester les nouvelles connaissances en « olfactothérapie » qui révèlent l'impact psycho-émotionnel des huiles essentielles correctement conseillées par un praticien.

Toutefois, les huiles essentielles, au-delà de ces bienfaits, ne libèrent pas toutes des ions négatifs lorsqu'elles sont diffusées : seules en sont capables les plus riches en molécules aromatiques dites aldéhydes et cétones[4]. On pourra donc diffuser de préférence les huiles essentielles suivantes :

- de (zestes) de pamplemousse, oranger, mandarine, citron et autres agrumes ;
- également riches en aldéhydes : citronnelle, lemon-grass, thym citronné, eucalyptus citronné, litsée citronnée, mélisse et verveine (ces deux dernières étant très coûteuses)... ;

1 Voir coordonnées en fin d'ouvrage. Appareil également disponible à nos bureaux : 221 rue La Fayette 75 010 Paris, 01 42 82 09 78 (pas d'envoi par correspondance) et dans les salons spécialisés (Médecines douces, Marjolaine, Rentrez Zen...).

2 *Dictionnaire de la médecine écologique*, éditions du Rocher. Voir aussi *Les oxions*, Dr Métadier.

3 Pour en savoir plus : *Les huiles essentielles pour votre santé*, Guy Roulier, éditions Dangles. Pour des informations très professionnelles : *L'aromathérapie exactement*, Pierre Franchomme, éditions Roger Jolois.

4 Les plantes à cétones sont dangereuses par voie buccale, voire en massages, car toxiques pour le système nerveux. Elles ne sont pas en vente libre : sauge officinale, hysope officinal, armoise vulgaire ou blanche, tanaisie, lavande stoechade, thuya, etc.

- contenant des cétones (jamais par voie buccale ni emploi chez les enfants ou les femmes enceintes) : romarin à verbénone, cèdre de l'Atlantique.

Quel type d'appareil ?

- Seuls les *aérosoleurs* ou diffuseurs sont capables de libérer des ions en abondance.
- Les appareils qui chauffent les huiles essentielles sont des brûle-parfum, agréables mais presque pas ionisants ; de plus, la chaleur altère très vite les fragiles molécules aromatiques.

Précautions importantes

- Ne pas diffuser trop près des yeux, surtout chez les enfants.
- Ne jamais couper avec de l'eau, de l'alcool ou de quoi que ce soit dans les diffuseurs.
- Manipuler avec précaution ! Les huiles essentielles peuvent être dangereuses pour les yeux, les muqueuses et les plis cutanés. L'utilisation par la voie buccale doit être faite sur les conseils d'un professionnel de santé.
- En cas de projection accidentelle sur le corps, nettoyer abondamment avec un coton imbibé uniquement d'huile de table.
- Éviter de saturer l'air ambiant tous les jours de l'année : l'impact énergétique pourrait être fâcheux (dérèglement des fonctions rate-pancréas en médecine chinoise par exemple). Préférer des cures de quelques jours ou semaines, entrecoupées de pauses.
- Diffuser, par exemple, une dizaine de minutes plusieurs fois par jour (fenêtre fermée, sinon les courants d'air entraîneront vite les précieux ions aromatiques), et avant de se coucher, dans la chambre.
- Veiller à n'utiliser que des huiles essentielles de qualité[1], d'origine biologique ou sauvage, non coupées, non rectifiées, non déterpénées.
- Un bon conseil : pratiquer tous les exercices de ce livre dans une ambiance ionisée et aromatisée !

1 Herbes et Tradition, Florame, Paltz, Prânarom, Phytosunarom, Puits Tournant...

Le « Bol d'air Jacquier »

Nous nous contenterons d'extraire ici un résumé d'une publication précédente[1].

L'importance capitale de l'oxygénation au centre de tous les processus biologiques humains et de l'homéostasie n'a pas échappé à René Jacquier et, depuis plus de 50 ans, les découvertes successives de la biologie moléculaire ne cessent de confirmer et cautionner la théorie de ce chercheur.

Le plus de l'oxygène

À l'image des minéraux[2], oligo-éléments et autres nutriments, l'oxygène doit être le plus « biodisponible » possible afin d'être correctement assimilé. Il ne s'agit pas de se polariser sur des exercices respiratoires intensifs (sport, yoga, bouteille de Plent, randonnées en forêt...) – aussi bénéfiques soient-ils –, car *« les bienfaits de ces pratiques dépendent de l'aptitude des plasmas circulants à transporter l'oxygène jusqu'à la cellule et de la capacité des tissus intoxiqués à l'assimiler »*, insiste le biologiste Éric Baer.

Il s'agit donc de privilégier une oxygénation préventive ou curative offrant des ions oxygènes libres, très assimilables, pouvant rétablir les échanges vitaux et participer activement à l'équilibre homéostatique. Telle est la vocation de l'oxygénation biocatalytique Jacquier.

Le procédé apporte à l'organisme de l'oxygène *sous une forme non moléculaire mais atomique*, non quantitative (type ballon ou tente à oxygène) mais dynamique, et cela sans apport d'oxygène supplémentaire.

Bienfaits de la méthode : action globale et correction de terrain

L'action habituellement constatée depuis un demi-siècle pourrait en fait simplement se résumer aux points suivants :

- Accroissement substantiel de la vitalité et des capacités de récupération.
- Développement des défenses immunitaires.
- Optimisation des fonctions nerveuses et hormonales.
- Optimisation des fonctions cardio-pulmonaires.
- Amélioration des taux de lipides et de cholestérols.
- Prévention et accompagnement du vieillissement.
- Soin complémentaire des pathologies « de civilisation » (cancers, thromboses, Alzheimer, sida...).
- Optimisation « non dopante » des performances sportives.

Le *métabolisme général* étant optimisé (conception *humorale et holistique* chère aux naturopathes depuis Hippocrate), aucune fonction ne peut échapper aux bienfaits de la méthode. L'aliment, par exemple, substance réduite (hydrogénée), se trouve *comburé* par l'oxygène et amené de la

1 *Encyclopédie de revitalisation naturelle*, éditions Sully.

2 Un carbonate de calcium (forme habituelle des remèdes allopathiques recalcifiants) s'avère bien moins « fixable » qu'un citrate de calcium issu par exemple du mélange coquille d'œuf et jus de citron. De même, un oxyde de magnésium issu de l'eau de mer est bien plus assimilable qu'un classique phosphate ou chlorure de magnésium pharmaceutique.

LE PROCÉDÉ JACQUIER

Ce procédé permet l'augmentation des oxygénations tissulaires par transformation catalytique partielle dans l'organisme de l'oxygène moléculaire de l'air respiré en oxygène monoatomique.

Cet atome d'oxygène libre s'obtient par la décomposition dans le sang d'un simple péroxyde d'alpha-pinène inhalé à l'état naissant à la sortie du générateur ici conseillé.

Concrètement, ce péroxyde est produit à partir de l'oxygène de l'air ambiant et d'huile essentielle terpénique (térébenthine naturelle des Landes ou du Portugal, dite « de Bordeaux »).
Le péroxyde d'alpha-pinène inhalé sans effort durant quelques minutes se dissocie au contact des radicaux prosthétiques de l'hémoglobine du sang, sous l'action du fer, et fait apparaître un atome libre d'oxygène actif, ou oxygène monoatomique naissant, et un oxyde d'alpha-pinène naissant.

L'oxygène monoatomique libéré va améliorer les combustions physiologiques. De son côté, l'oxyde va rester provisoirement lié à l'hémoglobine.

Le complexe formé : oxyde d'alpha-pinène / hémoglobine dans lequel l'oxygène revêt une forme oxonium, peut être considéré comme *une véritable vitamine d'assimilation de l'oxygène* respiré. Puis, l'oxyde naissant fixé à l'hémoglobine revient s'aérer aux poumons pour reformer un péroxyde qui va à son tour se décomposer, et le cycle continue dans le sang durant 4 à 6 heures.

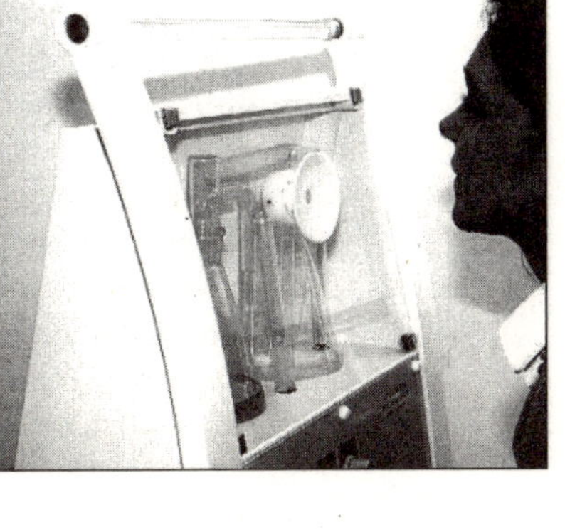

Le « Bol d'air Jacquier ».

sorte à libérer son énergie qui va servir la cellule pour ses multiples fonctions. Par ce même processus, s'effectue également la *comburation* des déchets endogènes et exogènes (toxines et toxiques) en quantité anormale dans l'organisme.

Plus encore, c'est au plan du *métabolisme intermédiaire* (pour simplifier : entre les fonctions digestives et les fonctions cellulaires, dans les milieux liquides sanguins et lymphatiques « intermédiaires ») que l'oxygénation biocatalytique apporte *in vivo* ses bénéfices vitaux. Exemples :

- Meilleure néoglycogenèse (transformation des graisses en sucre)[1].
- Meilleure déshydrogénation du cholestérol en vitamine D (d'où une calcification normalisée +++).
- Amélioration de l'oxydation (oxydoréduction déshydrogénante) du cholestérol HDL et des lipides saturés, mieux éliminés ou utilisés.
- Transformation du carotène en vitamine A (la carotène est un hydrocarbure terpénique naturel devant être oxygéné – forme alcool – dans le foie).
- Biologie : normalisation très fréquente des analyses sanguines pour ce qui concerne le cholestérol, le sucre, l'albumine, la vitesse de sédimentation, les globules rouges et blancs...
- Clinique : normalisation de la tension artérielle, de l'électrocardiogramme, des radiographies, etc. Spectaculaires résultats dans les cardiopathies (angine de poitrine, infarctus du myocarde), les maladies métaboliques (diabète, anémie cérébrale ou intoxication à l'oxyde de carbone, allergies).
- Prévention et traitement complémentaire des cancéroses, leucémies ou du sida.

1 Le métabolisme énergétique s'applique au destin de la quasi-totalité des nutriments et déchets. L'oxygénation y est essentielle.

Une action locale

- Optimisation de l'autoguérison des sinusites chroniques.
- Idem pour les autres troubles ORL (rhinites allergiques ou non +++, amygdalites, cavumites +++, otites...) ou broncho-pulmonaires aigus ou chroniques (bronchites, emphysème, asthme, insuffisances respiratoires, pneumonies, etc.). Les oxydes terpéniques sont en effet doués d'un haut pouvoir décongestionnant et balsamique sur les muqueuses respiratoires. Asséchants non sclérosants dans la bronchorrhée, ils fluidifient les sécrétions, alors plus aisément expectorées ou mouchées.
- Pour notre part, nous pouvons témoigner de l'utilisation personnelle de l'appareil à raison de 3 minutes entre chaque consultation. Dès la première journée, les premiers bénéfices constatés furent une plus grande clarté d'esprit tout au long de la journée et une absence complète de fatigue.

Utilisation pratique : les cures de « Bol d'air Jacquier »

- 3 à 15 minutes par jour, en cure de 3 semaines par exemple, renouvelable plusieurs fois par an.
- Autre possibilité : plusieurs fois 2 à 3 minutes par jour.
- Aucune accoutumance ne peut être observée.
- Quelques réactions sont parfois possibles : réactivation d'éliminations par exemple ou de symptômes anciens. Aucunement iatrogènes, ces phénomènes appartiennent aux petites « crises curatives » passagères bien connues des thérapeutes vitalistes.
- On note une optimisation des résultats en associant aux cures des compléments nutritionnels oligo-métalliques (manganèse, cobalt, fer) qui sont des décomposeurs de péroxydes, du chlorure de magnésium à 20 pour 1000, des vitamines A, C et E.
- L'appareil « Holiste » apporte, selon notre expérience, une sécurité maximale et un excellent rapport qualité-prix[1].

1 Voir bibliographie E4

Clés de nutrition saine anti-âge : quand l'évidence devient scientifique

Chapitre 10

Sous l'impulsion de Bernard Kouchner, ministre de la Santé en 1992, on se souvient qu'avait été initiée la très vaste « étude Su-Vi-Max », proposant d'objectiver un certain nombre de relations entre la nutrition humaine et la santé, tant au plan préventif que curatif.
Onze années plus tard, l'essentiel des travaux réalisés et publiées, le corps médical et le grand public apprenaient notamment… le bien-fondé de l'alimentation dite « méditerranéenne » (régime *crétois*) et, révélation exceptionnelle, qu'il est bon pour la santé de consommer quotidiennement des fruits et des légumes, moins de graisses animales, de sucre et de viande !
Il aura tout de même fallu mobiliser 13 000 volontaires, plus de 50 chercheurs (médecins, biologistes, cancérologues, gérontologues et statisticiens), 542 000 courriers, 180 000 prélèvements sanguins, 5550 mammographies, 36 000 consultations médicales réalisées selon des protocoles précis, 16 000 tests de dépistage du cancer du côlon, 5700 frottis du col, et l'équivalent informatisé de 40 000 livres de poche pour en arriver à ces conclusions[1]. Édifiant.

1 in *La lettre de l'AGNVS* de juin 2003 (6, rue de la Mairie, 77 710 Paley). Consulter aussi www.aprifel.com

Dans le même esprit, il faut noter que des centaines de communications scientifiques médicales internationales révélaient entre 1995 et 2003 que *l'activité physique est, elle aussi, bonne pour la santé*. Rassurant. Tout autant que les nombreuses parutions qui confirmaient dans les deux dernières décennies que *le stress est un facteur non négligeable impliqué dans la genèse ou la flambée de nombreuses pathologies dites « de civilisation »* (hypertension artérielle, infarctus du myocarde et cancers, par exemple).

Faut-il encore rappeler que les naturopathes enseignent ces évidences depuis un siècle ? qu'à la suite de Benedict Lust, dès 1902 aux États-Unis, les hygiénistes français médecins (par exemple, les docteurs Paul Carton et André Schlemmer) ou non médecins (par exemple Mono, Geffroy ou Pierre-Valentin Marchesseau) prévenaient et traitaient les maladies grâce au régime hypotoxique, aux cures de jeûne, à la culture physique et à la relaxation ? que les praticiens de toutes les médecines traditionnelles d'Orient et d'Occident[1] considèrent que l'hygiène alimentaire, le mouvement et l'équilibre psychologique sont des piliers incontournables de la santé authentique ?

1 Médecine traditionnelle chinoise, tibétaine, ayur-védique, hippocratique...

Bien entendu, nous ne jetterons pas la pierre aux sincères chercheurs de vérité impliqués dans ces études très sophistiquées. Nous rendrons même ici un très respectueux hommage aux plus engagés, tels que le regretté Dr Seignalet[1] et le Professeur Joyeux[2], qui ont osé avant que l'Académie ne donne son aval enfin *scientifique*, clamer haut et clair qu'il n'est pas de bonne santé ni d'avancée en âge sereine sans profonde réforme nutritionnelle, sans discernement qualitatif en faveur de l'alimentation biologique et sans équilibre psychosomatique.

L'avenir dira à qui profiteront *in fine* les révélations de « l'étude Su-Vi-Max » :

- aux laboratoires heureux de commercialiser des extraits de fruits et légumes antioxydants ?
- aux médecins nutritionnistes redorant leur blason en *récupérant* plus ou moins élégamment les travaux des empiriques ?
- aux consommateurs ?...

1 Lire *L'alimentation ou la troisième médecine*, édition François-Xavier de Guibert, 2002.

2 Lire *Changer d'alimentation, manger mieux et meilleur. Prévention des cancers*, éditions François-Xavier de Guibert, 1994.

Clés essentielles à retenir en matière de nutrition anti-âge : synthèse des connaissances

Avant toute chose, s'assurer le cadre d'une « hygiène alimentaire » correcte, c'est-à-dire, selon notre expérience et à la lumière des meilleures confirmations cliniques, intégrant les « 7 règles d'or » suivantes *(les deux premières sont indissociables ; simples et essentielles, elles rendent les autres clés « presque » secondaires)* :

L'ambiance

L'impact du stress, via les altérations sournoises du système nerveux végétatif et du système endocrinien, nous semble le facteur prioritaire à considérer. Plaisir, calme et joie à table, seul ou en convivialité, sont des gages essentiels de bonne digestion et de bonne assimilation.

La frugalité

Veiller à alléger quantitativement (d'une moyenne de 1/3 pour les individus en surpoids ou souffrant d'une pathologie de surcharge) les repas classiques, jusqu'à rétablir (ou découvrir) son réel poids de forme. Toujours surveiller attentivement et traiter un surpoids éventuel.

L'individualisation

Selon le « terrain », c'est-à-dire selon la vitalité disponible, l'âge, la constitution, le tempérament et la diathèse, le climat, l'état de santé, l'environnement psychoaffectif, etc., on devra orienter particulièrement, affiner, moduler la nutrition. C'est l'un des axes prioritaires des praticiens de santé naturopathes professionnels.

Une large part de « cru »

Peu à peu (selon tolérances digestives et force vitale disponible), et si possible en entrée.

Des aliments vraiment frais

Éviter donc les dénaturations par stockage ou ionisation.

Les plus « bio » possible, voire « biodynamiques »

En évitant toutes les formes de dénaturation chimique, du sol à la table.

Les moins « raffinés » possible

Pour ne pas subir ces sources de dénaturations et de carences importantes.

Cette synthèse, appliquée sans fanatisme à des repas d'orientation végétarienne large (fruits, légumes, céréales, légumineuses, oléagineux, œufs, miel, poisson et quelques laitages) et intégrant l'importance d'associations alimentaires correctes, et d'une bonne mastication, s'ouvre librement vers une « spiritualisation de la table », qui, même la plus modeste, devient une fête et un remède pour le corps, l'âme, l'esprit, la société et la planète.

Si les fameux régimes crétois ou méditerranéens rivalisent avec le *french paradoxe* en matière de résultats bénéfiques pour la santé, ils ne font donc que confirmer ce que les naturopathes nomment le *régime hypotoxique* ou encore *biologique* humain depuis plus d'un siècle. De quoi s'agit-il ?
En clair, pour une personne de santé correcte, « sous un climat moyen et d'activité moyenne », les apports suivants feront plus que satisfaire les sens, l'appétit et les besoins basiques (protides, lipides, glucides) : ils couvriront très largement les besoins catalyseurs (vitamines, oligo-éléments, enzymes) ou annexes (fibres, flavonoïdes, antioxydants) dont on connaît mieux aujourd'hui les intérêts protecteurs ou thérapeutiques vis-à-vis des pathologies dites « de civilisation ».
Cette alimentation saine devient alors une authentique *ordonnance* dans l'assiette, préventive comme auto-curative, *pharmacodynamique* comme aimait à le répéter le bon docteur Rostand. Elle est la première garantie pour une avancée en âge sereine.

Apports quotidiens idéaux

Légumes crus variés

Au moins en entrée d'un des repas, dont légumes feuilles :
- salades vertes (roquette, mâche, pissenlit, romaine, chicorée, cresson, épinards…) ;
- brocoli et autres choux (fleur, chinois, vert, frisé, rouge, Bruxelles, Milan…) ;
- légumes racines : panais, céleri rave, radis rose ou noir, raifort, carotte, betterave rouge et navet (excellent râpé)… ;
- fenouil, céleri branche ;
- courgette, poivrons, concombre…

Légumes cuits

Selon appétit et climat :
- haricots verts,
- blettes,
- fenouil,
- céleri,
- aubergine,
- poireau,
- navet,
- artichaut,
- potimarron,

- courges diverses (spaghetti, butternut, turban turc…),
- pommes de terre,
- asperges…

Fruits

5 portions de fruits et légumes variés par jour sont vivement souhaitables.

Au moins 2 prises par jour (à 11 h et 18 h) dont :

- pomme,
- cerise,
- pêche,
- ananas,
- mangue,
- goyave,
- pamplemousse,
- ugly,
- raisin,
- banane,
- nèfle,
- melon,
- fraise,
- framboise,
- figue,
- myrtille,
- cassis, etc.

Oléagineux

Une bonne cuillerée à soupe par jour, à mâcher très soigneusement.

En en-cas, dans les salades, les desserts :

- amandes,
- noix de Grenoble,
- noisettes,
- pignons de pin,
- cajou,
- noix de Pékan,
- tournesol,
- courge,
- noix du Brésil,
- pistaches,
- avocat,
- noix de coco, etc.

Protéines

- Poisson ou coquillages : huîtres ou moules de bonne origine.
- Ou œuf ou fromage (chèvre > brebis > vache), voire viande blanche biologique de temps en temps.

Les protéines (poissons, fruits de mer, œufs, céréales associées aux légumineuses, oléagineux) sont, hélas, souvent consommées d'une façon insuffisante par les personnes âgées pour des raisons de budget, de difficultés d'approvisionnement ou de désinformation.

Quelques fromages frais

Ou spécialité *K-Philus* +++, ou laitages si possible d'origine *biodynamique*.

Éviter tous laitages si allergies, intolérances ou suspicion d'implication dans des pathologies infectieuses chroniques, inflammatoires, dermatologiques, articulaires, auto-immunes, voire dégénératives.

Céréales

Complètes ou mi-complètes selon climat et besoins caloriques, et en évitant les

sources de gluten, surtout si allergies ou intolérances suspectées :
- riz,
- millet,
- sarrasin,
- quinoa,
- maïs, etc.

Contiennent du gluten :
- seigle,
- orge,
- avoine,
- blé (et pil-pil, semoule, boulgour, épeautre, kamut).

Le pain sera issu de *farines biologiques* (blanches ou complètes) et impérativement au levain.

Légumineuses
À consommer :
- soit germées et en salade ;
- soit pour remplacer une protéine animale, mais dans ce cas toujours en association avec une céréale (2/3 ou 3/4 de céréale + 1/3 ou 1/4 de légumineuse) ;
- soit pour compléter la ration protéique d'un repas végétalien (avec des protéines vertes comme champignons, algues, orties, luzerne, jus de blé, oléagineux...).

Quelques exemples :
- fèves,
- lentilles vertes et roses,
- petits pois,
- haricots (blancs, rouges, Lima, jaunes...),
- soja,
- pois chiches,
- arachides.

Fruits séchés
Surtout en hiver et très indiqués pour les sportifs :
- dattes,
- raisins,
- pruneaux,
- figues,
- pêches,
- mangues,
- bananes,
- poires, etc.

Huile vierge de 1re pression à froid
Alterner ou, mieux, associer *sur une base d'olive + colza* :
- noix,
- soja,
- carthame,
- tournesol,
- graines de courge,
- chanvre,
- œillette...

Pas moins de 3 cuillerées à soupe par jour et par personne, à utiliser uniquement crue (sauf l'huile d'olive qui supporte mieux les cuissons).

Aromates
Doivent être le plus frais possible. Quelques aromates parmi les plus connus :
- persil,
- ail,
- oignon,
- ciboulette,
- coriandre,

- menthe,
- aneth,
- fleur de thym,
- estragon,
- basilic, etc.

Pour les plats chauds : plutôt romarin, sauge, curcuma, thym, origan, sarriette, girofle, cardamome, cannelle, etc.

Condiments

- fleur de sel,
- moutarde en grains (ou, mieux, germée),
- gingembre,
- poivre rose et vert,
- pickles,
- sauce de soja bio (Tamari, Soyu),
- Gomasio (sésame salé),
- citron,
- vinaigre de cidre (ou de prune, de miel...)...

Beurre frais

À consommer en très petites quantités.

Eau

- Doit être très pure.
- 1,5 litre par jour (voire un peu moins selon les apports de fruits).
- Penser aussi aux tisanes, au thé vert, etc.

Vin rouge biologique

- 1 à 3 verres par jour, mais seulement si cela est un plaisir pour vous.
- Certaines études affirment que 3 verres par semaine suffisent à neutraliser bien des maladies.

« Super-aliments »

Présentés comme des « compléments alimentaires naturels ».
À inviter souvent sur sa table :

- graines germées,
- jus de jeunes pousses d'orge (« Green Magma ») ou de blé,
- pollen frais (Percie du Sert, « Pollenergie »),
- *K-Philus*,
- huile au germe de blé,
- algues,
- eau de mer (Quinton),
- jus de légumes lacto-fermentés[1] (dont choucroute crue et en jus)...

Des compléments nutritionnels

À individualiser intelligemment, toujours avec l'aide d'un thérapeute :

- huiles : d'onagre, de cumin noir, de périlia, de gévuine[2] ou de cynara, squalène (huile de foie de requin) ;
- complexes antioxydants ;
- silicium organique,
- protecteurs nerveux,
- harmonisants hormonaux,
- complexes poly-enzymatiques, probiotiques, vitaminiques (surtout D, C, E, caroténoïdes...), minéraux (surtout zinc, soufre, sélénium, magnésium, indium...), etc.

1 Biotta, Schoenenberger, Salus...

2 Ou aveline, Gevuina avellana, remarquable substitut aux huiles animales (vison, loup de mer) très riche en acides gras C-16 (acide palmitoléique). Cf. www.ieslabo.com

Les chapitres suivants détailleront ce point important.

À éviter

- Le grignotage entre les repas.
- Les alcools (apéritifs, digestifs, bières...).
- Le tabac.
- Le café.
- Les produits fumés, cuits au barbecue ou caramélisés.
- Les abats et extraits de viandes.
- Les charcuteries.
- Les sucres ordinaires et aliments sucrés tels que sodas, cola, sirops, limonades, glaces, pâtisseries du commerce, barres chocolatées ; sucrer modérément avec du sucre complet dit aussi intégral, voire du miel, de la mélasse biologique, du sirop d'orge (Lima) ou de dattes (« Irakia »).

Des « aliments anti-âge »

Sources d'oxydation

Pour rappel, voici les principales sources d'oxydation (productions d'oxydations délétères), très impliquées dans les processus de vieillissement :

- Le tabac.
- L'alcool.
- Les ultraviolets.
- L'excès d'ensoleillement.
- Les ultrasons.
- L'excès de chaleur (hauts-fourneaux, souffleurs de verre...).
- La radioactivité.
- Les rayons X (radioscopie, radiothérapie).
- Les rayons gamma (écrans, stérilisation...).
- Les benzopyrènes (barbecue, produits fumés, torréfiés).
- Les huiles raffinées ou trop chauffées.
- Certains produits de synthèse (dont les solvants, pesticides, nitrates, nitrosamines).
- La réoxygénation/réanimation.
- L'hyperoxygénation (médicale ou sportive) (réanimation, plongée...).
- L'ozone industriel.
- Les poussières toxiques.
- Certains médicaments (tranquillisants, antibiotiques, corticoïdes, anti-inflammatoires stéroïdiens, antimitotiques, anticancéreux, anesthésiques...).
- L'excès de vitamines A et F (acides gras poly-insaturés consommés sans antioxydants).
- L'excès de vitamine C consommée seule (sans autres complexes antioxydants).
- L'acidose toxique tissulaire.
- Les chélateurs (café, pilule anticonceptionnelle, additifs,

pesticides… qui « séquestrent » les vitamines ou oligo-éléments).

- Le stress et le surmenage.

Quant aux maladies, elles sont à la fois source et conséquences des radicaux libres. Exemples « scientifiquement validés » :

- Troubles allergiques (rhume des foins, œdèmes, urticaire, asthme…).
- Inflammations diverses.
- Pathologies rhumatismales.
- Pathologies cardiovasculaires.
- Cataracte.
- Activation des oncogènes (cancers).
- Troubles métaboliques (diabète, cirrhose éthylique ou toxique…).
- Maladies lésionnelles (Parkinson, Alzheimer, Crohn…).
- Dégénérescence neuropsychique.

Aliments antioxydants

Du fait de leur concentration en principes antioxydants ou en nutriments possédant un tropisme cardiovasculaire, hormonal ou neurocérébral par exemple, certains aliments se placent en tête de liste sur la table des seniors :

- Algues marines ++++
- Blé germé ++++
- Toutes autres graines germées +++++
- Luzerne (alfalfa germée & en jus) ++
- Ail, oignon ++
- Tomates crues + ; séchées ++++
- Brocoli ++++
- Cresson +++
- Céleri +++
- Choucroute crue ++++
- Choux dont choux chinois +++
- Choux de Bruxelles (crus) +++
- Potimarron ++
- Myrtilles +++++
- Sésame, amandes ++, dattes ++
- Huîtres & coquillages ++++
- Lait de jument +++++
- « K-Philus » +++++
- « Mout de pain » ++++ et lactosérum ++++
- Cassis ++
- Eau de mer +++++
- Pollen frais +++++ (séché +)
- Gelée royale ++
- Tous les aromates ++
- Jus de légumes et de plantes ++
- Eau Hydroxydase ++++
- Huiles vierges de 1re pression à froid ++++

Au plan diététique

Si la nutrition la plus parfaite assure des *apports* optimaux, seule la diététique peut traiter correctement les *surcharges*. Il est donc tout à fait conseillé de pratiquer régulièrement de petites diètes (une journée de monodiète hebdomadaire par exemple et des cures saisonnières : consommation d'un aliment unique, en « quantités libres mais raisonnables »). Ces pratiques sont une garantie de :

- mise au repos périodique du système digestif ;
- économie substantielle d'énergie digestive ;
- réutilisation de cette énergie au profit du bon fonctionnement des émonctoires, des réfections tissulaires (cicatrisation par exemple) et de tous les processus homéostatiques s'exprimant dans la pleine santé et dans l'autoguérison ;
- autolyse[1] des tissus encombrés ou indésirables (surcharges graisseuses, plaques d'athérome, dépôts de cristaux articulaires, kystes et tumeurs diverses…) ;
- bénéfices secondaires apportés par les vertus des aliments proprement dits ; par exemple :
  - cerises ou fenouil : diurétiques,
  - pommes : hypocholestérolémiantes,
  - myrtilles : anti-oxydantes.

Les monodiètes sont plus souples, moins stressantes et plus commodes à intégrer que les jeûnes qui doivent être surveillés par un professionnel de santé rompu à cette méthode[2].

1 L'autolyse diététique (à ne pas confondre avec l'autolyse psychiatrique, synonyme de suicide) est un processus biologique fondamental où l'organisme « autophage » très intelligemment ses surcharges.

2 Divers professionnels proposent des cures encadrées, par exemple : cure de raisin à l'automne ou cure de jeûne et randonnée. Nous cautionnons parmi d'autres praticiens Pierre Juveneton, Lozeron Le Haut, 26 400 Gigors, 04 75 76 40 89.

3 Distributeur : Davidson France, en boutiques d'alimentation saine ou dans les salons spécialisés.

Quelques monodiètes à pratiquer en saison chaude

Un soir par semaine au minimum, voire 24 heures par semaine.

- Pêches, melon, ananas, mangues, fraises, cerises, myrtilles, raisin, pommes, figues fraîches, papayes…
- Jus de légumes crus et frais (extraits à la centrifugeuse ou, mieux, à l'extracteur « Champion »[3] : choux, céleri, betterave rouge, carotte, concombre, fenouil, navet, courgette…

Quelques options en saison froide

- Bananes, pommes cuites.
- Soupe de légumes.
- Riz mi-complet, sarrasin, quinoa, millet…
- Pommes de terre ou patates douces, igname, potimarron…

Compléments nutritionnels anti-âge

Les compléments alimentaires ont pour objectif de palier les carences ou sub-carences, conséquences de l'hygiène de vie et de la dégradation des aliments eux-mêmes. Ils peuvent aussi enrichir un régime supposé équilibré, afin de répondre à des exigences de vie particulières (sport, grossesse, croissance, surmenage, stress, maladie et…, bien entendu, avancée en âge.

Pourquoi tant de carences nutritionnelles ?

Pour rappel, voici les causes de carences les plus souvent observées dans nos sociétés, assorties de facteurs d'importance (+ à ++++)[1] :

Causes liées aux modes de production, de conditionnement ou de préparation des aliments

- Épuisement des sols par fertilisations forcées et de synthèse ++++
- Affaiblissement consécutif des animaux de boucherie s'y nourrissant, de leur chair ou de leurs sous-produits (œufs, fromages) ++++
- Aliments raffinés (farines et pains blancs, riz et pâtes blanches, huiles raffinées, sel raffiné…) ++++
- Cuissons excessives ou maladroites (à l'eau, à la pression, en fritures…) +++
- Cueillettes bien avant maturité ++
- Aliments fanés, défraîchis, en conserve, stérilisés par ionisation gamma… +++

Causes liées au mode de vie

- Alcool ++
- Tabac ++
- Abus de régimes amincissants ++++
- Excès de sudations involontaires (chaleur, surmenage sportif…) ou volontaire (sauna, hammam) ++
- Pollutions diverses (dioxine, chlore, métaux lourds…) ++
- Acidose chronique des tissus par alimentation trop riche en agrumes, sauce tomate, vinaigre, café, viande, sucres, sodas…) ++++
- Oxydations liées aux abus d'ensoleillement, d'UV, à l'ozone, à la radioactivité… +
- Stress ++++

Causes liées à l'état de santé

- Troubles du transit (diarrhées répétées, constipation chronique, parasitoses…) + à +++

1 Pour plus de détails, se reporter à l'*Encyclopédie de revitalisation naturelle*, éditions Sully.

- Troubles de la perméabilité intestinale (colite ou colopathie chronique, maladie de Crohn, candidoses chroniques – connues ou non…) + à +++
- Insuffisances enzymatiques (sucs stomacaux et pancréatiques surtout) ++
- Prise de certains médicaments aux effets chélateurs (pilule anticonceptionnelle, antibiotiques, pansements gastro-intestinaux alcalins, anti-inflammatoires, corticoïdes, aspirine, bêta-bloquants, antidépresseurs…) ++
- Prises régulières de diurétiques ou de laxatifs +++
- Pathologies inflammatoires ou infectieuses chroniques (oxydantes) +

Les confirmations scientifiques

Elles se multiplient depuis les années 90 mais leurs rapports sont communiqués avec plus ou moins de transparence aux consommateurs.
Citons seulement 4 références précises, parmi des milliers à disposition[1] :

- L'alarmante étude germanique du département de nutrition du Sanatorium de la Forêt Noire (Oberwald) a montré qu'entre 1985 et 1995, une dizaine de fruits et légumes de consommation courante avaient perdu de 25 à 97 % de nutriments essentiels à la santé (magnésium, vitamine C, folates…).
- La très fameuse étude du Val de Marne, menée dès 1991 par une équipe de l'Inserm, a confirmé très clairement que « *les résultats des apports alimentaires en minéraux et vitamines suggèrent que des fractions non négligeables de l'échantillon (population du Val de Marne) ne satisfont pas les recommandations pour certains micro-nutriments : c'est le cas des vitamines* B1, B6, C, A *et* E, *du fer, du zinc, du cuivre et du magnésium* ».
- Les recherches publiées en 2002 et 2003 par le Professeur Joyeux (de l'université de Montpellier) montrent avec évidence l'appauvrissement des fruits et légumes, et la large supériorité des produits issus de la culture biologique.
- L'étude *Suvimax* (sUpplémentation en VItamines et Minéraux AntioXydants) diffusée en partie en juin 2003 constate l'impact préventif et bien réel des apports nutritionnels, en particulier pour ce qui concerne le cancer et les maladies cardiovasculaires.

1 Ouvrages du Dr Curtay, de Thierry Souccar, banques de données communiquées sur Internet.

Même en s'alimentant de bons produits (c'est-à-dire frais, et d'origine biologique), et même en respectant régulièrement les règles simples d'une hygiène nutritionnelle naturopathique (hypotoxique, variée, vivante, individualisée, correctement mâchée, etc.), on peut affirmer que les seuls facteurs de stress et les innombrables pollutions brûlent de 5 à 12 fois plus de catalyseurs (selon les auteurs) que ce que peut apporter l'assiette.
Dans ce cas, et au risque de nous répéter, les protéines, glucides et lipides sont rarement en cause : sont essentiellement concernés les vitamines, minéraux, oligo-éléments et enzymes.
Or, l'avancée en âge exige de plus en plus de catalyseurs de ce type.
Consommer des compléments nutritionnels est ainsi aujourd'hui, hélas, devenu indispensable.

Quels compléments alimentaires choisir ?

Compléments polyvalents

Choisir tout d'abord les compléments les plus polyvalents et ceux qui se rapprochent le plus de l'aliment proprement dit :

- Germes frais de céréales (blé, sarrasin…), d'oléagineux (tournesol, courge…), de légumineuses (soja vert, lentilles…), de plantes diverses (luzerne, cresson…).
- Pollen frais (Pollenergie[1] / Percie du Sert).
- Eau de mer (Plasma de Quinton hypertonique[2]).
- Algues marines (en légumes, paillettes, tartares, voire en comprimés ou gélules).
- POP (comprimés d'huîtres portugaises sauvages).
- K-Philus (laitage d'exception, pré et pro-biotique)[3].
- Algues d'eau douce (Spiruline, Klamath, Chlorella).
- Huiles rares (rose musquée du Chili, périlia, onagre, huile au germe de blé, chanvre, nigelle ou cumin noir, argane, sardine, chimère …).
- Lait de Jument (Jum'Vital / La Voie Lactée).
- Gelée royale.
- Jus de légumes et de plantes sauvages (Breuss, Nutricell, Salus, Biotta…) si possible fraîchement extraits (avec l'extraordinaire appareil « Champion » de Davidson par exemple).
- Extraits chlorophyliens (jus d'herbe de blé, d'orge…).

Tous ces produits mériteraient d'être sur toutes les tables. Régulièrement consommés, ils éviteraient bien des maladies, comme sources de nutriments de haute qualité,

1 Pollinergie, La Grabère, 47490 Saint-Hilaire de Lussignan, 05 53 68 11 11.

2 Distribué par Naturwaren, 11 rue du Chêne, 67 150 Nordhouse, 03 88 59 89 60, www.naturwaren.fr

3 K-Philus, Institut national d'agronomie, 78 850 Thivernal-Grignon, 01 47 99 37 21.

tout à fait bio-disponibles et exceptionnellement revitalisants.
Procéder par cures périodiques de 3 semaines par exemple, ou sur les conseils d'un praticien de santé naturopathe.

Compléments à individualiser

Choisir ensuite, selon ses besoins plus spécifiques (intensité de la fatigue, du surmenage, des facteurs de stress, voire pathologies associées au vieillissement : troubles vasculaires, cataracte, dépression, troubles de la libido, de la peau, insuffisances hormonales...), des compléments à individualiser.
Dans le cadre de cet ouvrage, nous ne citerons que les compléments les plus aptes à accompagner positivement ces troubles de l'avancée en âge.
Pour n'entretenir aucune polémique, nous n'évoquerons volontairement pas ici les compléments :

- pour lesquels un recul clinique nous semble encore utile (DHEA et autres hormones ou inducteurs hormonaux) ;
- dont les effets pharmacodynamiques, pour très certains qu'ils soient, demandent la supervision d'un professionnel de santé ;
- issus essentiellement de la chimie de synthèse (certaines gammes de compléments orthomoléculaires disponibles à l'étranger par exemple) ;
- pour lesquels nous ne possédons personnellement pas suffisamment d'expérience clinique.

Notre sélection de compléments « anti-âge »

Complexes vitaminiques

Pourquoi ?

- Parce que les vitamines participent à toutes les fonctions biologiques et qu'elles sont tout particulièrement menacées par la cuisson, le stockage, le raffinage, etc.
- Leurs besoins effectifs sont souvent minorés en France.
- Ces besoins augmentent sensiblement avec l'avancée en âge (surtout chez la femme à partir de 50 ans pour le groupe des vitamines anti-oxydantes).

> **Attention**
>
> - Les conseils qui suivent ne prétendent en aucune façon se substituer à un traitement médical.
> - Les compléments alimentaires et les plantes présentées ici n'ont pas de prétention thérapeutique au sens allopathique du terme : ils s'ajoutent aux soins et médications éventuellement prescrites par le médecin et accompagnent simplement les processus homéostatiques naturels afin de favoriser l'autorégulation biologique, voire l'autoguérison chaque fois que la vitalité disponible est suffisante.
> - Les quelques spécialités citées ne sont, bien entendu, pas les seules de grande qualité sur le marché français et international.
> - L'auteur tient à préciser qu'il n'a subi aucune pression commerciale ni entretenu de relations de privilège avec les laboratoires cités. Il n'est engagé que vis-à-vis des formules portant son nom.
> - Les indices d'efficacité notés de + à ++++ ne reflètent que l'expérience clinique de l'auteur et de ses proches confrères.

Spécialités proposées

Complexes très nombreux sur le marché, par exemple des marques :

- Solgar,
- Solaray,
- Nature's Plus,
- Thompson,
- Super Diet,
- Diétacaron,
- Vitall Plus,
- Smart City,
- Sofibio,
- Le Stum,
- Bakanasan,
- Biodynamics,
- Biokosma,
- Diética,
- Saint-Ambroise,
- La Royale,
- Naturevy,
- Naturwaren,
- Nutergia,
- Phytovie,
- Pileje,
- Symphonat,
- Ultimate Nutrition,
- Daniel Kieffer.

Utilisation conseillée

- Selon indications du fabricant.
- Prendre plutôt au début ou au milieu des repas.

Réserves

- S'assurer que les concentrés sont au maximum d'origine naturelle.
- Jamais de surdosages pour les vitamines A, D et K.

Complexes minéraux / oligo-éléments

Pourquoi ?

- Parce que les vitamines, minéraux et oligo-éléments participent à toutes les fonctions biologiques et qu'ils sont tout particulièrement menacés par la cuisson, les modes de culture intensive, le raffinage, etc.
- Les besoins effectifs des oligo-éléments sont souvent minorés en France.
- Ces besoins augmentent sensiblement avec l'avancée en âge, pour les deux sexes, surtout pour les minéraux et oligo-éléments antioxydants.

Spécialités proposées

Complexes très nombreux sur le marché (mêmes marques que pour les complexes vitaminiques cités ci-dessus).

Utilisation conseillée

- Selon indications du laboratoire.
- Prendre plutôt au début ou au milieu des repas.

Réserves

- Jamais de surdosages pour l'iode, le sélénium, le cuivre, le potassium.
- Préférer les minéraux et oligo-éléments d'origine végétale ou animale, voire chélatés sur acides aminés, car de meilleure bio-disponibilité.
- Consommer beaucoup d'algues marines et de jus de légumes crus.

Silicium organique

Pourquoi ?

- Parce que le silicium organique s'avère au moins aussi important que le calcium (médiatisé dans les années 60), le magnésium (dans les années 70) ou le zinc (dans les années 80).
- Parce sa présence décroît progressivement avec l'âge alors qu'il est l'un des plus puissants anti-inflammatoires et régénérateurs connus, pour quasiment tous les tissus nobles de l'organisme : il participe à la santé des os et des cartilages, de la peau, des vaisseaux, des ongles et des cheveux, du muscle cardiaque, des poumons, des yeux, de la prostate, etc.
- Son affinité avec les champs bioénergétiques le fait considérer, à juste titre, comme un facteur de revitalisation

exceptionnellement polyvalent et indissociable de la lutte contre les effets du vieillissement[1].

Spécialités proposées

- « G5 » ++++, disponible en Irlande[2].
- « Silicium organique Daniel Kieffer »[3] ++++
- Poudre de prêle micronisée + à ++, ou mieux encore SIPF de prêle.
- « Orthosil » +++ de Smart City.
- « Tricatione » ++ à ++++ de Le Stum.

Utilisation conseillée

- Pour un usage hygiénique préventif, 1 cuillerée à soupe par jour, au coucher.
- Garder longtemps en bouche avant d'avaler (voie perlinguale).
- En anti-ride, en lotion de nuit.
- En après-rasage.
- Pour un usage plus intensif et en complément de toutes les thérapies en cours (allopathiques, naturopathiques, énergétiques ou homéopathiques) : 2 à 9 cuillerées à soupe par jour.
- Pour un usage local : gel ou liquide à appliquer plusieurs fois par jour, voire en enveloppements ou cataplasmes protégés par un film alimentaire (inflammations, douleurs, brûlures, piqûres d'insectes, arthrose, insuffisances hépatiques...).

Réserves

- Aucune pour ces produits de qualité.
- Prudence pour beaucoup de spécialités profitant de l'effet de mode.

Arthrose : glucosamine + chondroïtine

Pourquoi ?

- Parce que de très nombreuses études ont confirmé l'intérêt de ces molécules (naturelles) en cas d'arthrose.
- Ces molécules favorisent *in vivo* la biosynthèse du cartilage, celle de l'acide hyaluronique (le lubrifiant de la synovie), inhibent les facteurs enzymatiques qui accélèrent la dégénérescence articulaire, soulagent les douleurs, réduisent l'inflammation[4]...

Spécialités proposées

- « G5 » ++++, disponible en Irlande.
- « Silicium organique Daniel Kieffer »[3] ++++ associé avec :
- « Arthroprotect Daniel Kieffer » ++++ qui associe à la glucosamine et à la chondroïtine naturelles (issues du cartilage de certains poissons et des carapaces

1 Pour plus de détails, voir *Encyclopédie de revitalisation naturelle*, éditions Sully.

2 À l'heure où nous rédigeons ce chapitre, la presse relate qu'un nouveau mandat, international cette fois, vient d'être lancé contre Loïc Le Ribault, père du « G5 », nourri de pas moins de 13 chefs d'inculpation ! Ce produit menace donc beaucoup trop de médicaments sur le marché. Cf. *L'Express* du 11 septembre 2003, p. 29. Nous recommandons de visionner la cassette vidéo *Mandat d'arrêt contre un chercheur*, Satya Productions, 112, Bd Jean-Jaurès, 92 110 Clichy La Garenne, contact @satyaproductions.com

3 En boutique d'alimentation biologique, distribué en nos bureaux : CENATHO, 221 rue La Fayette, 75 010 Paris.

4 Parmi de nombreuses références, Dr Théodosakis, *L'arthrose*, éditions de Fallois.

de crustacés), et aux dosages optimaux, de la reine-des-prés et le couple d'oligo-éléments manganèse-cuivre correcteur de la diathèse arthrosique.

Utilisation conseillée

- 5 à 6 gélules par jour de ce complexe glucosamine + chondroïtine, réparties au début des 3 repas, par cures de 2 à 3 mois.
- Dans le cadre idéal d'un régime hypotoxique, peut s'associer très favorablement à des cures de silicium organique (liquide et gel), à l'eau Hydroxydase et à des plantes comme l'harpagophytum, la prèle, la reine-des-prés. Les effets antalgiques et régénérateurs sont alors largement optimisés.

Réserves

Aucune, à notre connaissance et à la lumière des banques de données internationales disponibles.

Enzymothérapie systémique

Pourquoi ?

- Parce que les apports d'enzymes digestives, lorsqu'elles ne sont pas consommées aux repas pour favoriser la digestion (suppléance ponctuelle d'insuffisances gastro-pancréatiques le plus souvent), s'avèrent d'une remarquable efficacité pour combattre les inflammations aiguës (œdèmes post-traumatiques ou angines, par exemple) ou chroniques (arthrite par exemple, voire inflammations associées à des pathologies lourdes).
- De plus, elles participent efficacement au nettoyage des vaisseaux en s'opposant notamment à l'agrégation des plaquettes.

Spécialités proposées

- « Bromélaïne 500 » de Solgar ++++
- « Bromélaïne » de Phytovie +++
- « Protéase Concentrate » ou « Double Bromélaïne » de Biodynamics[1] ++++
- « Carzodélan forte » (produit non commercialisé en France) ++++

Utilisation conseillée

- Selon conseils de votre thérapeute.
- Habituellement, prises vers 11 h et 18 h (estomac vide) avec 1 verre d'eau chambrée.

Réserves

- Ne pas utiliser en cas de gastrite ou d'ulcération des voies digestives.
- Déconseillé en cas d'insuffisance rénale ou hépatique grave, troubles

1 www.biodynamics.be

génétiques de la coagulation, pancréatite, infarctus, hypotension artérielle importante, purpura thrombopénique idiopathique, grossesse et lactation.

Complexes d'antioxydants

Pourquoi ?

- Parce que l'oxydation est indissociable du vieillissement des tissus.
- Parce que les sources de radicaux libres et de stress oxydatifs se multiplient dangereusement dans nos sociétés (couche d'ozone décuplant l'agression des ultraviolets, tabagisme actif ou passif, stress par surmenage ou agressions psychologiques, inflammations ou infections chroniques, carences accumulées en antioxydants…).
- Parce qu'une majorité de Français – et surtout des Françaises – consomment moins des 2/3 des apports en antioxydants recommandés par l'Afsa (Agence française de sécurité sanitaire des aliments). On s'aperçoit aujourd'hui que bien des apports conseillés l'avaient été d'une façon arbitraire depuis une cinquantaine d'années. C'est, par exemple, le cas pour les vitamines C et E, ou des caroténoïdes, comme pour le zinc ou le sélénium.
- Parce que de nombreux spécialistes du vieillissement s'accordent pour affirmer que l'oxydation est le dénominateur commun de pathologies telles que l'altération de la peau (rides, déshydratation, affaissement), des yeux (cataracte), les maladies cardiovasculaires (par oxydation du cholestérol LDL), les troubles classiques de la mémoire et la maladie d'Alzheimer, de Parkinson, et même les infections bactériennes ou virales, ou les cancers (par oxydation de l'ADN)[1].

Spécialités proposées

Complexes très nombreux sur le marché, par exemple les marques :

- Solgar,
- Solaray,
- Nature's Plus,
- Thompson,
- Super Diet,
- Diétacaron,
- Vitall Plus,
- Smart City,
- Sofibio,
- Bakanasan,
- Biodynamics,
- Biokosma,
- Diética,
- Saint-Ambroise,
- La Royale,

1 Professeur Denham Harman, université du Nebraska.

- Naturevy,
- Naturwaren,
- Nutergia,
- Phytovie,
- Pileje,
- Symphonat,
- Ultimate Nutrition.

Dont des complexes associant, dans l'idéal, les vitamines A (peu), C, E, caroténoïdes, acide alphalipoïque, zinc, sélénium, cuivre (très peu)... :

- « Enocéride » du laboratoire Le Stum[1] ++++ ;
- « ProAstin » +++ de Marcus Rohrer (Euro Nat)[2] ;
- « Daily 3 » de Smart City ++++ ;
- « Oxyperm 333 » ou « Scave-2-Phases » +++ de Biodynamics ;
- « Antioxydant & Anti-âge Daniel Kieffer » ++++

1 BP 543, 56 105 Lorient cedex, 02 97 88 15 88.

2 Euro-Nat, ZA La Boissonnette, 07 340 Peaugres, Mickhël Lebrat : 04 75 32 43 60.

Utilisation conseillée

- Selon indications du laboratoire.
- Prendre plutôt au milieu ou à la fin des repas.

Réserves

Aucune, à notre connaissance et à la lumière des banques de données internationales disponibles. Ces compléments sont de véritables assurances tous risques selon nous.

Correction des dépression mineures

Pourquoi ?

- Parce que si les dépressions graves (dites endogènes ou mélancoliques), tout comme la maladie bipolaire (psychose maniaco-dépressive) doivent impérativement être traitées sous la supervision d'un médecin ou d'un psychiatre, bien des formes de déprime peuvent se corriger rapidement grâce à des conseils de vie saine (alimentation anti-acide, gestion du stress, exercices, sophrologie, thérapies brèves, verbalisation...) et des biothérapies douces.
- Parce que des compléments bien choisis permettent une rapide relance des régulateurs de l'humeur, une nutrition optimale des neurones, un sommeil plus récupérateur, une action anxiolytique et antispasmodique réelle.
- Parce que, dans bien des pays (Allemagne, par exemple), la vente des extraits de millepertuis, (pour ne citer qu'une seule possibilité de réponse anti-dépressive) dépasse depuis plus de 30 ans celle des benzodiazépines (molécules-types du *Valium* et de bien d'autres médicaments dont les effets secondaires sont aujourd'hui dénoncés par le corps médical lui-même).

Spécialités proposées

- « Karoshil » de Le Stum ++++
- « Stabilium » de Yalacta +++ (en boutique d'alimentation saine ou pharmacie) ou le tout nouveau concentré de phospholipides de poissons de Alparis[1].
- « Calmium » de Sofibio[2] ++++
- « Millepéricine » de Delpèche-Phydev (en pharmacie) +++
- « St John Wort » de Solaray +++,
- « Hyperi-max »
- « Milcalm » de Biodynamics
- « Anti'Déprim » Daniel Kieffer » ++++
- Tisane composée + à ++ : gentiane, millepertuis, passiflore, ashwaghanda, schizandra...

Utilisation conseillée

- Associer, en fonction des besoins, 1, 2, voire 3 des spécialités ci-dessus à 1 ampoule de lithium quotidienne (Laboratoire des Granions, en pharmacie).
- Utiliser en plus de larges quantités d'huiles riches en oméga-3 (chanvre, colza, onagre, rose musquée du Chili...) pour lesquelles on a confirmé récemment de puissants effets psycho-harmonisants.
- Protéger et régénérer le foie et la flore intestinale.
- Cures périodiques d'eau Hydroxydase.

Réserves

- Éviter l'ensoleillement en cas de prises d'extraits de millepertuis (effets photo-sensibilisants).
- Ne pas utiliser non plus en cas de traitement allopathique aux Imao.
- N'envisager un sevrage des antidépresseurs allopathiques que sous la supervision d'un professionnel.

Améliorations du sommeil

Pourquoi ?

- Parce que 1 Français sur 3 se plaint d'un sommeil imparfait.
- Parce que le sommeil est une clé essentielle de santé, à tous les âges de la vie ; c'est pendant le sommeil (profond notamment) que :
  - se régénèrent et se réhydratent les disques intervertébraux ;
  - se libère l'hormone de croissance (GH) ;
  - se désacidifient les tissus ;
  - fonctionnent pleinement les émonctoires ;
  - s'activent le système immunitaire ;

1 Alparis, BP 1, 37 600 Perrusson, 02 47 91 90 45 ou via Frédéric Larché : 01 47 66 50 21.

2 Sofibio, CP 360, 18 039 Ventimiglia, Italia, 0800 915 641.

- les champs morphogénétiques humains (les éthers subtils) régénèrent le plan physique, tel un système de maintenance exceptionnel ;
- la cicatrisation est la plus active ;
- le psychisme se libère de ses tensions, fantasmes et frustrations (rêves à fonction émonctorielle pour le subconscient) et se met au repos salutaire (sommeil profond).

Spécialités proposées

- « Calmium » de Sofibio ++++
- « Sleep assure » de Nature's Plus ++
- « Euphytose » (pharmacies) + à ++++ selon individus
- « Passiflora G.H.L. » et « L72 » Lehning (remèdes homéopathiques) + à +++
- « Positéa » +++ de Diétaroma
- « Sommeil paisible Daniel Kieffer » ++++
- Tisane calmante composée + à ++ : passiflore, ballotte fétide, valériane (racine), aubépine, lotier corniculé…
- Huiles essentielles : pour le bain, par diffusion en aérosols, en onctions douces sur le plexus solaire… : marjolaine, lavande vraie, ravensare aromatique, petit grain bigarade, néroli, mandarine…

Utilisation conseillée

- Pour « Calmium », excellent inducteur de mélatonine (donc régulateur des rythmes biologiques) : 1 à 5 gélules, 30 à 45 minutes avant le coucher, si possible dans un estomac vide. Augmenter les dosages en fonction de l'avancée en âge.
- Pour les autres produits : 1 à 4 gélules au dîner et autant au coucher. Diminuer peu à peu les doses après quelques semaines.
- Sevrage progressif de tous les excitants (café, thé ordinaire, guarana, sodas caféinés…) et apprentissage de la relaxation ou de la sophrologie[1].

Réserves

L'hygiène de vie demeure au centre de la réforme des insomniaques, avec allègement du repas du soir, bains tièdes relaxants ou simples pédiluves très chauds, aération de la chambre, orientation du lit tête au nord[2], exercices physiques en fin d'après-midi, relaxation ou sophrologie…

Correction de l'hypercholestérolémie

Pourquoi ?

- Parce que le cholestérol LDL demeure l'un des principaux facteurs de risques de la maladie cardiovasculaire

1 Société française de sophrologie, 39 boulevard Garibaldi, 75 015 Paris, 01 40 56 94 95, www.sophrologie.com

2 Ou utilisation des aimants Actipol de Auris.

(athérome, thrombose, infarctus…).

- Parce que la cholestérolémie tend à s'élever avec le vieillissement, la sédentarité, le stress, certains facteurs génétiques (cholestérol familial), l'obésité, et pas seulement l'excès d'apports en beurre, fromages et autres graisses animales.
- Parce que les médications allopathiques habituelles ne sont pas dénuées d'effets secondaires iatrogènes.

Spécialités proposées

- « Squalène » ++++, de Dergam, par exemple, capsules en pharmacie ou boutique d'alimentation saine (est aussi anti-allergique, immuno-modulateur et même inducteur de DHEA).
- « Sulphur antioxydant » de Solgar +++
- « Huile de Haarlem » +++ de La Royale[1]
- « G5 », + à ++++ selon individus, disponible en Irlande.
- « Lipibalance » +++ de Biodynamics.
- « Silicium organique Daniel Kieffer »[2] + à ++++
- « Eau Hydroxydase » +++
- « Levure de riz rouge » ++++ de Solaray[3] ou de Nature's Plus.
- « Cholestérol régulé » Daniel Kieffer » ++++
- Tisane composée + à +++ : artichaut, romarin, chardon Marie, desmodium, racines de curcuma…

Utilisation conseillée

- Selon indications du laboratoire.
- Cures longues (3 mois), espacées de pauses de 3 semaines.
- Ne pas hésiter à associer 2 ou 3 des spécialités ci-dessus pour un résultat optimal, ainsi que de la vitamine E naturelle (ou un bon complexe d'antioxydants qui en apporte suffisamment : au moins 400 UI par jour) et du thé vert.
- Une stratégie efficace est d'alterner des cures de régénération hépatique (3 semaines avec Hydroxydase, extraits titrés de chardon Marie – Solaray ou Solgar –, de Chrysanthellum americanum, silicium organique…) et des cures de 1 semaine de drainage hépato-biliaire (« Bilrola » et « Jus de radis noir » de Super Diet, « Choléodoron » de Wéléda, « Hépaclem » de Clément…).
- Outre l'hygiène alimentaire, ne pas négliger l'impact régulateur de l'exercice physique, des monodiètes et cures saisonnières, de la relaxation, des cures

1 La Royale, impasse du Moulin, 55 130 Dainville, 03 29 06 82 76.

2 En boutique d'alimentation biologique, distribué en nos bureaux : Cenatho, 221 rue La Fayette, 75 010 Paris.

3 Solaray, distribué par Noria, Le Pré du Chêne, chemin des Feugères, 38 210 Cras, 01 53 26 79 44, www.noriadistribution.fr.st

intestinales Xantis, voire du magnétisme[1].

- Complexe d'huiles vierges de première pression à froid : 1/3 olive + 2/3 colza, au moins 3 cuillerées à soupe par jour, dans l'assiette. Penser aussi aux huiles plus rares : argane, cameline, chanvre…, « huile complète oméga » et « Oméga total »[2].

Réserves

- Surveiller les dosages sanguins régulièrement, surtout si les « facteurs de risques cardiovasculaires » se cumulent (voir chapitre 3).
- Les apports de lécithine de soja (non transgénique) sont utiles pour limiter les dépôts lipidiques sur les parois vasculaires (mais pas pour faire baisser son cholestérol comme on le répète souvent).
- Les extraits de levure de riz rouge libèrent des statines naturelles (celles de synthèse peuvent être iatrogènes) mais il semble souhaitable aujourd'hui d'y associer le coenzyme Q10 (c'est le cas de la spécialité de Solaray).
- Si malgré ces compléments, une perte du surpoids et une bonne hygiène naturopathique, l'hypercholestérolémie ne se normalise pas, se résoudre aux traitements allopathiques sans hésiter.

Correction des troubles bénins de la prostate

Pourquoi ?

- Parce que le prostatisme ou adénomes bénins de la prostate affectent la vie de 1 homme sur 2 dès 50 ans.
- Parce qu'il est possible d'optimiser les fonctions urinaires perturbées par l'adénome (affaiblissement du jet, goutte à goutte, envies pressantes ou trop fréquentes, réveils nocturnes, mictions incomplètes, difficiles ou douloureuses…) d'une façon douce et non iatrogène dans une majorité de cas.

Spécialités proposées

- « Pollen frais » ++ à ++++ Percie du Sert, Pollenergie.
- « Huile de pépin de courges » +++
- Tisane composée + à ++ : épilobe, racine d'ortie, prèle…
- Bourgeons de séquoia +
- Huile de calophylle inophyle +
- « Pelvocalm » & « Prostacalm » +++ de Lescuyer[3].
- « Prostacal » ou « Prosta-care » +++ de Biodynamics.
- « Saw palmetto pygeum complexe » ++++ de Solgar.
- « Confort de la prostate » Daniel Kieffer » ++++ qui

1 Gnoma & Snamap, 14, boulevard de la Bastille 75 012 Paris, 05 53 17 00 01, Minitel : 3615 gnoma

2 Huiles et baumes Maximilien Bustos, 18, chemin des Fins Sud, 74 000 Annecy, 04 50 57 94 83.

3 BP 33, 17 442 Aytré cedex, 05 46 56 30 48.

associe pour la première fois, et à des doses pharmacodynamiques, le palmier nain (Saw palmetto = Sabal serulata = Serenoa repens), le prunier d'Afrique (Pygeum africanum), l'ortie, l'épilobe, le lycopène, le couple d'oligo-éléments correcteur de la diathèse prostatique : zinc-cuivre ainsi que du sélénium.

Utilisation conseillée

- Selon indications des laboratoires.
- Consommer aussi beaucoup de tomates séchées (première source de lycopène) +++, des huîtres (première source de zinc) et des moules (première source de cuivre), ainsi que des jus de légumes crus variés et des fruits entre les repas.
- Ne pas oublier le pollen frais, avec un fruit, vers 11 h du matin par exemple, et des graines de courge dans les salades (à bien mastiquer).
- Oser le vin d'oignon + à ++, 1 petit verre au début des repas[1].

Réserves

Associer à ces biothérapies une alimentation très hypotoxique, une hygiène intestinale rigoureuse (surveillance du transit, ré-ensemencement de la flore, cure intestinale Xantis…), et beaucoup d'exercices physiques[2].

Correction des insuffisances circulatoires

Pourquoi ?

- Parce que les fonctions circulatoires (artérielles, veineuses et lymphatiques) sont au cœur même de la biologie et de tous les processus mobilisés pour entretenir, développer ou recouvrer la santé. Puisse cet ouvrage l'avoir démontré avec assez de clarté !
- Parce qu'il est incontestable que les sociétés modernes entretiennent beaucoup plus de facteurs affectant la circulation que par le passé (sédentarité, pollutions, stress, suralimentation…).
- Parce qu'un protocole de rajeunissement authentique ne peut se concevoir qu'en réactivant puissamment les fonctions circulatoires.
- Parce que les compléments naturels, largement composés d'extraits végétaux, ont depuis longtemps fait leurs preuves en la matière.

Spécialités proposées

En pharmacie

- « Ginkogink » ++, « Tanakan » + ou « Ginkor » +, extraits pharmaceutiques de ginkgo biloba.

1 Macérer le broyat de 4 à 6 oignons crus dans 1 litre de vin blanc biologique pendant 2 semaines. Filtrer. Garder au frais.

2 Dont tous ceux qui associent de puissantes contractions/décontractions rythmées du périnée.

- « Daflon » ++ et « Cyclo 3 » +, extraits pharmaceutiques de petit houx (ruscus).
- « Vinca » (tableau C) extrait pharmaceutique de pervenche.
- « Aphloïne P » +++, « Circularine » +, « Curoveinyl » +, « Climaxol » ++, complexes pharmaceutiques phytothérapiques.
- « Difrarel » +, extrait pharmaceutique de myrtille.
- « Endotélon » ++, extrait pharmaceutique d'OPC (oligo-pro-anthocyanosides végétaux).
- « Esbériven » ++, extrait pharmaceutique de mélilot.
- « Intrait de marron d'Inde P » +++
- « Contre-coup de l'Abbé Perdrigeon » +++ (bon vieux remède des pharmacies de nos grands-pères ; cures internes et externes).
- « Climaxol » et « L25 » Lehning ++, remèdes de l'insuffisance veineuse phyto-homéopathiques.
- « Sclérocalcine » Lehning ++, remède homéopathique de la circulation artérielle et de la sénescence.

Circuits non pharmaceutiques

Terrain artériel

- « Co-Q10 + Tocotriénols » +++ de Smart City[1].
- « Bromélaïne 500 » de Solgar +++
- « One a day EPS-GLA » ++ de Solgar ou « EPA Forte » de Nature's Plus.
- « Élixir de persil » ++ Saint-Benoît.
- « Cardio Actin » +++ de Nature's Plus.
- « Cardio-lymph-chélate » et « Q10 Plus » +++ de Biodynamics.
- « Lécithine de soja » non transgénique ++
- « Mix Alpha 3 » ++++ de Synergia[2].
- « Mix 3 B » +++ de Synergia.
- « Vascunet » ++ à ++++ (cf. Internet).
- Un complexe d'antioxydants ++++ dont acide lipoïque, vitamine E, Q10, sélénium, soufre, vitamine C, taurine, arginine, magnésium, complexe B, caroténoïdes, etc.

Terrain des insuffisances veineuses et lymphatiques (jambes lourdes ou œdémateuses, varices, hémorroïdes...)

- « Élixir du Suédois »[3] ++ (sang), « Élixir d'Auvergne » & Élixir de raifort « Tonilymphe » +++ de Saint-Benoît et Naturwaren.
- Extraits Bioforce +++ de marron d'Inde, cyprès, mélilot, hamamélis, vigne rouge...

1 BP 3015, L-1030 Luxembourg, 00 352 264 955 57, www.supersmart.com
2 BP 354, 42 015 Saint-Étienne cedex, 04 71 42 30 10, www.synergia-ltd.com
3 Saint-Benoît.

- « Advanced Proanthocyanidines Complexe » Solgar +++
- « Ultra Activin » +++ de Nature's Plus.
- « Fluxarola » ++ de Super Diet.
- « Super C Complexe » ++ Nature's Plus.
- Bioflavonoïdes (500 mg) +++, de divers laboratoires dont « Rutin Plus » ou « Périvasc » de Biodynamics.
- « Padma 28 » ++ à ++++, remède tibétain disponible en pharmacie (Suisse).
- « G5 » ++++, disponible en Irlande.
- « Silicium organique Daniel Kieffer » ++++
- « Bien-être circulatoire Daniel Kieffer » ++++

Utilisation conseillée

- Cures de 3 mois, à débuter souvent avant la saison chaude.
- Renouvelable en cours d'année selon besoins.
- En parallèle avec la pratique de la balancelle ++++ ou la pratique assidue des exercices décrits dans cet ouvrage.

Réserves

- Éviter chez la femme enceinte ou allaitante, sauf conseil d'un professionnel.
- Contre-indiqué dans les maladies de la coagulation sanguine.
- Ne pas négliger les huiles alimentaires[1] de nigelle, sardine, périlla, argane, bourrache, chimère…

Accompagnement de la ménopause

Pourquoi ?

- Parce que cet âge d'or de la femme est trop souvent vécu comme une période éprouvante, voire comme une pathologie.
- Parce que les traitements hormonaux de substitution classiques sont fortement remis en cause par la presse spécialisée internationale depuis quelques années (favoriseraient les fibromes, voire les cancers du sein ou du col…)[2].
- Parce que certaines populations (les Japonaises par exemple) souffrent étonnamment moins des troubles associés à la ménopause mais s'alimentent et se traitent différemment (soja, ignames, poissons, et phytothérapie traditionnelle par exemple).
- Parce qu'en Allemagne, la validation de ce type de compléments est acquise depuis longtemps.

Spécialités proposées

- « Soyam » + à +++, en pharmacie.
- « Biopause », idem.

1 Huiles et baumes Maximilien Bustos, 18, chemin des Fins Sud, 74 000 Annecy, 04 50 57 94 83.

2 Les entretiens de Bichat 2003 ont confirmé les études britanniques et nord-américaines qui précisent que les tsh doivent être utilisés à micro-doses, chez des femmes motivées et conscientes, à court terme et pour répondre à des situations importantes.

- « Climalia », associé à « 1-25 » et à « 15-25 » des Grands Espaces Thérapeutiques[1], est un fidèle relais homéopathique aux hormonothérapies de substitution, qui mérite vraiment d'être connu des professionnels.
- Très nombreux compléments sur base de Yam, d'extraits de soja, de plantes modulatrices hormonales, existent en circuits non pharmaceutiques :
  - « Ultra Isoflavones » de Natures' Plus,
  - « Femwell » de Solgar,
  - « Complexe isoflavones » ++ de Diétaroma,
  - « Isoyam » et « Estronat » ++ de Lescuyer,
  - « Natural estrogen » ++ à +++, de Smart City,
  - « Natural progesterone cream » ++++ de Smart City,
  - « Ménopause sereine Daniel Kieffer » ++ à ++++

Utilisation conseillée
Selon indications du laboratoire.

Réserves
- Demander l'avis de son gynécologue en cas de pathologie précise. Il est clair que celui-ci ne s'opposera pas à un complément naturel pouvant se substituer en partie ou totalement à l'allopathie, s'il est efficace.
- Certaines femmes répondent beaucoup mieux que d'autres à ce type de produits naturels (sensibilité de certains récepteurs hormonaux ? capacité de biosynthèse personnelle ? qualité de la flore intestinale ? ...).
- L'accompagnement naturopathique de la femme en pré-ménopause, péri-ménopause ou post- ménopause est souvent étonnamment efficace.

Accompagnement de l'andropause

« Le bruit court que j'atteins l'heure de l'andropause, qu'il ne faut plus compter sur moi dans le déduit »
Georges Brassens[2]

Pourquoi ?
- Parce que, chez l'homme comme chez la femme, les taux d'hormones sexuelles diminuent avec l'avancée en âge (perte d'androgènes, dont l'essentielle testostérone, d'environ – 1 % par an à partir de 40 ans). Près de 1 homme sur 2 souffrirait d'insuffisance hormonale à partir de 50 ans.
- Parce que l'andropause s'installe soit très lentement

1 Laboratoire des Grands Espaces Thérapeutiques, BP 6064 34 030 Montpellier cedex 01, 04 67 07 00 71.
2 Intégrale Georges Brassens, volume 9, *Les dernières chansons de Georges Brassens.*

soit brutalement (après une maladie ou à un stress important le plus souvent), ce qui a fait écrire que l'âge moyen de l'andropause est de 30 à 80 ans…
Les « yuppies » des milieux boursiers américains craquent ainsi parfois en pleine force de l'âge, alors que d'autres hommes demeurent physiquement, psychologiquement et sexuellement actifs durant toute leur longue vie.

- Parce que ses symptômes méritent d'être pris au sérieux tout comme la ménopause : fatigabilité générale, fatigue sexuelle, déprime, élévation du cholestérol, prise de poids en défaveur de la masse musculaire (surtout la fameuse « bouée » abdominale), bilan glucidique devenant péjoratif (diabète de type II), apparition ou aggravation de troubles vasculaires et de la calvitie[1]…

Spécialités proposées

- Diverses associations de zinc et de vitamine E naturelle.
- Divers extraits de ginkgo biloba, d'avoine, de tribulus terrestris, de berce…
- Les antioxydants ++++, associés à des régénérateurs du foie, de la flore intestinale et de la circulation.
- « Tonus sexuel masculin » ++ à ++++ Daniel Kieffer.

Utilisation conseillée
Selon indications des laboratoires.

Réserves

- Le terme d'andropause est souvent remplacé aujourd'hui par celui de « déficit en androgènes lié à l'âge » ou DALA.
- Demander toujours conseil à son médecin ou son andrologue pour sélectionner les compléments en cas de pathologies graves associées, surtout en cas de cancer des testicules ou de la prostate.
- Prudence de rigueur pour consommer des extraits glandulaires (hormonaux, naturels ou non), dont la vente est stimulée sur Internet. Ne jamais consommer d'hormones sans bilan biologique précis et carences démontrées !

Stimulation immunitaire

Pourquoi ?

- Parce que, concernée par toutes les régulations cellulaires et l'action modulatrice permanente du système nerveux et du système endocrinien,

1 Cf. *La bible anti-âge & Hormones végétales naturelles*, Dr Rueff & Nahon, éditions Jouvence/Sully.

l'immunité tend à décroître aussi avec l'âge.
- Parce que la qualité de ses défenses naturelles est un bon reflet de sa santé globale (vitalité disponible).
- Parce qu'il est sage de soutenir les immunités naturelles dans tous les cas de pathologies dégénératives ou tumorales, en complément des soins les plus lourds.

Spécialités proposées
- Tous les bons complexes antioxydants (dont « Acide alpha-lipoïque » et « OPC[1] » ou « Pycnogénol® » +++), minéraux et vitaminiques.
- Tous les pré et probiotiques de qualité (« K-Philus », pollen frais, « Lactibiane » de Pilèje, « Bioprotus » de Carrare, « Flore » de Xantis...).
- « Oléopolis complexe » ++ de Diétaroma.
- « Immunectar », « Immustim » ou « Immun-actin » ++++ de Nature's Plus.
- « Nubiocell / C.G.F. (W400) » +++, extrait d'actifs concentrés de Chlorella Pyrenoïdosa[2].
- « Alkylglycérols » +++ de Smart City ou huile de chimère ++++[3].
- « Feuille d'olivie » +++ de Solaray.
- «Maïtaké Fraction D » +++ de Griffon[4].
- « Défenses de l'organisme Daniel Kieffer » ++ à +++

Utilisation conseillée
- Selon indications des laboratoires.
- Ne pas oublier :
  - les cures de propolis,
  - les cures de chlorure de magnésium à 20 pour 1000,
  - les extraits de pamplemousse et de feuilles d'olivier[5],
  - l'aromathérapie,
  - les décoctions de haricots rouges[6],
  - les cures de champignons immuno-stimulants (Shii Ta Ké, Maïtaké et Reishi),
  - le K-Philus,
  - l'huile de Kalinji (cumin noir ou nigelle) et de périlla,
  - le lait de jument (Jum'Vital),
  - le silicium organique,
  - le jus d'orge (Green Magma[7]), etc.
- Avec les conseils d'un praticien de santé naturopathe, un choix de plantes parmi Griffe-de-chat (Uncaria tomentosa), échinacée, bois d'Inde, lapacho, noni, somphréna, suma, astragale, ashwaghanda...[8]

Réserves
- Demander l'avis d'un

1 Par exemple OPC 30 de Biodynamics, J. Plateaustraat 4, 8400 Ostende, Belgique.
2 En circuits d'alimentation biologique ; 1 ampoule tous les 2 ou 3 jours. Effets étonnants sur l'immunité, la croissance, la régénérescence tissulaire, la flore intestinale...
3 Huiles et baumes Maximilien Bustos, 18, chemin des Fins Sud, 74000 Annecy, 04 50 57 94 83.
4 Via Distridiet, BP 202, 22 504 Paimpol cedex, Valérie Breton distributrice : 06 62 70 14 67 / 01 46 44 59 00 / 02 96 55 79 60.
5 « L'Arbre de vie », Dominique André, La Locherie, 36 360 Faverolles. Distribution L'Arbre de vie, 14, rue du 18 Juin 1940, 36 360 Luçay-le-Mâle, 02 54 40 47 92.
6 Conseillées par Lydia Sébastien : faire bouillir 3 poignées de haricots rouges crus et biologiques dans 3/4 de litre d'eau pendant 10 minutes. Boire dans les 48 heures. Stimulation des

professionnel de santé en cas de maladies auto-immunes.

- Associer à des cures d'antioxydants, de minéraux et d'oligo-éléments ; alterner avec des cures de drainage hépato-rénal doux et des probiotiques.

Stimulation globale (fatigue)

Pourquoi ?

- Parce que 1 consultation sur 3 chez le généraliste évoque la fatigue.
- Parce que la fatigue évoque à la fois les carences (protéines ? vitamines ? oligo-éléments ? enzymes ? hormones ?) et les surcharges (acidose, mucose, métaux lourds...).
- Parce que se mêlent souvent, parmi les causes profondes, le manque de sommeil (quantité ou qualité), le surmenage physique (professionnel, sportif...), psychologique ou intellectuel, sexuel, ou simplement digestif, la sédentarité et le stress.

Spécialités proposées

- Tous les revitalisants de base, sous forme d' « alicaments » :
  - pollen frais,
  - eau de mer,
  - algues marines et algues d'eau douce,
  - jus de légumes crus et frais,
  - complexe de jus de légumes Breuss, « Vibracell »[9],
  - K-philus,
  - céréales et autres graines germées,
  - lait de jument,
  - aromates,
  - huîtres...
- Tous les complexes antioxydants +++
- Un choix de plantes stimulantes à individualiser avec votre thérapeute :
  - ginseng,
  - éleuthérocoque,
  - astragale,
  - gingembre,
  - curcuma,
  - thé vert,
  - maté,
  - suma,
  - maca,
  - ashwaghanda,
  - avoine,
  - morinda,
  - sarriette,
  - romarin...
- « Earth source » +++ de Solgar.
- « L'Âge d'or » ++ à +++ de Nature's Plus.
- « POP » +++ de ITC.
- « Biothalassol » +++ du Laboratoire de Biologie Marine.
- « Marinergie » +++ de Herba Diffusion.
- « Perform EDGE » +++ de Smart City.
- « Antler velvet » + à +++ de Smart City.

lymphocytes ++++ (ne pas utiliser en cas d'allergie ou de maladie auto-immune).

7 Apporte chlorophylle, minéraux, oligo-éléments rares, vitamines, enzymes digestives et antioxydantes, acides aminés essentiels. Distribution : Biodynamics, J. Plateaustraat 4, 8400 Ostende, Belgique, www.biodynamics.be

8 Plus de détails dans *Encyclopédie de revitalisation naturelle*, éditions Sully.

9 Complexe de jus de légumes, fruits et herbes, le tout magnétisé. Laboratoire Naturwaren.

- « Commando 2000 » +++ de Nature's Plus.
- « Nubiocell / C.G.F. (W400) » +++, extrait d'actifs concentrés de Chlorella pyrenoïdosa[1].
- « Dynamisme et vitalité Daniel Kieffer » +++

Utilisation conseillée
- Selon indications des laboratoires.
- À toujours intégrer dans une cure naturopathique de « revitalisation holistique » pour éviter les réflexes symptomatiques habituels (prises d'excitants ou de dopants, même naturels !).
- Ne pas négliger, par exemple :
  - les cures de germes,
  - les jus verts,
  - les « douches écossaises » ou les bains de siège froids,
  - les exercices doux en milieu ionisé et aromatisé,
  - le « Bol d'air Jacquier »,
  - les onctions aux huiles essentielles,
  - l'ensoleillement matinal,
  - la marche dans la rosée,
  - le contact avec les éléments naturels (grands arbres, terre labourée, grand air, hauts lieux telluriques, chevaux...),
  - la sophrologie,
  - voire une psychothérapie (brève pour faire le point et repositiver sa vie ; plus longue pour assainir ses conditionnements, en analyser les causes, changer de cap en profondeur)...

Réserves

« Travaillez pendant des heures avec amour,
vous ne sentirez pas la fatigue.
Tout ce que vous faites,
faites-le avec amour
ou ne le faites pas !
Car tout ce que vous faites
sans amour vous fatigue,
vous empoisonne. »
O. M. Aïvanhov[2]

- Ne jamais banaliser une fatigue chronique, surtout si elle résiste à quelques semaines de cures où sont utilisés les compléments ci-dessus proposés.
- Ne pas négliger les incubations de maladies infectieuses (mononucléose par exemple), les suites de vaccination, d'intervention chirurgicale (choc opératoire, anesthésie, antibiothérapie, corticoïdes...), voire les symptômes asthéniques liés à une insuffisance glandulaire (thyroïde, gonades, surrénales), ou au cancer, à la leucémie, etc.

Amélioration de la mémoire

Pourquoi ?
- Parce que la fatigue chronique, le surmenage digestif, le stress et beaucoup

1 En circuits d'alimentation biologique ou via MBE, 229 av. Gambetta 75 020 Paris, 01 43 61 99 92 ; 1 ampoule tous les 2 ou 3 jours. Effets étonnants sur l'immunité, la croissance, la régénérescence tissulaire, la flore intestinale...

2 *Harmonie et santé*, éd. Prosvéta.

de maladies virales affectent la mémoire (et la concentration) à tous les âges de la vie.
- Parce que l'avancée en âge affecte très souvent les performances psychologiques (cognitives et mnésiques). Même si ce ressenti est fréquemment d'ordre subjectif et ne révèle en fait que de l'anxiété, de l'angoisse ou de la déprime, il est nécessaire de le respecter et de l'accompagner par des réponses naturelles et efficaces.

Spécialités proposées
- Tous les complexes antioxydants ++++
- À associer aux spécialités circulatoires (en particulier celles bien dosées en ginkgo biloba) ++++, et à l'un de ces complexes :
  - « Cognitex » +++ ou « PhytoMind » ++ ou « Memorx » ++ de Smart City,
  - « Higher mind » +++ de Smart City,
  - « Neuro-plus » +++ de Biodynamics,
  - « Mémoractin » +++ de Nature's Plus,
  - « Neuro Nutrients » +++ de Solgar,
  - « Mémoire et concentration Daniel Kieffer » +++

Utilisation conseillée
- Selon indications des laboratoires.
- Dans l'idéal, utiliser ces compléments dans le cadre des cures naturopathiques (dites de désintoxication, de revitalisation, de régénération, antioxydantes...).
- Ne pas oublier les clés de l'évidence : mise au vert, alternance travail/repos et... balancelle.
- Penser aussi aux huiles alimentaires dont on a aujourd'hui prouvé l'efficacité dans toute la sphère neuropsychique : huiles de poissons des mers froides, complexe « Omega pensée »[1].
- Un accompagnement psychologique est très souvent nécessaire (profils anxiodépressifs associant démotivation, isolement socio-affectif, dévalorisation professionnelle, suites de deuils, syndrome de fatigue chronique, etc.).

Réserves
- En cas de réelle inquiétude, ne pas hésiter à consulter pour un *bilan de ressources cérébrales* (par certains généralistes, les gérontologues et les gériatres, certains centres hospitaliers).

1 Huiles et baumes Maximilien Bustos, 18, chemin des Fins Sud, 74 000 Annecy, 04 50 57 94 83.

- Ne jamais banaliser les troubles associant perte de mémoire, déprime, perte répétée d'objets familiers, désorientation dans le temps et dans l'espace, qui peuvent laisser présager le tableau de la maladie d'Alzheimer.

Amélioration de la vue

Pourquoi ?

- Parce que des réponses naturopathiques peuvent être proposées à de nombreux troubles depuis ceux de la vision liés à l'avancée en âge jusqu'aux affections plus graves touchant le cristallin (cataracte par exemple) ou la rétine (dégénérescence d e la macula par exemple).
- Parce que de très nombreuses études épidémiologiques prouvent l'intérêt préventif ou thérapeutique des antioxydants, tout comme des stratégies activant la micro-circulation ou la consommation de caroténoïdes dits « de nouvelle génération » (lutéine, zéaxanthine, cryptoxanthine, astaxanthine[1]...).
- Parce que même les effets positifs des exercices de ce livre et ceux qui sont liés à l'utilisation de la balancelle seront puissamment optimisés par la prise de ces compléments alimentaires naturels.

Spécialités proposées

- Tous les bons complexes d'antioxydants ++++, associés à :
- tous les bons complexes circulatoires ++++, eux-mêmes associés à 1 ou 2 des spécialités suivantes :
  - « Vascuton » +, extrait pharmaceutique de cyprès ;
  - « Eye formula » +++ de Enzymatic Therapy[2] ;
  - « Visioplex » +++ de Solgar ;
  - « Dioptec » +++ de Dergam[3] (surtout si syndrome des yeux secs) ;
  - « Ocudyne » +++ de Biodynamics ;
  - « Octa carotène » et « Optic Plus » +++ de Nature's Plus ;
  - « Brite Eyes II » +++ de Smart City (ou « Vision optimize » ou « Visual Eyes ») ;
  - « Confort visuel Daniel Kieffer » +++ (courant 2004).

Utilisation conseillée

Selon indications des laboratoires.

Réserves

- Aucune à notre connaissance et à la lumière des banques de

1 Cette dernière est 500 fois plus riche que la vitamine E. Cf. « Pro Astin » de Euro-Nat, ZA La Boissonnette, 07 340 Peaugres, Mickhël Lebrat 04 75 32 43 60.

2 Via Distridiet, BP 202, 22 504 Paimpol cedex. Valérie Breton distributrice : 06 62 70 14 67 / 01 46 44 59 00 / 02 96 55 79 60.

3 Laboratoire Dergam, 6 rue Saint-Nicolas, 75 012 Paris.

données internationales consultées.

- Une consultation chez un optométriste[1] sera toujours un bon investissement, car le bilan holistique et les conseils d'un tel praticien (trop peu connu encore en France) compléteront très utilement les lunettes ou les collyres.
- Pour un meilleur confort visuel, nous conseillons les *éclairages dits « plein spectre »* qui reproduisent au plus juste la lumière solaire. Ils concourent à prévenir l'ostéoporose, à mieux distinguer les couleurs authentiques, à travailler plus sereinement sur écran (éclairage du plan de travail) et à équilibrer les fonctions hormonales[2].
- Dans le même esprit, le « simulateur d'aube »[3] nous semble plein de bon sens et de qualités. Il permet en effet de se réveiller doucement grâce à un crescendo de lumière ambiante qu'il est possible de programmer de 15 à 45 minutes.
- En plus de cet éveil physiologique et non violent, la lumière matinale participe au rééquilibrage des rythmes circadiens.

Hygiène de la bouche et des dents

Outre le brossage méticuleux des dents après les 3 repas, quelques conseils pourront améliorer la santé de la bouche et des gencives.

Dentifrice

- Sans fluor[4], choisir parmi les plus naturels et les plus simples : Wéléda par exemple ou Cattier proposent des pâtes dentifrices végétales ou à l'argile.
- *Notre formule personnelle* : raffermit les gencives, s'oppose aux saignements de la parodontose, désinfecte et neutralise la plaque dentaire, désacidifie et parfume l'haleine…
  Faire un broyat associant :
  - 10 % de mastic (résine en larmes du lentisque pistachier[5]),
  - 3 % d'un complexe d'huiles essentielles de myrrhe, romarin, sauge officinale et menthe,
  - 40 % de fleur de sel de Guérande,
  - 47 % de bicarbonate de soude.

- De temps en temps, utiliser aussi du *charbon végétal activé* en guise de dentifrice. Celui-ci assainira le parodonte (fonctions absorbantes et adsorbantes sur les toxines et bactéries).

1 Par exemple : Centre de vision, 10 rue Jeanne d'Arc, 75 013 Paris, 01 45 85 99 77.

2 Soleil intérieur, Chemin de la Vierge, 43 260 Saint-Pierre-Eynac, 04 71 57 65 80, site : soleil-intérieur.com

3 Appareil de luminothérapie et « simulateur d'aube », Medi-Light, L'Essentiel, 4 passage du Génie, 75 012 Paris, 01 40 09 10 70.

4 Le fluorure de sodium présent dans les dentifrices est une molécule vite dangereuse (désorganisation minérale osseuse et dentaire, neurotoxique), qui n'existe pas dans la nature. Seul le fluorure de calcium est sans danger (thé, algues marines, fruits de mer, eau de mer, sucre intégral de canne…). On le trouve en pharmacie sous la marque « Fluorure de calcium Crinex » (très peu commercialisée). Lire *Dossier fluor* de Jean-Marc Brunet, Québec.

5 Difficile à se procurer, mais qui vaut le voyage sur l'île grecque de Chios, sa terre de production essentielle.

- Dans le même esprit, tester l'excellente poudre « Dentie », à base d'aubergine calcinée et de sel (Lima, Ohsawa, en circuits bio).
- Se souvenir aussi de « l'eau de Botot », souveraine solution aromatique des armoires à pharmacies de nos grands-parents.

Pour la langue

- Se nettoyer la langue chaque matin avec une petite cuillère (à bord non tranchant). Un bon moyen (traditionnel en Inde) de tester la qualité et la quantité de l'enduit déposé la nuit, celui-ci reflétant assez fidèlement les surcharges digestives de la veille (prise de laitages au dîner notamment).
- Ce procédé très simple améliore aussi l'haleine et stimule l'organisme tout entier par voie réflexe.
- Une petite raclette (« râpe langue ») très pratique est vendue dans certaines boutiques d'alimentation saine[1].

Autres soins

En cas de troubles inflammatoires ou infectieux plus importants, et en complément des soins assurés par le dentiste ou le stomatologue, ne pas négliger de mâcher de la propolis (Aagaard, ou La royale par exemple).
On pourra aussi faire des bains de bouche anti-inflammatoires et régénérateurs avec une solution d'argile verte (non irradiée !) ou mieux encore de silice organique.
Enfin, les vertus anti-infectieuses et antioxydantes du cuivre sont apportées par « Cuprident », une très bonne formule dentaire professionnelle[2].

• À tous les âges de la vie, il est très sage de consulter régulièrement :
- un médecin, par exemple à orientation homéopathique,
- un naturopathe issu d'une école affiliée à la Fenahman et/ou membre de l'Omnes[3],
- un ostéopathe membre du Registre des ostéopathes de France[4],
- un dentiste énergéticien (Association Odent)[5]
- un gynécologue, par exemple à orientation homéopathique[6].

• Un choix de bilans de terrain[7] pourra aussi éclairer utilement sur « l'âge biologique » :
- dosages hormonaux (T3, T4 et TSH pour la thyroïde,
- GH pour l'hormone de croissance, testostérone, DHEA...),
- profils oxydatifs, bilan des métaux lourds, des vitamines et oligo-éléments,
- statut en acides gras,
- bioélectronigramme de Vincent,
- cristallisation sensible, etc.

1 Produits Ludmilla de Bardo, 56 rue de Dunkerque, 75 009 Paris.
2 International Ressources Developpement, 5 avenue de la Gare, 11 300 Limoux, 04 68 31 80 29.
3 Références en fin d'ouvrage.
4 Secrétariat général : 22 rue Fondaudège 33 000 Bordeaux, 05 56 009 009, fax : 05 56 009 010, contact@osteopathie.org
5 Depuis quelques mois, la loi française interdit, hélas, de diffuser les coordonnées de dentistes à orientation énergétique ou holistique.
6 Idem note ci-dessus. Reste le bouche à oreille...
7 Voir bibliographie F.

Plantes anti-âge

Ce sujet mérite assurément tout un ouvrage (et tant de livres sont déjà écrits sur les plantes !).

De plus, l'utilisation *sauvage* des plantes ouvre à des dangers certains, que ce soit :

- par surdosage,
- par associations maladroites,
- par méconnaissance des formes précises d'emploi (galénique),
- par utilisation trop prolongée,
- par non-respect des contre-indications éventuelles (grossesse, enfants, allaitement, certaines maladies, certains traitements médicaux en cours, etc.),
- voire par l'utilisation de plantes non suffisamment contrôlées (contaminées, toxiques...).

Nous nous contenterons donc de présenter ici quelques plantes parmi beaucoup d'autres, classées par grandes orientations hygiéniques et utiles dans le cadre de l'application des conseils naturopathiques liés à l'optimisation de l'avancée en âge. Plusieurs de ces plantes se retrouvent dans différents classements, car elles sont polyvalentes (plusieurs tropismes)

Attention

- Lorsque ces plantes ne se prêtent pas à une utilisation alimentaire (fruits, salades, aromates, condiments), le conseil d'un professionnel de santé s'avère nécessaire.
- Les différentes formes galéniques (poudres, tisanes, teintures, huiles essentielles...) concentrent différemment les actifs des plantes et compliquent l'utilisation par le néophyte. Aussi, est-il grand temps de réhabiliter la profession d'herboriste, en France.
- Pour limiter les risques d'erreurs et privilégier la qualité, préférer, a priori, les plantes en tisane (infusion, décoction), en jus[1], voire sous des formes moins connues mais excellentes :
  - la « solution intégrale de plante fraîche » ou SIPF[2] ;
  - les extraits de Bioforce (circuits diététiques).

Plantes antioxydantes

- Acérola +++
- Camomille ++
- Cassis +++
- Citron (& tous les agrumes +++).
- Choux ++++
- Curcuma ++++
- Cuticules de raisin noir ++++ (et moût de raisin et vin rouge[3]).
- Échinacée ++
- Écorce de pin ++++

1 Salus, Schoenenberger...

2 SIPF, 14 rue Lesault, 93 500 Pantin, 01 41 71 13 58.

3 Bien que non tanniques, les vins d'Alsace sont aussi d'excellents antioxydants. Mystère non encore éclairci. À consommer avec grande modération et de qualité biologique (cf. Club du vin authentique, Pierre Paillard, 133 rue Quesnel, 14 200 Hérouville Saint-Clair).

- Éleuthérocoque ++
- Frêne ++
- Gingembre ++++
- Ginkgo biloba ++++
- Goyave +++
- Harpagophytum +++
- Hydrastis canadensis ++
- Lapacho +++
- Mangue +++
- Maté ++
- Melons & pastèques ++
- Millepertuis +++
- Myrtilles ++++
- Pamplemousse (& extrait ++++).
- Papaye ++
- Pourpier ++
- Reine-des-prés +++
- Rhodiole (Rhodiola rosea) ++++
- Romarin ++++
- Rucu (rocou, urucum) ++++
- Sauge sclarée ++
- Schizandra +++
- Shii-ta-ké +++ et maïtaké et reichi).
- Tanaisie +
- Thé vert ++++
- Thym ++
- Tomate séchée ++++…

Plantes adaptogènes[1]

- Acérole ++
- Ail ++
- Aloès +
- Arbousier (fruit) ++
- Argousier (fruit) ++
- Ashwaghanda ++++
- Astragale ++++
- Bixa (roucou) ++++
- Brocoli ++++
- Cassis ++++
- Cat's claw (griffe-de-chat, Uncaria tomentosa) ++++
- Curcuma ++++
- Éleuthérocoque ++++
- Eupatoire chanvrine +++
- Gentiane ++++
- Gingembre ++++
- Ginkgo biloba ++++
- Ginseng ++++
- Gomphrena +++
- Guarana ++
- Hibiscus ++
- Lapacho (Tecoma adenophylla) ++++
- Maca +++
- Maté +++
- Millepertuis ++++
- Morinda (noni) +++
- Oignon ++
- Orge (jus de pousses) +++
- Papaye (fruit) ++
- Plantain ++
- Prèle ++
- Renouée des oiseaux (polygonum) ++
- Réséda ++
- Rhodiole (Rhodiola rosea) ++++
- Romarin +++
- Schizandra ++++
- Suma (pfaffia) +++
- Sureau noir ++
- Thé rouge (rooibos tea) ++
- Thé vert ++++…

Plantes utiles dans l'andropause

Pour le tonus et la libido

- Avoine +++
- Ashwaghanda

1 Se dit d'une plante propre à stimuler ou moduler favorablement les réponses adaptatives de l'organisme au stress (résistance au froid, à l'effort physique, intellectuel, immunitaire…). Nombreux choix de grande qualité via les laboratoires Guayapi Tropical, 55 rue Traversière 75 012 Paris, 01 43 46 52 43, www.guyapi.com

(Withania somnifera) +++
- Astragale (Astragalus membranaceus) ++++
- Berce spondyle ++++
- Courge (graines) ++++
- Damiana (Turnera diffusa) ++++
- Éleuthérocoque ++
- Fo ti (Polygonum multiflorum) ++
- Gingembre ++++
- Maca (Lepidium meyenii) +++
- Mâcre (croix de Malte, Tribulus terrestris) ++++
- Morinda ++
- Muirapuama ++++
- Orties (graines)
- Pourpier ++++
- Rhodiole (Rhodiola rosea) ++++
- Romarin ++
- Sarriette +++
- Schizandra ++++
- Suma (pfaffia) +++…

Pour le prostatisme[1]

- Épilobe ++
- Calophylle inophyle (huile) +++
- Canneberge (fruit) ++
- Oignon ++++
- Palmier scie (Saw palmetto, Sabal serrulata, Serenoa repens) ++++
- Opuntia ficus indica (variété de cactus africain) +++
- Ortie (racine) ++++
- Prèle ++
- Prunier d'Afrique (Pygeum africanum) ++++

Pour l'état général

- Ail ++++
- Algues marines ++++
- Algues bleu-vert (klamath, chlorella, spiruline) ++++
- Basilic +++ et tous les aromates.
- Brocoli ++++
- Curcuma ++++
- Desmodium ++++
- Ginkgo biloba ++++
- Ginseng ++++
- Muirapuiama ++++
- Myrtilles (fruits) ++++
- Orge vert (Green Magma) ++++
- Thé vert ++
- Sésame (graines) ++…

Plantes utiles dans la ménopause

- Achilée millefeuille +++
- Actée à grappes noires (cimicifuga) ++++
- Alchémille ++++
- Angélique de Chine (Don quai) ++++
- Avoine +++
- Chardon Marie +++
- Gattilier ++++
- Ignam (yam) ++++
- Luzerne +++
- Mélisse +++
- Onagre et bourrache (huiles) ++++
- Prèle ++++
- Réglisse ++
- Sauge officinale et sclarée ++++
- Soja (et extraits) ++++

1 Adénome non cancéreux.

Avoir l'âge de ses artères ou l'âge de ses « éthers » ?

CHAPITRE 11

La médecine énergétique démontre que le vieillissement débute en amont de la biologie, par la sournoise dévitalisation des champs subtils, leur désorganisation et leur déprogrammation qui se communique peu à peu à l'ADN de chaque cellule. La « respiration de l'immortalité » (voir p. 153) s'avère exceptionnellement propice à recentrer, à réaligner les corps subtils d'une façon autonome et douce. En ce sens, elle est préventive autant que curative, et ses implications anti-âge sont évidentes. Pour mieux comprendre ces processus de dévitalisation, de désorganisation et de déprogrammation des champs subtils, processus parfaitement inconnus à ce jour de la médecine allopathique et matérialiste, le schéma suivant résume quelques-unes des fonctions traditionnellement attribuées aux champs *éthériques* (morphogénétiques, quantiques). Il s'agit *d'une coupe* des différents corps subtils, et seules les 4 couches éthériques y sont détaillées :

subtilité, transcendance

PLAN SPIRITUEL
(transpersonnalité, aspirations supérieures...)

PLAN MENTAL
(intellect, pensées, concepts...)

PLAN ÉMOTIONNEL
(désirs, sentiments, émotions...)

ÉTHER N° 4 DIT « RÉFLECTEUR »
« Matrice » où sont stockées les informations telles que, notamment, la *mémoire* personnelle et le lien avec la *pensée* (*plan mental*).

ÉTHER N° 3 DIT « LUMIÈRE »
« Matrice » où sont codées, notamment, les fonctions de la chaleur corporelle, de la *circulation* sanguine, les fonctions *neuromotrices* et celles des *5 sens*...

ÉTHER N° 2 DIT « VITAL »
« Matrice » énergétique où sont codées, notamment, toutes les *multiplications cellulaires*, et les fonctions *reproductrices*...

ÉTHER N° 1 DIT « CHYMIQUE »[1]
« Matrice » énergétique qui moule et génère en quelque sorte les formes du corps et qui induisent les *métabolismes* de base...

PLAN PHYSIQUE
(corps physique, cellules, organes...)

densité, incarnation

Illustration des corps subtils dont les 4 couches éthériques.

1 Ce graphisme alchimique renvoie notamment aux travaux de Paracelse.

Nota

- Les éthers les plus bas (nos 1 et 2), les plus « denses », sont indissociables (leur altération serait source de nécrose). Ils adhèrent au corps physique et le pénètrent en permanence (plus qu'une « aura », les éthers sont en fait la matrice de chaque cellule, de chaque organe...).
- Les deux autres éthers (en partie n° 3 et totalement n° 4) se détachent, avec les plans supérieurs, chaque nuit durant le sommeil ou lors des anesthésies.

Au plan gérontologique, la simple observation démontre qu'on vieillit proportionnellement à l'affaiblissement de ses éthers, qui sont à la fois *matrices* et services de *maintenance* du corps physique.
Ainsi, la dévitalisation des champs subtils et leur « décollement » relatif altèrent régulièrement les fonctions du grand âge :
- pertes de mémoire (éther n° 4) ;
- appauvrissement des fonctions mentales (éther n° 4) ;
- affaiblissement des fonctions neuro-motrices et neuro-sensorielles (éther n° 2) ;
- frilosité (surtout des membres inférieurs) (éther n° 2) ;
- cicatrisation difficile, fonte musculaire, rides... (éther n° 1).

- Cette lecture originale de l'avancée en âge situe le vieillissement du corps comme la *conséquence* d'un vieillissement préalable du plan énergétique, et non l'inverse.
- Elle invite aussi à prendre soin plus beaucoup attentivement de ces précieuses enveloppes énergétiques et des plans qui leur sont en amont : émotionnel, mental et spirituel.

La santé holistique est à ce prix, nous semble-t-il, et la médecine de demain devra intégrer cette vision globale de l'humain ou bien se résoudre, peut-être, à confirmer sa faillite.

Les 6 hygiènes

Vers une hygiène de vie holistique

- L'Organisation mondiale de la santé[1] confirme que l'espérance de vie moyenne augmente en proportion des conditions de vie. En effet, si les prodigieuses avancées de la médecine ne sont que la part visible (et très médiatisée) de l'iceberg, ce sont bien les progrès de l'hygiène et de la qualité de vie qui expliquent notre avancée en âge croissante.
- La loi de Buffon, rappelée plus haut dans ce livre (voir p. 21), affirme que notre existence devrait durer entre 120 et 130 ans.
- L'observation des rythmes respiratoires des animaux témoigne aussi de l'importance d'une bonne gestion du stress, afin qu'en respirant plus calmement, nous ne brûlions pas trop vite l'huile de notre lampe…
- L'anthroposophie enseigne qu'il existe des cycles de croissance qui rythment l'avancée en âge, mais pas forcément l'avancée vers la sénilité[2].

L'hygiène nutritionnelle

L'hygiène nutritionnelle est un pilier fondamental, commun à toutes les traditions hygiéno-médicales : alimentation dite hypotoxique, méditerranéenne, crétoise, paléolithique, associée à des plages diététiques et à une certaine frugalité.

L'hygiène bioénergétique

Une hygiène bioénergétique s'impose de même. Elle s'articule :
- en termes d'épargne d'énergie vitale[3] (sommeil régulier, profond, récupérateur ; alternances travail/repos ; plages de relaxation ; fuite de tout surmenage…) ;
- en termes de recharges (alimentation vivante, ensoleillement matinal, respirations conscientes, contacts avec l'eau, l'air, la terre, les arbres, les hauts lieux vibratoires…).

L'hygiène physiologique

Une hygiène physiologique s'y associe sans concession, notamment en :
- surveillant ou activant ses fonctions émonctorielles naturelles (fonctions intestinales, hépato-biliaires, rénales, cutanées…) ;
- s'assurant de rester actif, mobile, jusqu'au bout (« le mouvement, c'est la vie ! »).

1 Cf. « Santé 21 » et les « Rapports sur la santé dans le monde », OMS, Genève.

2 Jusqu'à 7 ans : croissance, intégration maximale du corps physique et préparation du corps *éthérique* sous dépendance de la mère ; 7 à 14 ans : croissance, intégration maximale du corps *éthérique* et préparation du corps *astral* (émotionnel) sous dépendance du milieu familial ; 14 à 21 ans : croissance, intégration maximale du corps *astral* et préparation du corps mental sous dépendance du plan socioculturel ; 21 à 28 ans : croissance, intégration maximale du corps mental sous dépendance du corps causal (spirituel) planétaire… ; les cycles planétaires (saturniens, jupitériens, etc.) s'enchaînent ensuite jusqu'à l'âge de la sagesse, nullement synonyme de décrépitude.

3 Jolliot Chantal, *Les notions de force vitale et d'énergie*, éditions de L'Harmattan, 2003.

L'hygiène psycho-émotionnelle

Une hygiène psycho-émotionnelle également, avec pour exemples pratiques :

- l'apprentissage d'une meilleure gestion du stress émotionnel et relationnel, demandant parfois l'aide d'un thérapeute (sophrologie, psychothérapies comportementales et cognitives, thérapies de groupe, Gestalt, rebirth, somatothérapie, massages reichiens...) ;
- l'expression régulière des non-dits (des non-pleurés, des non-criés...) ;
- la libération des charges, des nœuds, ruminations, colères rentrées et autres contentieux qui empêchent l'accueil du pardon (et surchargent le foie et la rate) ;
- la dédramatisation du *pathos*, prise de recul indispensable renvoyant à la relativisation, voire à la positivation des épreuves (le stress comme moteur de grandir) ;
- la culture des « émotions santé », nullement réservées aux saints ou aux sages : joie, contentement, confiance en soi, rayonnement, fraternité, paix intérieure...

Une hygiène mentale (intellectuelle)

Ou aptitude à discerner par exemple :

- les pensées toxiques, les pensées qui tuent, sclérosent, inhibent, entravent. Ce sont des pensées négatives ou ténébreuses, des « non à la vie » appuyées sur des croyances erronées, sur des illusions et des intérêts cachés (bénéfices secondaires à souffrir, dont profite l'*être existentiel* ?). Le poids des héritages familiaux est ici énorme, comme pour le point qui précède (émotionnel). Dans ce domaine, l'apport de la toute jeune « psycho-généalogie[1] » est prometteur ;
- les pensées qui régénèrent, qui libèrent, assouplissent, accueillent le « oui à la vie ». Pensées dites positives, mais surtout créatrices, intuitives, fruits de la méditation et du recentrage en l'*être essentiel*.

Au sommet de l'édifice humain, une hygiène spirituelle

Ici, pas de recette miracle, pas de DHEA ou de toute nouvelle plante d'Amazonie... Ici, on touche aux racines de l'être, et le paraître se dissout. Ici, on intègre, au-delà de la conscience émotionnelle ou mentale, que l'esprit est éternellement jeune, ou mieux, qu'*on peut rajeunir in vivo*, à mesure qu'on accueille le Souffle juste, qu'on sait faire silence afin que *Cela* puisse parler en nous.

Pas d'élitisme ici non plus : la vie intense de l'Esprit n'est assurément pas le privilège de quelques mystiques orientaux, pas plus que le fruit d'une culture ésotérique à bon marché.

1 Cette nouvelle approche psychologique nous semble aussi riche de conséquences que le freudisme en son temps.

« Être de bons compagnons pour nous-mêmes »

Si les différentes hygiènes qui viennent d'être évoquées sont importantes en naturopathie, c'est simplement parce qu'elles expriment et respectent le corps, l'énergie vitale personnelle et le psychisme, c'est-à-dire la personnalité, ou ce que les yogis nomment volontiers l*es véhicules*. Mais à quoi bon prendre soin d'une automobile si le chauffeur demeure alcoolique ?

L'hygiène de vie (alimentaire, physiologique, émotionnelle, etc.) prend tout son sens puisque si ces « véhicules » ne sont pas correctement entretenus, ces plans font de toute évidence obstacle, barrage au libre flot de la vie. Le thérapeute ne fait qu'accompagner la levée de ces barrages, jamais plus !

Saurons-nous être de bons thérapeutes et de bons compagnons pour nous-mêmes selon le mot de Jacques Salomé[1] ?

L'autre raison qui motive à prendre soin de son corps (et de sa personnalité[2]) est que celui-ci n'est pas moins sacré que l'Esprit, chaque cellule témoignant à chaque microseconde de la magie de la création et du vivant. Même périssable, la matière vivante ne fait-elle pas écho à l'adage d'Hermès « *ce qui est en bas est ce qui est en haut…* » ?

1 Un maître de l'hygiène relationnelle dont tous les ouvrages sont vivement conseillés.

2 Comprise ici comme le bloc supportant l'incarnation, c'est à dire corps physique + énergétique + émotionnel + mental.

Des rides de l'âme aux rides du corps

Invitation à la méditation sur le thème de la spiritualité incarnée pour une éternelle jeunesse :

- Pourquoi certains individus ne se plaignent-ils jamais d'être vieux, usés, déprimés ? Pourquoi n'affichent-ils jamais ni triste figure ni grogne ni rogne ?
- Pourquoi ne s'enferment-ils pas dans la politique délétère de l'envie des plus jeunes ni dans le passéisme et les éternels regrets ?
- Pourquoi des vieillards peuvent-ils encore sembler beaux ? lumineux ? rayonnants ?… et faire figure de modèles pour la jeunesse ?
- Théodore Monod, le Dalaï Lama, Jean Guitton, le Dr Schweitzer, Peter Deunov, Gandhi, Lanza del Vasto ou sœur Emmanuelle appartiennent-ils à une race d'exception ?

Il est plus que probable que tous surent ou savent cultiver une certaine conscience, un certain nombre de valeurs humaines et spirituelles telles que :

- L'art de demeurer amoureux (*être en amour* de sa compagne ou de son compagnon, de ses proches, de la vie…) car quel plus grand thérapeute que l'amour existe-t-il, pour soi et pour les autres ?

- L'art de rester curieux, en perpétuelle quête de vérité et de connaissance plus que de savoir.
- L'art de rester actif et créatif, afin de se sentir utile et fertile en matière ou en esprit (« Je ne suis heureux que si je travaille », recette de longévité de Pierre Tchernia, mais aussi « Le travail, c'est l'amour rendu visible », Khalil Gibran).
- L'art de cultiver le contentement, de se satisfaire de peu comme de beaucoup, avec le même sourire intérieur.
- L'art de savoir s'étonner de toute chose, en attitude d'accueil bienveillant.
- L'art de cultiver l'humour, de jouir et jouer à la fois sur le théâtre de l'existence[1] (« Riez, profitez du moment qui passe », recette de longévité de Marthe Villalonga).
- L'art de demeurer humble, libéré de l'orgueil comme des sentiments d'infériorité.
- L'art de demeurer confiant, prêt à recevoir les grâces de ce jour comme à lâcher prise.
- L'art d'oser demander de l'aide (à ses proches ? à un psychothérapeute ? à Dieu ?) et savoir recevoir (la vie n'attend-elle pas, en dernière analyse, que notre bonheur ?)
- L'art d'oser se couper des pratiques toxiques comme des « relations toxiques ».
- L'art d'ouvrir son cœur à l'esprit de compassion, sans se perdre dans les marées de l'émotionnel ou de la sensiblerie (« Il ne faut pas se replier sur soi », recette de longévité de Suzanne Flon).
- L'art de cultiver le non-attachement, sans le confondre pour autant avec le détachement égotique ou l'indifférence.
- L'art de s'appliquer à vivre présent au présent, « ici et maintenant », plutôt que dans les filets du regret (passéisme, nostalgie) et de la projection dans le futur (désirs, envie) (« Je vis pour aujourd'hui », recette de longévité d'Annie Cordy).
- L'art de rebondir sur les épreuves qui sont autant d'initiations sur le sentier (« Plus les choses vont mal, plus je vais bien », recette de longévité de Jacques Séguéla).
- L'art de méditer sur la grande loi de cause à effet (toutes causes induisent des conséquences, concept de *karma* pour les Orientaux).
- L'art de savoir qu'il n'est pas de vraie liberté sans soumission[2].
- L'art d'oser faire des choix qui engagent, même si choisir, c'est faire un deuil.
- L'art de chercher, derrière toute apparente injustice, une leçon de vie ou une justice qui échappe encore peut-être à notre conscience du moment.

1 En Polynésie, on ne *fait* pas l'amour : on *joue* ensemble.

2 « Pour commander à la nature, il faut lui obéir », disait Francis Bacon.

- L'art d'oser donner sans attendre de retour, car toutes semailles portent en elles la dynamique de l'avenir fertile.
- L'art de faire la paix avec autrui avant que son soleil ne se couche et méditer sur l'importance du pardon.
- L'art de fréquenter souvent les jeunes et les enfants (« La vieillesse commence quand on n'aime plus les jeunes », recette de longévité de Philippe Bouvard).
- L'art de faire au moins une chose vraiment pour soi et pour ses proches chaque jour[1].
- L'art de nourrir coûte que coûte un haut idéal, tel que la fraternité, la paix, la lumière…

L'art de rester en amour et joyeux exprime peut-être le dénominateur commun de jouvence le plus important, car l'*Amour inconditionnel* contient toutes les qualités qui lui sont corollaires (pardon, miséricorde, fraternité, humilité, compassion, générosité, empathie, écoute, respect…), et ne dit-on pas que même l'ascèse est une joie pour le sage ?

« On devient vieux parce qu'on a déserté son idéal. »
Samuel Ulman, souvent cité par MacArthur

Chez l'enfant, remarquons qu'il n'est ni rare ni surprenant de retrouver spontanément l'expression naturelle de 4 de ces qualités essentielles : esprit ludique, joyeux, curieux et confiant.

Nous faut-il donc retomber en enfance ? Certes non, car même si cette forme de régression est fréquente dans le grand âge, elle n'est pas souhaitable. Il lui manque la conscience : optons donc pour un grandir qui sait prendre soin de son enfant intérieur.
Alors, les rires de l'enfance pourront se transcender en sourire.
Les jeux de l'enfance deviendront humour.
La curiosité de l'enfance, quête de connaissance.

Alors avancer en âge deviendra simplement la consciente métamorphose de la *chenille* symbolisant la vie animale, horizontale, gourmande… vers la *chrysalide* et son cocon, étapes de lâcher-prise, petites morts successives de l'ego, puis *papillon* pour l'envol, la verticalité, les jeux amoureux dans la claire lumière et les parfums des fleurs.

Bien vivre pour rester jeune, c'est un peu tout cela : cultiver cette conscience de tous les instants, tout au cœur de l'être, là où la Joie rayonne avec une telle clarté qu'on en oublie de vieillir !

« La Joie est en toutes choses, il suffit de savoir l'extraire. »
Confucius

1 « Si je ne suis pas pour moi, qui le sera ?
Si Si je ne suis
que pour moi,
qui suis-je ! »
in *L'écho des étoiles*,
Maxime Leforestier.

Changer sa vision du monde et du vieillissement

Si l'*entropie* peut se définir en biologie comme l'ensemble des forces et processus conduisant à la mort tout système vivant, on sait depuis 30 ans, grâce notamment aux travaux audacieux du professeur Jean Charon, qu'il est cohérent d'y opposer la *néguentropie*, ou ensemble des forces et processus s'opposant à la mort.

Depuis, d'autres chercheurs, tous aussi passionnés que bourrés de diplômes universitaires[1], ont largement confirmé que si la mort demeure l'une des règles du jeu, il est tout à fait cohérent d'en freiner, d'en moduler, voire d'en inverser les avancées.

La clé de ces découvertes ? Ne pas s'en tenir aux seules approches classiques matérialistes mais oser un pas vers la dimension *quantique* du réel. Dans cette autre dimension, où le temps et l'espace ordinaires ne sont plus de mise, un nouveau paradigme peut révolutionner, en parfaite cohérence, la physique, la chimie ou les mathématiques, tout comme la sociologie, la psychologie ou la médecine.

Mieux, peuvent enfin se réconcilier sous un même éclairage holistique mais aussi scientifique, les lectures habituellement antithétiques que sont la chimie et l'alchimie, les mathématiques et la numérologie, l'astronomie et l'astrologie, la psychologie et la parapsychologie, la science et la religion…

Du même coup, les conceptions relativistes initiées par Einstein (puis les « post-relativistes ») qui bousculent et invalident la réalité du monde matériel et de ses repères (dont l'espace et le temps) chahutent du même coup les notions mêmes de vieillesse et de mort.

> **Mais tant d'a priori s'avèrent encore limités et limitants.**
> **Tant de peurs sclérosent notre envol.**
> **Tant de croyances sclérosent insidieusement notre créativité, notre pouvoir de guérison intrinsèque, notre liberté.**

Persister à cloisonner la vie du corps, celle du cœur, celle du mental et celle de l'esprit ne peut qu'entretenir encore et encore l'illusion et étouffer notre croissance. Seule une vision globale et dynamique de l'humain (et du vivant), très justement appliquée dans les sciences quantiques et systémiques modernes, peut prétendre à sortir de l'impasse où le cartésianisme a conduit la société occidentale. Les neurosciences, par exemple, et mieux encore la toute jeune « neuro-psycho-endocrino-immunologie » illustrent la fabuleuse mutation scientifique où quelques-uns osent s'investir : on y démontre clairement les intimes relations perma-

1 Pour une bonne approche des concepts bioénergétiques ou quantiques, lire les ouvrages des quelques savants les plus représentatifs de la mutation scientifique des trois dernières décennies : Jean Charon, Fritjov Kapra, Georges Hadjo, Régis Duteil, Étienne Guillé, Robert Linssen, Joël Sternheimer, Costa de Beauregard, Tesla, David Boehm, Ruppert Sheldrake, Deepak Chopra par exemple.

nentes entre les cellules du corps, le système nerveux, le système hormonal, le psychisme et le système immunitaire.
Plutôt que de revendiquer leur vérité, les plus ouverts de chaque discipline sont aujourd'hui devenus capables de se respecter, de s'écouter et de collaborer pour une approche plus dynamique de l'humain, et on imagine les répercussions positives d'un tel changement d'attitude au bénéfice des malades...

On n'en est peut-être pas encore à démontrer l'efficacité de la « respiration taoïste de l'immortalité » par exemple, mais le chemin est tracé : la dimension énergétique (quantique, prânique, éthérique...) de l'humain devenant incontournable, on comprend mieux que les techniques s'adressant à ce plan puissent prétendre à régénérer le plan physique, donc à freiner les affres du vieillissement.

Ces techniques sont en particulier celles du mouvement conscient, les techniques du souffle, du son, de la couleur et de la méditation : elles s'inscrivent peu à peu dans le renouveau de la médecine holistique, et ses implications en gérontologie sont encore insoupçonnées en termes de *néguentropie*.

Conclusions et prospectives

Puisque le mouvement, c'est la vie, l'essentiel semble dit. Tout au long de cet ouvrage, nous avons pris soin de démontrer que toute entrave à la libre circulation de la vie devenant cause de pathologie, à plus ou moins long terme, le praticien de santé en naturopathie holistique possède l'art et la science d'accompagner la levée de ces barrages sur tous les plans[1], afin que le mouvement de vie reprenne ses droits.

1 Tableau original publié dans *Encyclopédie de revitalisation naturelle*, Sully, 2003.

Plans concernés	Exemples de barrages	Exemples de solutions
Plan physique	Toxiques et toxines	Cures naturopathiques de désintoxication
	Carences	Cures naturopathiques de revitalisation
	Vêtements trop ajustés	Vêtements amples
	Compressions mécaniques	Bracelet-montre... dans la poche
	Compressions tumorales	Chirurgie ou autolyse
	Blocages ostéopathiques	Ostéopathie
	Surcharges pondérales	Cures naturopathiques
	Sédentarité	Exercices réguliers
	Froid...	Chaleur ambiante, bains, sauna...

Plans concernés	Exemples de barrages	Exemples de solutions
Plan énergétique	Amalgames dentaires	Dentisterie énergétique
	Cicatrices	Thérapie neurale, « baunscheidtisme »
	Vaccins	Isothérapie homéopathique
	Granulomes dentaires	Dentisterie énergétique
	Amygdalites chroniques	Huiles essentielles, isothérapie, neti...
	Cavumites chroniques	idem, « Bol d'air Jacquier »
	Sinusites chroniques	idem
	Appendicite chronique	Nutrition, charbon végétal...
	Site géopathogène	Géobiologie
	Montres à quartz	Montres mécaniques
	Écrans cathodiques	Protecteurs divers
	Surcharges ioniques positives	Ioniseurs
	Décentrements subtils	Soins énergétiques, respiration de l'immortalité...
	Troubles énergétiques en général	Homéopathie, acupuncture, ré-information cellulaire, kinésiologie, magnétisme, travail à l'aide des sons, des couleurs, ki-gong, prânayama...
Plan émotionnel	« Kystes émotionnels », frustrations, culpabilité, conflits, peurs & phobies, colères rentrées...	Thérapies somato-émotionnelles à individualiser parmi : bioénergie, gestalt, kinésiologie, thérapies transpersonnelles, art-thérapies, thérapies manuelles psycho-émotion nelles, psychodrame, massages aromatiques et olfalctothérapie, thérapies par le mouvement, dialogue...

PLANS CONCERNÉS	EXEMPLES DE BARRAGES	EXEMPLES DE SOLUTIONS
Plan mental	Croyances erronées, doutes sclérosants, pensées négatives ou ténébreuses, obsessions et « ruminations mentales »...	Psychothérapies diverses à individualiser parmi : pensée positive et thérapies comportementales & cognitives, sophrologie, méditation, psychanalyse...
Plan spirituel	Pas de « barrages » intrinsèques	Nombreux barrages dans la personnalité (émotionnel et mental). Lâcher-prise. Clés de recentrage et réalignement...
Plan socioculturel	Conflits de territoire, de pouvoir, exclusion, désinformation des médias, programmations du système pédagogique dominant...	Bio-politique, humanisme appliqué, pédagogies « différentes », fraternité, art...
Plan éco-planétaire	Pollutions diverses Exploitation des ressources Menaces pour l'environnement...	Écologie, conscience collective, réconciliation science et conscience...

Chacune des clés de la colonne de droite, aussi sophistiquée qu'elle puisse paraître, ne fonctionne en fait que très simplement, parce qu'elle supprime tel ou tel barrage.
Participer à la levée rigoureuse de ces barrages initie à coup sûr un processus transformant, bénéfique à la santé globale, car le flot de vie ne peut trahir celui qui l'accueille.
Rester jeune jusqu'au bout demeurera toujours plus un art de l'accueil du souffle de la vie plutôt qu'une science analytique mise au service d'une quelconque croyance ou d'un quelconque intérêt personnel.
C'est chose heureuse et précieuse, en ces temps de mutation où le scientisme tend à phagocyter et à scléroser les fruits de l'intuition ou de l'inspiration.

1 L'univers tout entier est patient, comme son créateur. Chronos-Saturne, le maître du temps avec son fatidique sablier, est bien entendu une figure symbolique et mythique associée à la *grande faucheuse*, mais aussi à la sagesse ancestrale du *patriarche*. Question de philosophie, de point de vue, voire de croyance ? d'option de vie ? Et si nous étions invités à reconsidérer le déroulement du temps sous un angle plus relatif qu'absolu, voire illusoire, jusqu'à valoriser l'instant présent comme la seule authentique éternité où plonger notre existence à la rencontre de notre essence ?

Puisse donc chacun demeurer un perpétuel artiste et artisan de sa santé, de sa vitalité et de sa jeunesse de cœur, et, du même coup, œuvrer à matérialiser l'esprit et spiritualiser la matière en ce monde.

> *« La vie n'est pas courte,*
> *c'est nous qui l'abrégeons »*
> Sénèque

Il nous reste à rêver que le lecteur aura effectué quelques prises de conscience décisives en parcourant ce livre. Mieux encore, gageons qu'il aura contacté suffisamment d'évidences et recouvré assez de bon sens et d'enthousiasme pour passer à la pratique et oser modifier son hygiène de vie en conséquence.
Certes, il lui faudra alors investir de l'énergie, du temps, et de l'argent peut-être, pour acquérir une balancelle, un « Bol d'air Jacquier », un ioniseur ou... une simple baignoire, mais les « bénéfices consommateurs » sont inestimables lorsqu'il s'agit de santé, notre bien le plus inestimable.

Toutefois, s'il n'a retenu de ces pages que quelques compléments alimentaires ou plantes médicinales « anti-âge », nous ne pourrons pas parler d'échec pour autant, car les voies sont nombreuses sur le chemin de la métamorphose, et il faut bien du temps au temps[1] pour modifier positivement un comportement ligoté dans les filets de l'habitude, des héritages parentaux et des codages culturels perpétués par les mœurs et les médias...

Enfin, il m'est permis de croire que quelques-uns, non contents d'être de bons compagnons pour eux-mêmes, se consacreront à éveiller chez leurs enfants cette conscience rebelle à la pensée unique : ceux-ci savent qu'il n'est pas de réelle dualité entre la matière et l'énergie, pas plus qu'entre le corps et l'esprit, le microcosme et le macrocosme.
Ils possèdent assurément en leur cœur la flamme lumineuse, ardente et vivifiante de l'éternel Thérapeute, soucieux et respectueux de lui-même comme d'autrui, engagé comme le vent à fertiliser les générations de demain au creuset sacré de la relation d'aide et du service.

Table des exercices

Pédagogie des exercices qui rajeunissent de Lydia Sébastien

Autres exercices anti-âge pour tous

Table des illustrations

Le système circulatoire. Généralités

La balancelle, un trésor de bienfaits

Quelques exercices selon Lydia Sébastien

Autres exercices anti-âge pour tous

Bibliographie, références & orientations

A. Pour l'anatomie, la physiologie et la pathologie

1. Bardet J., *Pathologie cardiovasculaire*, Monographies d'enseignement post-universitaire, Heures de France.

2. Beck D. & J., *Les endorphines, l'autogestion du bien-être*, éd. Souffle d'or, 1995.

3. Becker F., *L'angiologie du praticien*, CHRU Dijon.

4. Bernard J.-G. & coll., *Le capillaire et sa pathologie*, F. Lépine, Paris, 1968.

5. Borde Bernard, *Coagulation sanguine*, Monographies Choay n° 10.

6. Bourde Christian, *Les ulcères de jambe d'origine vasculaire*, Monographies Choay n° 8.

7. « Conduite à tenir devant une grosse jambe », *Problèmes médicaux quotidiens* n° 95, 105-120, Théraplix, Paris.

8. Dupond J.-L. & Humbert P., « De la dépression à l'immunodépression », *Le Concours Médical* 05/03/88 110-09.

9. Fiches-conseil pour l'insuffisance veineuse, Laboratoire Chantereau-Innothera.

10. Froment A. & Milon H., *L'hypertension artérielle*, Laboratoires Boehringer Ingelhiem, CHU de Lyon, 1990.

11. Ganong W. F., *Physiologie médicale*, Masson, 1987.

12. *Guide pratique de l'examen clinique d'un malade cardiovasculaire*, Laboratoires Pierre Fabre, 1978.

13. Khüne L., *La science de guérir*, La Vie Claire, 1985.

14. Kieffer D. & Brun C., *Humorisme, vitalisme et historique de la naturopathie*, chez les auteurs, 1985.

15. Monod H. & Flandrois R., *Physiologie du sport*, Masson.

16. Salmanoff, *Le miracle de la vie*, éd. de La Table ronde.

17. Salmanoff, *Les mille chemins de la guérison*, id.

18. Salmanoff, *Secrets et sagesse du corps*, id.

19. Tortora G. J. & Anagnostakos N. P., *Principes d'anatomie et de physiologie*, De Boeck éd., Bruxelles, 2002.

20. Zuccarelli F. & Le Bastard B., *Veine et inflammation*, Inava lab., 1984.

B.
Pour les exercices
B1. Exercices orientaux (yoga, ki-gong, tai-chi-chuan...)

1. Antoni C., *Tai-chi-chuan ou la sagesse du corps selon le Tao*, Courrier du Livre, 1983.

2. Antoni C., *Yoga de la puissance*, Courrier du Livre, 1980.

3. Bouanchaud Bernard, *La pratique du yoga*, éd. Solar, 1981.

4. Boyes Dennis, *Techniques d'approfondissement du yoga*, Epi, 1986.

5. Chang Stephen, *Le livre des exercices internes*, SIP, Vintimille, 1984.

6. Clerc Roger, *Le yoga de l'énergie*, Courrier du Livre, 1983.

7. Clerc Roger, *Manuel de yoga*, t. I & II, Courrier du Livre, 1982.

8. Clerc Roger, *Un art de vivre*, Courrier du Livre, 1986.

9. Clerc Roger, *L'enseignement du yoga de l'énergie, second degré*, Cariscript, Paris, 1992.

10. Deshimaru T., *Vrai zen*, Courrier du Livre, 1969.

11. Desikachar T. K. V., *Yoga, entretiens sur la théorie et la pratique*, UEV, Bruxelles 1982 ; University Press of America, Inc. Washington D.C.

12. Edde Gérard, *Le tao de la santé*, L'Originel, 1983.

13. Forget Maud, *Yoga, route de joie*, éd. Épi, 1985.

14. Gortais J., *Taï Ji Quan*, Courrier du Livre, 1981.

15. Herrigel, *Le Zen dans l'art chevaleresque du tir à l'arc*, Paul Derain, 1980.

16. Iyengar B. K. S., *Lumière sur le yoga*, Buchet-Chastel.

17. Janakananda Swami, *Yoga, tantra et méditation dans la vie quotidienne*, Satyanandashram, 11 cité Trévise 75 009 Paris, 1996.

18. Kriyananda Goswami, *La science spirituelle du Kriya yoga*, éd. Arista, 1987.

19. Maisel Edward, *La gymnastique chinoise*, MCL, Paris, 1969.
20. Mantak Chia, *Le tao de la sexualité masculine retrouvé*, Guy Trédaniel, 1990.
21. Mantak Chia, Le tao de la sexualité féminine retrouvé, Guy Trédaniel, 1992.
22. Pérez-Christiaens Noëlle & Creyx Louis, *Pathologie du yoga*, Institut de Yoga Iyengar, Paris, 1980.
23. Réquéna Yves, *Qi Gong*, Guy Trédaniel, 1989.
24. Satyananda Sarasvati S., *Swara yoga*, Satyanandashram, Paris, 1991.
25. Sri Ananda, *Yoga, harmonie du corps et de l'esprit*, Robert Laffont, 1972.
26. Tawm Kim, *Les exercices secrets des moines taoïstes*, Guy Trédaniel, 1990.
27. Van Lisbeth André, *J'apprends le yoga*, Flammarion, 1968.
28. Van Lisbeth André, *Je perfectionne mon yoga*, Flammarion, 1975.
29. Wan Der Heyoten, *La santé par le Chi Kong*, L'originel 1987

B2.
Exercices occidentaux (gymnastique, gymnastique douce, danse...)

30. Ackland Lesley & Paton Thomas, *La méthode Pilates en 10 étapes*, Guy Trédaniel, 1995.
31. Aïvanhov Omram Mickhaël, *La nouvelle terre*, t. XIII, Prosvéta.
32. Alcantara Pedro de, *La technique Alexander : principes et pratique*, éd. Dangles, France, 1997.
33. Alexander F. Matthias, *L'Usage de Soi*, éd. Contredanse, Belgique, 1996.
34. Alexander Gerda, *Le corps retrouvé par l'eutonie*, éd. Tchou, 1976.
35. Andrade A., *Pour une danse enfin libérée*, Robert Laffont, 1988.
36. Barknowitz Suzanne, *La respiration, une fonction vivante*, Éditions Françaises du Graal, Paris, 1996.

37. Barlow W., *The Matthias Alexander Principle*, Orion Books, Grande-Bretagne, 2001.

38. Bertherat Thérèse, *Courrier du corps & nouvelles voies de l'anti-gymnastique*, Seuil, 1980.

39. Bertherat Thérèse, *Le corps a ses raisons*, Seuil, 1977.

40. Bertherat Thérèse, *Le repaire du tigre*, Seuil, 1985.

41. Bertherat Thérèse, *Les saisons du corps*, Albin Michel, 1985.

42. Bertherat Thérèse, Bernstein Carol, *Courrier du corps, nouvelles voies de l'anti-gymnastique*, éditions du Seuil, 1981.

43. Bertherat Thérèse et al., *À corps consentant*, éditions du Seuil, 1996.

44. D'Épinay P., *La psychothérapie du docteur Vittoz*, Librairie P. Tegui, 1971.

45. De Sambucy, *Gymnastique corrective vertébrale*, Dangles, 1973.

46. Desbonnet Edmond, revue *La culture physique*, t. 1908 à 1910.

47. Dropsy Jacques, *Le corps bien accordé. Un exercice invisible*, éd. Épi, 1973.

48. Dropsy Jacques, *Vivre dans son corps*, éd. Épi, 1973.

49. Dürckheim K. G., « Dieu au cœur de mon souffle », in *Le Chemin* n° 22, Béthanie, prieuré de Saint-Thiébault, 57 680 Gorze.

50. Dürckheim K. G., *Exercices corporels et psychothérapie*, Le Courrier du Livre, 1980.

51. Dürckheim K. G., *Hara, centre vital de l'homme*, Le Courrier du Livre, 1985.

52. Ehrenfried L., *De l'éducation du corps à l'équilibre de l'esprit*, Aubier, 1977.

53. Encausse Philippe Dr, *Sport et santé*, Amédée Legrand & Cie Éditeurs, Paris, 1952.

54. Encausse Philippe Dr, *Influence des activités physiques et sportives sur l'organisme*, Imprimerie Nationale, Paris, 1949.

55. Etevenon Micheline, *Le chemin du corps*, Buchet-Chastel, 1993.

56. Feldenkraïs Moshé, *Body and Mature Behaviour*, International University Press, New York 1948 & Routledge-Keagan-Poaul, London, 1968.
57. Feldenkraïs Moshé, *La conscience du corps*, Robert Laffont, 1971.
58. Foster Ellé, *Le centre solaire du corps*, éd. Épi, 1973.
59. Geismar S., *Mézières, une méthode, une femme, le dos réinventé*, Éditions Josette Lyon, France, 1993.
60. Hébert G., *La culture virile* (épuisé).
61. Hébert G., *La méthode naturelle* (épuisé).
62. Hébert G., *Le sport contre l'éducation physique* (épuisé).
63. Habey Don, *Combat vital*, Robert Laffont, 1981.
64. Hamann Aimé, *L'abandon corporel*, Éditions de l'Homme, Québec, 1993.
65. Hanish Dr., *La sagesse mazdéenne*, Éditions Mazdéennes, Paris, 1940.
66. Hustache Marc, *Le sport au naturel*, Dangles, 1992.
67. J. Zoro, *150 ans d'EPS*, éditions Amicale EPS (hébertisme).
68. Jacquemart P. & Musarella P., *La santé par le sport*, Montorgueil, 1991.
69. Klein J.-P., *L'art-thérapie*, Éd. Hommes et perspectives, 1993.
70. Krasnosselsky G. I., *L'antique et hygiénique gymnastique pour les personnes d'un certain âge*, Medgis, Moscou, 1958.
71. Lacroix René, *Savoir respirer pour mieux vivre*, Dangles, 1981.
72. Landsman L. & Rinnie Tang, *Le mouvement qui apaise*, éd. Épi, 1984.
73. Levy Fran S., *Dance Movement Therapy : A Healing Art*, American Alliance for Health, Physical Education, Recreation & Dance, 1992.
74. Lowen A., *Le corps bafoué*, éd. Tchou, 1985.
75. Masterton Ailsa, *Technique Alexander – Petit guide du bien-être*, Könemann, Allemagne, 1999.
76. Meyssan T., *Être son corps*, Courrier du Livre, 1983.

77. Mézières Françoise, *Originalité de la méthode Mézières*, Maloine, Paris, 1984.

78. Millman Dan, *Le guerrier pacifique*, éditions Soleil, Suisse, 1985.

79. Morange Ionna, *Le sacré en mouvement : manuel de danse-thérapie*, Diamantel, 2001.

80. Morris Margaret, *The Educational Value of Dancing*, The International Association of MMM Ltd, Suite 3/4, 39 Hope St Glasgow, GB G2 6AG.
Informations en français : Méthode Margaret Morris, 64 route de Neuchâtel, 1008 Prilly, Suisse.

81. Morris Margaret, *Breathing Exercices*, id.

82. Morris Margaret, My *Life in Mouvement*, id.

83. Morris Margaret, *Creation in Danse and Life*, id.

84. Nadeau Henri, *Comment rajeunir et retrouver la santé grâce à la méthode Nadeau*, Godefroy, 1980. Voir aussi http://www.lapresrupture.qc.ca/DanielRacine_Decembre.html

85. Naess Lewin Joan L., *Dance Therapy Notebook*, American Dance Therapy Association, 1998.

86. Park Glen, *The Art of Changing – A New Approach to the Alexander Technique*, Ashgrove Press, Grande-Bretagne, 1989.

87. Reich W., *La fonction de l'orgasme*, L'Arche, 1970.

88. Reich W., *Végéto-thérapie*, L'Arche, 1972.

89. Reich W., *Biopathologie du cancer*, L'Arche, 1971.

90. Rouet Marcel, *Méthode culturiste*, Belfond, 1975.

91. Rouet Marcel, *Toute la culture physique*, Amphora, 1980.

92. Rouet Marcel, *Musclez-vous rapidement*, Bornemann, 1973.

93. Rouet Marcel, *Maigrir par la gymnastique*, Belfond, 1980.

94. Roulin Paula, *Biodanza, la danse de la vie*, éditions Recto-Verseau, 2000.

95. Roth Gabrielle, *Les voies de l'extase : enseignements d'une chamane de la ville*, Éditions du Roseau, 1993.

96. Ruffier J. E., *Soyons forts*, Dangles, 1972.

97. Ruffier J. E., *Traité pratique de gymnastique médicale*, Dangles, 1970.

98. Sandel S., Chaiklin S., Lohn A., *Foundations of Dance/Movement Therapy : The Life and Work of Marian Chace*, 1993.
99. Sendowski Y., *Gymnastique douce*, Dangles, 1984.
100. Souchard P.-E., *Méthode Mézières*, Maloine, Paris, 1992.
101. Tobias M. & Stewart M., *Stretch & Relax*, The Body Press, Londres, 1985.
102. Tulman Hella & Paloma, *Le mouvement de vie*, éd. Épi, 1985.
103. Vittoz R., *Traitement des psychonévroses par la rééducation et le contrôle cérébral*, J.-B. Baillère, 1907.
104. Westphal Geneviève, Margaret Morris (la méthode), *Le Monde de la danse*, Chiron.

C.
Ouvrages de Lydia Sébastien

1. Sébastien L. & Guénea, *Exercices qui rajeunissent*, 1974.
2. Sébastien L., *Cours par correspondance de gymnastique pour les yeux.*
3. Sébastien L., *La balancelle Sébastien, fin de l'athérosclérose*, 1988.
4. Sébastien L., *Myopie scolaire*, 1970.
5. Sébastien L., *Pour en finir avec le sida, les cancers, les maladies auto-immunes et les allergies*, 1988.
6. Sébastien L., *Sauvez vos yeux*, Cevic/La Vie Claire, 1963.

D.
Pour le vieillissement & les cures anti-âge

1. Kieffer Daniel, *Encyclopédie de revitalisation naturelle*, éd. Sully, 2003.
2. Kieffer Daniel, *L'homme empoisonné, cures végétales pour régénérer son corps et son esprit*, éd. Jacques Grancher, 1994.
3. Kieffer Daniel, *Naturopathie, la santé pour toujours*, éd. Jacques Grancher, 1990.
4. « Alzheimer, bienfaits du Ginkgo biloba », *Quotidien du médecin*, 12/3/98.

5. Bates, *L'art de voir*, La Vie Claire, 1955.
6. Blumberg J.-B., « Antioxydants et vieillissement », *Énergie Santé* n° 42, éd. Sully, 1998.
7. Brofman Martin, *Voir de mieux en mieux*, éd. Vivez Soleil, 1990.
8. Bustos Maximilien, « Les huiles, la nutrition et la santé », *Énergie Santé* n° hors série, éd. Sully, 2003.
9. Carper J., *Les aliments pour rester jeune*, Éditions de l'Homme, Québec, 1997
10. Chee Soo, *Le Tao de longue vie*, Le Jour éditeur, Québec, 1983.
11. De Brouwer Louis, *L'art de rester jeune*, Dangles, 1981.
12. Dossiers de l'A.G.N.V.S. (Les), *Longévité et espérance de vie.*
13. Edde Gérard, *Les secrets chinois de longue vie*, Encre, 1984.
14. Faurobert L., *En forme après 60 ans*, Dangles, 1885.
15. Ferraro D., *Ki Gong pour les yeux*, Guy Trédaniel.
16. Goodrich Janet, *Bien voir sans lunettes*, Terre Vivante.
17. Grmeck Pr, *Histoire de la lutte contre le vieillissement*, traduction du croate en russe, Académie des Sciences de Leningrad.
18. Huxley Aldous, *L'art de voir*, Payot.
19. Jacquemart P. & Musarella P., *Rajeunir sainement*, Montorgueil, 1990.
20. Kousmine C., *Rester en bonne santé jusqu'à 80 ans et plus*, Robert Laffont, 1987.
21. « Le lycopène, force antiradicalaire de la tomate », *Énergie Santé* n° 40, éd. Sully, 1998.
22. Lee John R., *Équilibre hormonal et progestérone naturelle*, éd. Sully, 1998.
23. « Les polyphénols du vin rouge », *Le Concours Médical*, 23/12/95, 117-43.
24. « Manger mieux pour rester jeune », *Le Nouvel observateur* n° 1792, mars 1999.
25. Métadier Pr, *Les oxions*, Maloine, Paris, 1989.
26. Morchain Patrice, *Mieux voir, mieux vivre, un chemin vers la santé*, Guy Trédaniel.
27. Passebecq A. & Soulier J.-M., *Plasma humain et plasma marin, étude comparée*, Nouvelles presses internationales, Andouillé, 1991.

28. Passebecq A. et K., *La santé de vos yeux*, Dangles.

29. Quertant Georges, *Culture neuro-sensorielle*, www.quertant.net & Institut Marguerite Quertant, 23 rue Marcellin Berthelot 06 400 Cannes. Voir aussi http://membres.lycos.fr/quertant/

30. Rouet Marcel, *La vie recommence à quarante ans*, Dangles, 1980.

31. Rouet Marcel, *Chassez la fatigue en retrouvant la forme*, Belfond.

32. Rouet Marcel, *Maigrir, c'est rajeunir*, Productions de Paris.

33. Rueff & Nahon Drs, *Hormones végétales naturelles*, éd. Jouvence/Sully.

34. Rueff & Nahon Drs, *La bible anti-âge*, Jouvence/Sully, 1997.

35. Salomon L., *Le Bol d'air Jacquier*, Jouvence, 1999.

36. Souccar T., *Le guide des nouveaux stimulants*, Albin Michel, 1998.

37. Souccar T., « Rester jeune jusqu'à 120 ans », in *Sciences et Avenir* n° 95, mars 1999.

38. Tal Schaller C., *Mieux voir ou vivre sans lunettes*, éd. Vivez Soleil, 1995.

39. Vias Kiran, *Yoga des yeux, guérison de la vue*, éditions Recto Verseau.

40. « Vivre mieux plus longtemps », *60 millions de consommateurs*, HS n° 105, mars/avril 2002.

E.
Pour les appareils & les produits

1. **Balancelle** : H.E.M. Diffusion, 32, rue Lamarck, 75 018 Paris. Tél./fax : 01 42 52 40 83. E-mail : h.e.m.diffusion@wanadoo.fr

2. **Aérosoleurs/Diffuseurs d'huiles essentielles** : nombreux appareils de qualité pour un usage domestique (Herbes et Tradition, Florame, J. G. Paltz, Prânarôm, Phytosunarom, Valnet...).

3. **Pour la compréhension de la bioélectronique de Vincent** :
- *La bioélectronique et les mystères de la vie*, P. Bressy, Courrier du Livre, 1985.

- *Traité de biologie électronique*, J. A. Gonzalez, Roger Jolois, 1997.
- *Psychophysiologie, bioélectronique et iridologie*, A. E. Crowels, Éditions du Fraysse, 2000.

4. **Bol d'air Jacquier**. Laboratoires Holiste, Le Port, 71 110 Artaix.
Contact privilégié pour informations et diffusion région parisienne : Ethel Mollet 01 42 52 40 83.
5. **Compléments alimentaires** : très nombreux laboratoires et produits étudiés et cités dans *Encyclopédie de revitalisation naturelle*, éditions Sully, 2003.
6. **Gamme des compléments alimentaires dont l'auteur a élaboré les formules** : catalogue à nos bureaux (CENATHO, Daniel Kieffer, 221 rue La Fayette 75 010 Paris) ou en boutiques d'alimentation saine (distribués par Salus France).
7. **Graines à germer et germoirs** : Ludmilla de Bardo, 56 rue de Dunkerque 75 009 Paris 01 47 14 02 00.
8. **Ioniseurs** : ACD Ionisation, Les Hirondelles, impasse Mont-Vallier, 31 470 Fontenilles, 05 61 91 70 06.
Également disponible au bureau du CENATHO 221 rue La Fayette 75 010 Paris (01 42 82 09 78), ventes uniquement sur place.
9. **Écarteurs de narine** (pour optimiser les exercices respiratoire et la gymnastique) : demander catalogue et tarifs à Cédédor, Vie et Action, 06 620 Gréolière, 04 93 59 98 99.
10. **Cure intestinale Xantis**, BP 4, 24 150 Lalinde, 0820 90 24 24, www.xantis.fr

F.
Pour les bilans énergétiques et de terrain pouvant éclairer sur « l'âge biologique »

1. *Guide personnel des bilans de santé (Encyclopédie des tests morphologiques, psychologiques et biologiques de terrain ; connaissance de soi et des autres ; clés de naturopathie holistique)*, Daniel Kieffer, éd. Jacques Grancher, 1996.
2. **Bilans classiques et bilans « de terrain », dépistage & suivi thérapeutiques** :
   • Laboratoire d'analyses biologiques Dr Yves Augusti, 2 ter avenue de Ségur 75 007 Paris, 01 45 51 05 25.
   • Laboratoire d'analyses biologiques Philippe Auguste, Dr Nataf, 119 avenue Philippe Auguste 75 011 Paris, 01 43 67 57 00.
3. **Bioélectronigramme de Vincent** : Laboratoire Risse et Verseau, 18 rue Théodule Ribod 75 017 Paris, 01 47 63 48 77.
4. **Cristallisations sensibles** : idem.
5. **Électro-photographie, imagerie type Kirlian**, Georges Hadjo, 3 résidence des Trois Forêts 78 380 Bougival, 01 39 69 35 95.

G.
Naturopathie / hygiène vitale naturelle

Textes fondateurs (par dates)

1. Dr P. Carton, *Traité de médecine, d'alimentation et d'hygiène naturistes*, 1920.
2. Dr P. Carton, *Diagnostic et conduite des tempéraments*, 1926.
3. Dr P. Carton, *Les lois de la vie saine*, 1922.
4. Dr P. Carton, *L'art médical*, 1943.
5. Dr P. Carton, « Enseignements et traitements naturistes pratiques », *La Revue Naturiste*, 1936.
6. Dr P. Carton, *L'essentiel de la doctrine d'Hippocrate*, Le François, 1977.

7. Dr Raspail, *Manuel de la santé*, Vigot Frères, 1947.
8. Dr J. Tissot, *Constitution des organismes & causes des maladies*, Paris, 1946.
9. F. E. Bilz, *La médication naturelle*, 1930.
10. Baraduc, *La force vitale*, Éditions du Cosmogone, 1996 (1893).
11. Mono, *Discours d'un empirique sur l'alimentation*, Paris, 1917.
12. Dr Salmanoff, *Secrets et sagesse du corps*, La Table Ronde, 1958.
13. Dr Salmanoff, *Les mille chemins de la guérison*, La Table Ronde, 1970.
14. Dr Salmanoff, *Le miracle de la vie*, La Table Ronde, 1979.
15. P. Bressy, *La bioélectronique et les mystères de la vie*, Courrier du Livre, 1980.
16. L. Kühne, *La nouvelle science de guérir*, Cevic, 1978.
17. S. Kneipp, *La cure d'eau*, 1920.
18. H. Durville, *La vraie médecine*, Bibli. Eudiaque, 1938.
19. G. Hébert, *La culture virile*, Paris, 1945.
20. G. Hébert, *La méthode naturelle*, 1950.
21. Marchesseau & Jauvais, *Cours complet de biologie naturopathique*, Série Radieuse, 1970.
22. A. Passebecq, *Les facteurs naturels de santé*, Gérard Nizet, 1957.
23. Dr J. H. Tilden, *Toxémie et désintoxication*, G. Nizet, 1950.
24. Dr H. Shelton, *La santé sans médicaments*, G. Nizet, 1960.
25. Dr H. Shelton, *Le jeûne*, Le Courrier du Livre, 1960.
26. D. C. Jarvis, *Ces vieux remèdes qui guérissent*, Robert Laffont, 1976.
27. Dr H. Shelton, *Les combinaisons alimentaires*, Le Courrier du Livre, 1969.
28. L. Turgeon, *La santé pour tous, Étude de la nature humaine*, Montréal, 1944.
29. K. R. Pelletier, *La médecine holistique*, Éditions du Rocher, 1982.
30. Henry Lindlahr, « Cours de naturothérapie », *Vie et Action*, HS n° 97 bis, Vence, 1983.
31. P. V. Marchesseau, *Cours complet de biologie naturopathique*, IPBA, 1970.

32. Dr A. Schlemmer, *La méthode naturelle en médecine*, éditions du Seuil, 1969.

33. Jolliot Chantal, *Les notions de force vitale et d'énergie*, L'Harmattan, 2003.

Ouvrages internationaux

1. M. Murray & J. Pizzorno, *Encyclopedia of natural medicine*, Prima Health, États-Unis, 1997.

2. M. Murray & J. Pizzorno, *A textbook of Natural Medicine*, WB Saunders Compagny, Philadelphie, 1999.

3. *General Guidelines for Methodologies on Research and Evaluation of Traditionel Medicine*, OMS, Genève, 2000.

4. L. Ramachandran, *Health Education, a new approach*, Paperback, 1996.

5. Dr J. M. Jussawala, *The natural Way of Healing*, Paperback, 1997.

6. D. Nyholt, *The Complete Natural Health Encyclopedia*, Global Health Ltd, 1993.

7. J. H. Tilden, *Toxemia*, Denver, 1908.

8. B. Lust, *Only Nature Cures*, Paperback, 1910 & 1977.

9. H. Shelton, *The Hygienic System*, Clinic Maidstone, 1975.

10. Manuel Navarro, *Teoria de la naturopatia*, Centre Endaluz de naturopatia, Seville, 1998.

Ouvrages contemporains

1. J. L. M. Garillon, *Ma médecine, la naturopathie*, SAEP, Colmar, 1994.

2. C. Barreau, *Le manuel de la vie naturelle*, Belfond, 1985.

3. R. Mantovani, *L'art de vivre sain*, Amour & Vie, 1964.

4. S. Bertin, *La naturopathie, clé de votre santé*, Le Dauphin, 1999.

5. C. Brun, éditions Jouvence 1998/99 : *Le cholestérol*, *Arthrose, arthrite et rhumatismes*, *Alimentation et santé psychique*.

6. L. Otina, *Homme global et hygiène vitale*, 1995.

7. J.-C. Magny, *La naturopathie apprivoisée*, éd. De Mortagne, Québec, 1996.

8. R. Newman Turner, *La médecine naturopathie*, éd. Québec-Amérique, 1985.

9. C. Limoges, *La nouvelle option : naturopathie*, Trustar, Montréal, 1995.

10. A. Gagnon, *La santé par la naturopathie*, La Liberté, Québec, 1989.
11. C. Arsenault, *La médecine du bon sens*, Le Dauphin Blanc, 1999.
12. R. Masson, *Soignez-vous par la nature*, Albin Michel, 1977.
13. R. Masson, *Santé et vitalisme originel*, Retz, 1990.
14. R. Jollois, *Développez vos forces vitales par la médecine naturelle*, Encre, 1982.
15. *La méthode Kousmine*, éd. Jouvence, 1990.
16. P. Lusinchi & R. Mary, *Médecine douce, médecine moderne*, Albin Michel, 1995.
17. R. Dextreit, *La méthode harmoniste*, éd. Vivre en Harmonie, 1971.
18. H. C. Geffroy, *Le médecin muet*, Paris, 1977.
19. A. Rousseaux, *Retrouver et conserver sa santé par le sauna*, Paris, 1990.
20. D. Kieffer, *Naturopathie, la santé pour toujours*, éd. Jacques Grancher, 1991.
21. D. Kieffer, *L'homme empoisonné*, éd. Jacques Grancher, 1993.
22. D. Kieffer, *Guide personnel des bilans de santé*, éd. Jacques Grancher, 1995.
23. D. Kieffer, *Encyclopédie de revitalisation naturelle*, Sully, 2003.
24. H. Joyeux, *Changer d'alimentation*, éd. F.-X. de Guibert, 1992.
25. J. Seignalet, *Alimentation la 3e médecine*, éd. F.-X de Guibert, 2002.
26. L. Jaison, *Comment perdre sa santé*, éd. F.-X. de Guibert, 1995.
27. H. C. Vogel, *Le petit docteur*, éd. Jean-René Flemming, 1992.
28. A.-M. Chalifoux, *L'ABC de la santé*, éd. Trustar, Montréal, 1995.
29. N. Boudreau, *Jeûner pour sa santé*, éd. Le Jour, Québec, 1994.
30. Domminick Léaud-Zachoval, *La naturopathie au quotidien*, Quintessence, 2002.
31. Christine & Alain Corvaisier, *B-A BA de la naturopathie*, Pardès, 2003.

Pour en savoir plus

• Le Cenatho

Le Collège européen de naturopathie traditionnelle holistique, dirigé par Daniel Kieffer, est avant tout un organisme de formation professionnelle en naturopathie, mais aussi en sophrologie & relation d'aide, en conseil & vente en boutique d'alimentation saine et en techniques manuelles globales.
On y consulte aussi des praticiens (sur rendez-vous : naturopathie, sophrologie, techniques manuelles), et on y trouve des livres et compléments alimentaires de qualité.
Renseignements sur place ou en écrivant :

221 rue La Fayette 75 010 Paris
Tél. : 01 42 82 09 78
Fax : 01 44 53 90 40
Internet http://cenatho.free.fr • Email : cenatho@free.fr

• L'Association O.N.S., « Objectif : Notre Santé »

Association (loi de 1901) qui organise des cycles de conférences parisiennes et publie un journal dans le pur esprit de la naturopathie française.
Renseignements par courrier :

221 rue La Fayette 75 010 Paris
Tél. : 01 42 05 20 72
Internet http://ons-asso.org • Email : ons@ons-asso.org

• La Fenahman, Fédération Française de Naturopathie.

Elle regroupe les écoles (organisation et supervision des formations, déontologie, Livre Blanc…) et associations de professionnels et sympathisants.
Renseignements en écrivant :

119 rue Championnet 75 019 Paris
Tél. : 01 42 39 08 01
Internet http://fenahman.org • Email : fenahman@free.fr

L'Omnes, Organisation de la médecine naturelle et de l'éducation sanitaire

Association professionnelle de la naturopathie française, à vocation syndicale. Membre de la FENAHMAN, elle regroupe les praticiens et œuvre pour leur reconnaissance (assurances, assistance et conseils juridiques & administratifs…).

Renseignements en écrivant :

BP 8608, 75362 Paris cedex 08

Tél. : 02 98 64 73 26

Internet www.naturopathe.net • Email : contact@omnes-asso.org

Cassettes de conférences

Plus de 100 titres disponibles à ce jour illustrent l'action de Daniel Kieffer au plan de l'éducation de santé pour le grand public.
Sujets : la nutrition, la psychologie, les techniques naturelles de santé, les plantes, l'environnement, etc.
Renseignements et catalogue en téléphonant ou en écrivant à :

Irène Kieffer

01 47 00 70 69 (répondeur)

90, rue Amelot, 75011 Paris

Email : irenekieffer@noos.fr

Compléments alimentaires

Daniel Kieffer a élaboré de nombreuses formules de compléments nutritionnels, fruit de près de 30 années d'expérience. Ceux-ci sont disponibles :

- **dans les boutiques d'alimentation biologique via la Société Salus France,**
- **dans les locaux du Cenatho :**
  221, rue La Fayette, 75010 Paris, tél. : 01 42 82 09 78
  (ventes sur place uniquement).

Dépôt légal : octobre 2007
IMPRIMÉ EN FRANCE

Achevé d'imprimer le 17 octobre 2007
sur les presses de l'imprimerie « La Source d'Or »
63200 Marsat
Imprimeur n° 13799